KB156296

Restoring Emotional and Mental Balance
with Essential Oils

마음을 치유하는
아로마테라피

AROMATHERAPY
for HEALING the SPIRIT

공역 김현숙 남동근 박민영 주혜명
감수 유승선

GABRIEL MOJAY

의학과 심리학을 결합한 에센셜 오일 사용가이

아로마테라피 역사상 최초로 동양 의학과 심리학을 결합하고
몸, 마음, 의식을 통합하는 홀리스틱 아로마테라피를 소개하고 9

군자출판사

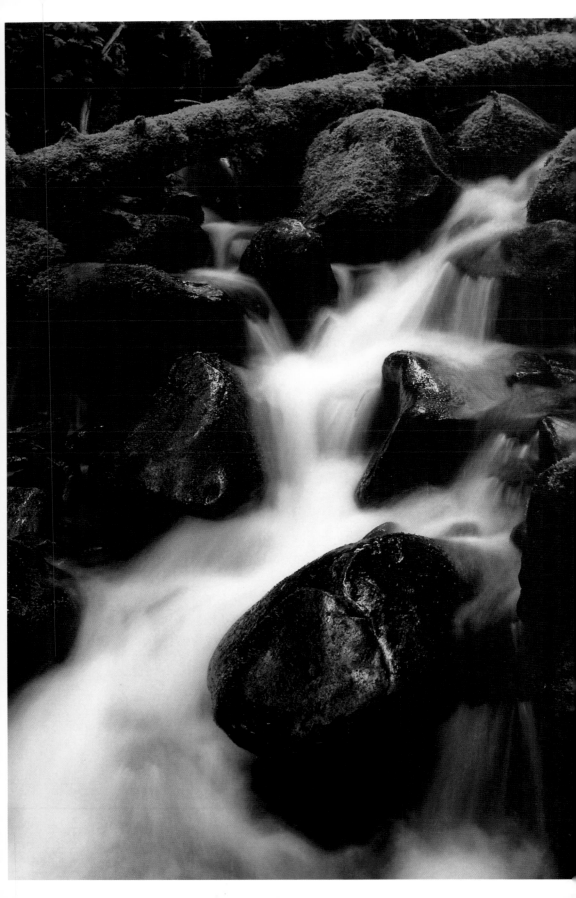

마음을 치유하는
아로마테라피

풍요로운 삶을 위한 에센셜 오일 사용가이드

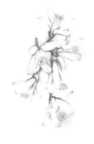

GABRIEL MOJAY

마음을 치유하는
아로마테라피

첫째판 1쇄 인쇄 | 2022년 04월 15일
첫째판 1쇄 발행 | 2022년 04월 29일
첫째판 2쇄 발행 | 2023년 04월 14일

지 은 이 Gabriel Mojay
옮 긴 이 김현숙, 남동근, 박민영, 주혜명
발 행 인 장주연
출 판 기 획 한인수
책 임 편 집 임유리
편집디자인 유현숙
표지디자인 김재욱
발 행 처 군자출판사(주)
　　　　　등록 제4-139호(1991.6.24)
　　　　　(10881) 파주출판단지 경기도 파주시 회동길 338(서패동 474-1)
　　　　　전화 (031)943-1888 　 팩스 (031)955-9545
　　　　　www.koonja.co.kr

First published in 1996 by Gaia Books Ltd.
This edition published by Octopus Publishing Group Ltd.
Carmelite House, 50 Victoria Embankment
London EC4Y 0DZ
Copyright © Octopus Publishing Group 2005
Text copyright © Gabriel Mojay 1996, 2000, 2005
All rights reserved

ISBN 979-11-5955-856-6
정가 20,000원

목차

제 1 부

제 2 부

제 3 부

역자 약력 및 서문

김현숙
- 예술심리치료 석사
- 표현예술심리치료사
- (주)공존심리상담센터 센터장
- 한국상담심리학회, 한국상담학회 정회원
- 미국 NAHA 국제아로마테라피스트
- 국제홀리스틱아로마협회 학술위원장

예술심리치료사이면서 심리상담자로서, 저는 상담의 유용한 도구를 만날 때 무척 흥분되고 기쁩니다. 아로마를 처음 만났을 때 신비로움 자체였지만, 어떻게 활용해야 할지에 대한 궁금함이 늘 자리하고 있었습니다. 『마음을 치유하는 아로마테라피』 책을 만나고 '심리학은 과학이다'라는 저의 믿음처럼 '아로마 또한 과학적이다'라는 믿음을 가질 수 있었습니다. '아로마와 관련해서 또 이런 책이 나올 수 있을까?'라는 생각을 갖게 할 정도로 아로마에 대해 몸, 마음, 의식을 통합하고 동양의학과 심리학을 결합하여 깊이 있으면서 이해하기 쉽게 안내된 책입니다. 제가 본서를 번역할 수 있었던 것은 무한한 영광입니다. 세상에 이렇게 귀한 책을 선사한 가브리엘 모제이에게 깊은 감사함을 전하고, 함께 번역에 힘쓴 3명의 동료들, 이 책이 출판되기까지 함께 노력해 주신 군자출판사 사장님과 편집자분들, 앞으로 이 책의 독자이자 동료가 되어 갈 아로마테라피스트들에게 감사함을 전합니다.

남동근
- 국제홀리스틱아로마협회 회장
- 주식회사 공존 대표
- 한국기업명상협회 이사
- 미국 NAHA 국제아로마테라피스트
- 심리상담사
- 한국요가연수원 요가지도자

삶의 다양한 부분에서 에센셜 오일을 사용해 온 아로마테라피스트로서 가브리엘 모제이의 『마음을 치유하는 아로마테라피』라는 귀한 서적을 흥분되고 떨리는 마음으로 번역하였습니다.

본서는 에센셜 오일의 세계에 처음 입문하는 사람이나 꾸준하게 사용해왔던 사람, 그 누구에게라도 쉽고 명확하게 적용이 가능하도록 구성되어 있으며 이 땅의 수많은 아로마테라피스트들에게 등대와 같은 역할을 해줄 것이라 생각합니다.

본서를 통해 많은 사람들이 에센셜 오일을 바로 알고 사용하며, 향기 가득한 세상이 되기를 바라며 보석과도 같은 귀한 책을 선물한 가브리엘 모제이에게 깊은 감사와 존경을 전합니다.

역자 약력 및 서문

박민영
- 아트앤소울대표
- 국제홀리스틱아로마협회대표
- 미국 NAHA 국제아로마테라피스트
- 미국 ARC 국제아로마테라피스트
- 한국미술치료학회 회원
- 미술심리상담사

"자연의 선물, 한 방울이 주는 강력한 치유 에너지"

에센셜 오일은 우리의 변연계뿐 아니라 감각 기관에 작용을 하여 육체와 더불어 정신적, 감정적인 부분을 다스릴 수 있는 강력한 도구입니다. 가브리엘 모제이는 동양의학을 접목시켜 이 분야를 더 깊이, 더 넓게 이해할 수 있도록 본서에 서술하였습니다. 가브리엘 모제이의 책은 아로마테라피를 공부하거나 알고자 하는 분(아로마테라피에 입문하시는 분에게도, 경험 있는 아로마테라피스트들에게도)들에게는 최고의 안내서가 아닐까 생각합니다.

흥미진진하고 신비로운 아로마의 세계, 우리 함께 떠나 보시죠! 분명 여러분에게 향기로운 삶을 선물할 것이며, 건강하고 행복한 삶을 영위하도록 도와줄 것입니다.

주혜명
- 상담학 박사
- 명지대학교 산업대학원객원교수
- 영국 ITEC 국제아로마테라피스트
- 미국 NAHA 국제아로마테라피스트
- 한국아로마교육원 전문강사
- 국제홀리스틱아로마협회 전문강사
- 역서: 에니어그램의 지혜, 깨달음의 심리학(공역)

심리치료자로서 다양한 치유 방식에 대해 찾고 고민하던 제게 아로마는 선물처럼 왔습니다. 이 만남 이후 아로마는 저와 제가 만나는 분들의 몸과 마음을 보살피는 힐러로, 마음을 여는 소통의 도구로, 감염의 위험으로부터 지켜주는 보호자로 자리하고 있습니다.

『마음을 치유하는 아로마테라피』는 동서양의 의학과 치유 체계들을 통합하고 아로마와 결합하여 아로마를 일상생활에 적용할 수 있는 방법을 알려줍니다. 이 책이 더 향기롭고, 조화롭고, 건강한 삶을 원하는 모든 분들에게 길을 밝혀 주길 바랍니다.

서문

로버트 티저랜드(Robert Tisserand)

1970년대 초, 서구의 몇몇 의사들은 중국으로 건너가 침술 마취 수술 장면을 보고 엄청난 혼란에 빠졌다. 침 하나로 통증을 조절하면서 심장수술을 진행하는 장면은 그들에게 충격이었다. 매력적이면서도 당혹스러운 장면에 놀란 이들은 과학적, 이성적으로 불가능해 보이는 이 일을 설명해 줄 수 있는 논리를 찾고자 노력했다.

고도로 발달된 고대 지식의 산물을 만날 때 우리의 이성적인 마음은 혼란에 빠진다. 전통적인 중국의학은, 이집트의 피라미드처럼 돌로 세워진 건축물은 아니지만 오랜 세월을 통해 축적된 지식 체계이다. 수천 년에 걸쳐 수많은 전문가들의 연구를 통해 얻어진 지혜의 보고인 것이다.

동양 의학이라는 본질적으로 복잡한 주제에 현실적으로 접근하면서 아로마테라피의 적용 방법을 제시하는 것은 쉬운 일이 아니다. 그러나 가브리엘 모제이(Gabriel Mojay)는 명료하고 담대하게 이 작업을 해냈다. 이 책은 통찰로 가득 차 있으면서 간결하고 적용하기 쉽게 구성되어 있다. 그의 글을 읽다보면 독자들은 촘촘히 짜인 진리의 체계 속으로 자신도 모르게 이끌려 들어갈 것이다.

그의 관점은 한 인간을 전체적인 면에서 바라보며, 심리적이고 에너지적인 차원에서 아로마테라피를 다루고 있다. 독자는 이 책에서 한 개인의 온전한 회복을 위해 에센셜 오일을 선택하는 이론적 근거를 발견할 것이고, 아로마테라피스트들은 이 긴 역사의 신선한 접근법을 통해 새로운 깨달음을 얻게 될 것이다. 이 책은 에센셜 오일을 에너지 차원에서 다룬 첫 번째 실용서이다. 이는 지금까지 신비하지만 모호하게 여겨져 왔던 아로마테라피의 구체적인 원리와 사용 방법을 설명함으로써 독자들을 아로마테라피의 세계로 안내한다.

가브리엘은 아로마테라피의 실용성과 동양의학의 지혜를 결합함으로써 새로운 차원의 아로마테라피를 제공했다. 그는 동양 의학에도 새로운 방법을 제시했다. 침술과 약초는 수천 년 동안 중국에서 치료에 적용된 주요한 두 방법이었고, 그것은 지금도 마찬가지다. 여기에 에센셜 오일을 적용함으로써, 세 번째 방법이 새로 더해진 것이다.

들어가며

영혼(Spirit)의 의학

대부분의 질병의 근원은 마음 깊숙한 곳에 뿌리를 두고 있다고 여겨진다. 실제로 플라톤과 고대의 치료사들도 그렇게 믿었다.

이것은 고대인들이 정신과 물질을 구별하지 않는다는 것에 부합한다. 그 '원시적인' 세계관에서는 보통 정신의 내재성에 대해 말한다. 다시 말해, 원시적 세계관은 영성의 내재적 특성과 그것이 물질과 맺는 불가분의 관계에 대해 언급한다. 이러한 세계관은 몸과 마음이 서로 분리되어 있다고 생각하는 이원론적인 세계관과 상반된다. 즉, 몸과 몸을 통해 드러나는 몸의 기능은 의식이 외부로 표현된 것으로 본다.

동양 의학의 지혜는 이러한 믿음에 바탕을 두고 있다. 즉, 혈액과 체액처럼 '생명 유지에 필수적인 물질'이 에너지의 발현인 것처럼, 의식적인 마음과 같이, 기(氣)라고도 불리는 이 에너지는 또 다른 형태의 '물질'인 것이다.

이러한 이해는 아로마테라피와 에센셜 오일에도 적용된다. 물리적 매체를 통해 대자연의 정수를 전달함으로써 마음과 영혼(Spirit)에 영향을 주는 가장 좋은 방법은 무엇일까? 에센셜 오일은 식물과 태양이 만들어낸 연금술적 시너지, 즉 '생명의 정수'이다.

따라서 이 책의 목적은 에센셜 오일을 에너지와 우리의 의식을 드러내는 물질로 보고, 그것을 물리적으로 적용하는 데 필요한 '도구'를 제공하는 것이다. 각각의 에센셜 오일의 식물학적, 전통적, 에너지적 측면들을 다룸으로써, 우리는 그 오일들의 심리적, 정신적 '공명'과 그것들이 만들어내는 특별한 치유력을 끌어낼 수 있을 것이다.

그래서 이 책은 개인의 고유성을 이해하도록 해주는 동양 의학을 바탕으로, 개개인에게 맞추어 오일을 사용하는 방법을 제시한다.

이 책은 크게 세 부분으로 나뉜다. 제1부에서는 심리적인 관점을 통해 에센셜 오일을 사용하는 치료적 토대를 제공할 것이다. 그 토대 위에서 제2부에서는 각 오일들에 대해 설명한다. 제3부에서는 오일을 사용해 몸과 마음의 균형을 회복하기 위한 방법에 대해 설명하고 있다. 우리가 영혼(Sprit)을 위해 이 향기로운 오일을 어떻게 적용할지 구체적인 방법론을 다루고 있는 부분이 바로 제3부이다.

"한 개인에게 변화가 일어나도록 하기 위해서는 개개인에게 맞는 치료법이 필요하다.
우리 모두는 유일한 존재이다. 오로지 그 사람에게 맞는 치료법만이 그를 치유할 것이다.
그러므로 우리는 치료하고자 하는 사람에게 가장 잘 맞는 치유제, 그 사람에게 가장 필요한 것을
채워주면서 그의 잠재력을 실현시킬 물질을 찾아야 한다."

마거릿 모리(Marguerite Maury)
삶과 청춘의 비밀(The Secret of Life and Youth)

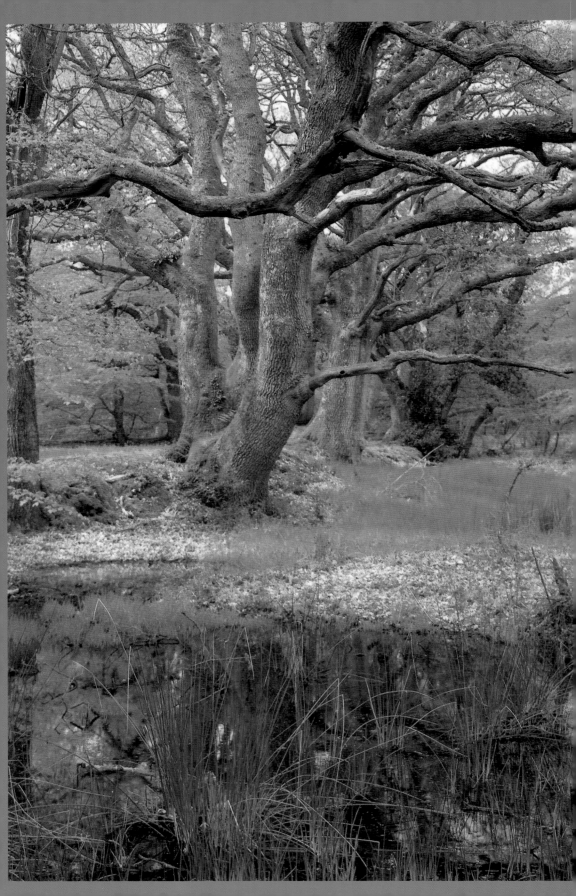

제 1 부

치료의 토대

연못은 나무에 물이 필요하다는 것을 알게 해준다.

"물은 나무를 만들어낸다"

역사 이래로 인류는 향을 가진 식물을 사용해왔다. 약 4,000년 전 고대 수메르인들이 사이프러스와 미르 등의 향을 사용했다는 증거가 있다. 또한 1870년대에 조지 에버스(George Ebers)는 고대 이집트인이 기원전 1500년경부터 활용한, 고대 이집트의 식물로 질병을 치료하는 치료법 850가지가 담긴 파피루스 문헌을 발견했다.

고대 이집트인들이나 그리스인들이 얼마나 뛰어난 증류 기술을 가졌는지는 확실하지 않다. 그러나 증류법으로 아로마를 추출하기 위해 원시적인 형태의 증류기들이 사용되었고, 향수와 연고를 생산하기 위해 증류법과 그 밖의 방법들을 사용했다는 증거들이 발견되었다.

식물에서 오일을 추출하여 사용하는 방법은 하나가 아니라 여러 문명에서 시작되었으며, 경험적 지식과 통찰을 바탕으로 과학 및 의학의 발달과 함께 발전해왔다.

히포크라테스(Hippocrates), 갈렌(Galen)과 같은 고대 그리스 의사들은 인간이라는 미시적 우주를 구성하는 요소를 불, 물, 흙, 공기 원소로 보았고, 중국의 스승들은 오행으로 보았다. 이 두 경우 모두에서 고대 의학자들은 풍부하고 다양한 자연의 언어를 사용했다. 즉, 이들은 우주를 고정된 현상으로 보지 않고 역동적 힘의 개념을 통해 설명하였으며, 이는 현대 물리학에서도 밝혀지고 있다.

아로마테라피와 동양의 지혜를 통합함으로써 우리는 직관적이면서 동시에 실용적인, 실생활에 적용 가능한 지식에 접근하게 된다. 또한 동서양의 지혜를 통합함으로써, 우리는 의식(awareness)과 식물의 에센스라는 두 영역 모두에 우리의 의식을 확장시킬 수 있게 된다.

에센셜 오일 & 아로마테라피

아로마테라피란, 신체적, 심리적, 정신적 안녕을 유지하고 고양하기 위해 매우 섬세하게 에센셜 오일을 사용하는 것이라고 정의할 수 있다. 에센셜 오일은 쉽게 증발하는 휘발성 물질로 세계 곳곳에서 자라는 다양한 식물들에서 자연적으로 만들어진다. 식물 에센스는 여러 방법을 통해 각각의 식물에서 추출되는데, 가장 일반적으로 사용되는 추출 방법은 수증기 증류법이다. 에센셜 오일은 향이 매우 좋아서 대부분의 향수와 향의 주요 성분이 된다. 오일의 향기는 오일을 통해 일어나는 자연적인 치유의 중요한 부분이다.

에센셜 오일은 자연에서 생성된 뒤, 향을 얻을 수 있는 식물의 각각 다른 부위에 저장된다. 예를 들어, 유칼립투스와 티트리 에센셜 오일은 잎사귀 안의 기름 주머니에서 만들어지고(추출되고), 페퍼민트와 클래리세이지는 잎 표면의 분비선에서 만들어진다(추출된다). 로즈 오일은 꽃잎에서 추출되고, 클로브 오일은 마른 꽃봉오리에서 추출된다. 마조람 오일의 경우 꽃잎과 꽃받침, 줄기, 잎 등 꽃을 피우는 상단이 사용되며, 야로우 오일은 식물 전체에서 추출된다. 주니퍼 오일은 열매와 잔가지에서, 오렌지는 꽃과 잎과 열매의 껍질에서 에센셜 오일을 추출한다. 펜넬과 캐러웨이와 코리앤더 등의 *산형과*에 속하는 식물들은 씨앗에서, 프랑킨센스, 미르와 같은 *감람과*의 오일들은 관목의 송진에서 오일을 얻는다.

나무를 잘게 쪼개어 추출하는 에센셜 오일에는 시더우드와 샌달우드가 있고, 파인과 스프루스의 오일들은 주로 솔잎에서 추출된다. 베티버는 뿌리에서 추출하고, 진저는 향기로운 뿌리 줄기에서 추출한다. 식물이 왜 에센셜 오일을 만들어내는지에 대해서는 정확하게 알려져 있지 않지만, 그 오일들이 중요한 생태학적 기능을 수행하고 있다는 것은 명백하다. 예를 들어 어떤 식물의 향은 곤충을 유인하여 가루받이를 하도록 하며, 또 어떤 식물의 향은 세균과 바이러스를 쫓아내는 기능을 한다는 것

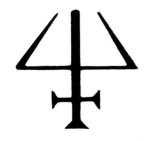

에션셜 오일

이 상징은 에션셜 오일에 대한 중세 연금술을 보여주는 것이다. 에센셜 오일의 질은 오일이 추출된 식물의 치유력에 따라 결정된다. 제대로 추출되어 관리된다면, 야생 식물이나 유기농 재배 식물에서 생산된 에센셜 오일은 향기를 통해 활력과 생명력을 전해줄 것이다.

에센셜 오일 & 아로마테라피

이 밝혀졌다. 에센셜 오일이 치료 차원에서 강력한 항균작용을 하는 것은 자연에서 향 물질이 곰팡이와 박테리아로부터 식물을 지키는 역할을 하는 것과 연관되어 있다.

아로마 식물들의 휘발성 성분을 상업적 목적으로 추출할 수 있는 여러 방법들이 있다. 그러나 그러한 휘발성 성분이 수증기 증류법이나 냉압착법을 통해 추출되지 않는다면 치료 효과를 내는 에센셜 오일이 될 수 없다. 오일의 증류 과정은 선택된 식물 재료를 특수 관에 집어넣으면서 시작된다. 압력을 가하면 증기가 증류 공간으로 들어간다. 증기는 식물 재료를 통과하면서 식물의 향기 주머니를 터뜨려 에센스가 밖으로 나오도록 한다. 그런 다음 다시 증기와 섞여 증발한다. 증기와 함께 기화된 에센

증류 과정

이 전통적인 증류기 그림은 증기가 식물 재료를 통과한 후 휘발 성분을 증류 공간의 상부를 통해 밖으로 옮겨주는 것을 보여준다. 이렇게 통과한 증기와 기화된(추출된) 에센스는 응축되어 향기로운 물(하이드로졸)과 에센셜 오일이 된다. 오일은 물 위에 뜨기 때문에 쉽게 분리되어 오일 통에 담긴다.

증류 공간 Distillation chamber
증기와 추출된 오일 Steam and vapourized oil
응축실 Condensing chamber
냉수 유입구 Cold water inlet
식물 재료 Plant material
증기 Steam
끓는 물 Boiling water
물과 에센셜 오일 Water & essential oil
하이드로졸 Fragrant water
불 Fire
에센셜 오일 배출구 Essential oil outlet

13

셜 오일은 관을 지나서 냉각수가 흐르는 냉각 코일을 통과한다. 여기에서 식물의 에센스는 물과 액체 상태의 에센셜 오일로 응축된 뒤, 수집용 병으로 보내진다. 물과 섞이지 않는 에센셜 오일은 물 위에 층을 형성하여 쉽게 분리된다. 또한 물속에도 소량의 향 성분들이 남아, 향기로운 물, 즉 *하이드로졸(hydrolat)*을 만들어낸다. 로즈와 캐모마일 하이드로졸(플로럴 워터)은 13세기에 증류법이 고안된 이래로 피부 관리와 향수에 사용되었다.

또한 아로마 오일은 헥산(hexane)과 같은 용매를 사용하여 추출하기도 한다. 그러나 용매 추출 과정에서 얻어지는 앱솔루트는 식물 성분 이외의 물질을 포함하고 있기 때문에 순수한 에센셜 오일이 아니다. 앱솔루트로 추출한 오일은 어쩔 수 없이 소량의 독성 잔여물이 포함돼 있기 때문에 치료 오일로는 적합하지 않다. 용매 추출법은 네놀리와 로즈처럼 에센셜 오일을 추출하기 어려운 식물들로부터 향 성분을 추출하는 데 주로 사용된다. 증류하는 것보다 경제적이기 때문에 향수 업계에서는 용매 추출법을 선호한다.

냉압착법은 감귤류의 껍질에서 에센셜 오일을 추출하기 위해 사용되는 방법으로, 기계로 껍질을 벗겨내고 압착해서 오일을 얻는다. 오렌지와 베르가못, 만다린, 레몬, 라임과 같은 오일들이 이 냉압착법으로 얻어진다.

오래된 방법 중 하나인 *냉침법(enfleurage)*은 자스민과 같이 섬세한 꽃에서(꽃의) 향 성분을 추출할 때 사용된다. 갓 딴 꽃을 새시(chassis)라 불리는 무향의 얇은 동물성 지방 위에 놓으면 지방은 꽃 향기를 머금게 된다. 그리고 이것을 알코올로 처리해 앱솔루트 엑스 포마드(absolute ex pomade)를 얻는다. 이 과정은 많은 비용이 들기 때문에 잘 활용되지 않는다.

증류법이나 압착법으로 추출되는 에센셜 오일들은 탄소와 수소, 산소로 구성된 비교적 단순한 성분들로 이루어져 있다. 이들

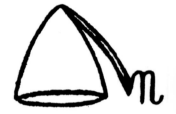

산출률

이 상징은 증류를 나타내는 중세의 연금술 기호이다. 식물성 재료에서 증류할 수 있는 에센셜 오일의 양을 '산출률'이라고 한다. 산출률은 캐러웨이 씨앗의 경우에는 4~7%이고, 장미(로즈) 꽃잎은 1~0.4%인데, 이처럼 산출률의 범위는 매우 다양하다. 실제로 25 g의 에센셜 오일을 생산하기 위해서는 약 6만 송이의 장미(로즈)가 필요하다!

원소들은 서로 결합하여 3,000개 이상의 방향성 분자들을 생성하는데, 그 방향성 분자들의 기본 구조로 화학적 그룹을 나눈다.

대부분의 에센셜 오일들은 여러 화학적 분자 그룹들로 구성되어 있지만, 그 중 한두 개 분자 그룹이 한 오일의 주요 화학 성분을 구성한다. 예를 들어, 유칼립투스 글루블루스의 경우, 주요 성분은 옥사이드(oxide) 그룹에 속하는 화합물인 시네올(cineole)이다. 시네올이 유칼립투스 오일의 85%를 구성하고 있지만, 유칼립투스에는 테르펜, 알코올, 케톤, 알데히드(알데하이드)와 같은 다양한 화학 그룹의 성분도 있다.

식물 화학 성분들의 독특한 조합은 그 식물의 향뿐만 아니라 치료 효과도 결정한다. 실험실에서 생산되는 화학 혼합물로는 식물의 화합 조합을 모방할 수 없다. 천연 에센셜 오일의 향기를 만들어내는 미세한, 수많은 성분 하나하나를 인공적으로 만들어내는 것은 불가능한 일이며, 인공 화학 혼합물은 절대 식물의 생명력을 가질 수 없다.

에센셜 오일과 향수는 일반적으로 향에 따라 '탑 노트', '미들 노트', '베이스 노트'로 나뉜다. 탑 노트의 오일들은 향이 가볍고 신선하며 첫 향을 결정한다. 탑 노트에는 그레이프 프룻과 페퍼민트처럼 빨리 증발하는 오일들이 들어간다. 미들 노트는 향기의 중심 부분을 담당한다. 거의 모든 에센셜 오일이 미들 노트에 들어간다. 베이스 노트는 묵직하고 풍부하며 가장 마지막에 느껴지는 향이다. 이는 벤조인과 패촐리 같이 천천히 증발하며, 점성이 강하기 때문에 향을 고정시켜주는 역할을 한다.

에센셜 오일이 후각 신경을 통과하면, 뇌의 여러 부분들 중 가장 원시적인 영역 중 하나인 변연계에 영향을 미친다. 에센셜 오일은 부드러운 치료 도구이지만, 의식의 깊은 곳에 도달하며 마음을 편안하게 하고 영성을 고양시키는 힘을 가지고 있다.

발향 버너

요즘 많은 가정에서는 향을 내기 위해 에센셜 오일용 '발향 버너'를 사용하고 있다. 발향 버너 상단의 작은 그릇에 물을 담은 후, 에센셜 오일을 5~20방울 정도 떨어뜨린다. 그림처럼 기구 안쪽에 있는 작은 촛불을 켜서 물을 데우면 오일이 증발된다.

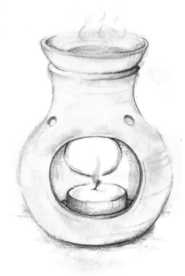

적용 방법

에센셜 오일 사용법

사람들은 특정 문제를 해결하기 위해, 혹은 단지 향을 즐기기 위해 다양한 방식으로 에센셜 오일을 활용한다. 가장 일반적이면서 안전한 사용법으로는 오일을 증기로 흡입하는 방법과, 연고나 냉온습포, 마사지를 통해 피부로 흡수시키는 방법이 있다. 이 방법들은 모두 몸과 마음에 미치는 영향이 매우 크다.

에센셜 오일은 의학적 기준에 부합하는 자격을 가진 전문가 (예: 메디컬 허벌리스트, medical herbalists)나 의사가 처방하지 않는 한, 구강 복용을 해서는 안 된다.

에센셜 오일로 치료적 마사지를 하면 마사지의 생리적 효과가 배가 된다. 혈액과 림프의 순환이 원활해지고, 이완되면서 활력이 생기게 된다. 안전하면서도 따뜻한 치료적 손길은 정서적인 안정감을 느끼게 해준다. 잘 훈련된 전문가에 의한 아로마테라피 마사지는 사람들에게 변화와 회복력을 줄 수 있다.

아로마테라피 마사지를 하는 동안, 에센셜 오일은 후각을 통해 흡입되고 피부를 통해 흡수된다. 보통 물은 피부를 통해 흡수되지 않지만, 미세한 지용성 물질들은 비교적 쉽게 피부로 흡수된다. 일단 피부로 흡수되면, 그 지용성 분자들은 모세혈관들이 자리하는 진피층까지 내려간다. 진피층은 지용성 분자들이 순환을 시작하는 층이다.

에센셜 오일의 실제 '사용량'은 캐리어 오일의 양에 대한 비율로 계산된다. 에센셜 오일을 사용할 사람이 누구인지, 그 사람의 상태가 어떠한지에 따라 희석률은 캐리어 오일의 0.5%에서 최대 3%까지 다양하다. 피부가 과민하거나 알레르기가 있는 사람들, 약물 치료를 받고 있는 사람들, 임신부들은 에센셜 오일을 0.5%로 희석해야 한다. 심리적 효과를 얻고자 에센셜 오일을 쓸 경우에는 캐리어 오일 10 ml에 에센셜 오일을 1.5% (3방울) 이하로 사용하는 것이 바람직하다.

어린 아이의 경우, 성인보다 오일을 도포할 몸의 면적이 적기 때문에 에센셜 오일의 사용량도 캐리어 오일의 사용량에 비례해

캐리어 오일

에센셜 오일은 '희석하지 않은 채' 피부에 발라서는 안 되기 때문에, 마사지에 사용할 때에도 캐리어 오일에 희석해 사용해야 한다. 마사지에 이용할 수 있는 캐리어 오일들이 많은데, 전문 아로마테라피스트들은 아몬드와 해바라기, 호두와 같은 냉압착된 식물성 오일들을 추천한다.

줄어들 것이다. 그래서 13세 미만의 어린이의 경우, 에센셜 오일의 양은 캐리어 오일 10 ㎖ 당 1~2방울로 줄여 사용해야 하고, 3세 미만인 경우에는 0.5% (캐리어 오일 10 ㎖ 당 1방울)로 줄일 것을 권장한다.

유행성 감기에 걸리거나 열이 있거나, 과식, 음주를 했을 때, 최근에 흉터가 생겼거나 피부가 감염된 경우, 큰 타박상이 생긴 경우, 뼈가 골절되었거나, 근육이나 힘줄이 다쳤을 경우에는 아로마테라피 마사지를 하지 않는 것이 좋다. 하지정맥류나 류마티스 관절염 등 염증성 질환이 있는 다리 부위도 마사지를 삼가는 것이 좋다. 심장병을 가지고 있을 경우에는 의사의 조언을 구해야 한다.

아로마테라피 마사지는 임신부에게 도움이 되지만 되도록 복부에 하는 것은 피해야 한다. 또한 이 책에서 언급된 펜넬, 히솝, 페퍼민트, 로즈마리, 야로우와 같은 에센셜 오일은 임신부의 사용을 삼가야 한다.

아로마 연고는 크림이나 젤 베이스에 에센셜 오일을 첨가해서 만들 수 있다. 권장 비율은 에센셜 오일 2%로, 50 g짜리 병에 에센셜 오일 20방울을 넣으면 된다. 또한 *메리골드*(금잔화속, *Calendula officinalis*)와 *세인트 존스 워트*(고추나물속, *Hypericum perforatum*) 등과 같은 허브로 만든 오일을 10~20% (한두 티 스푼) 넣으면 연고의 치료 효과가 높아진다.

습포는 연고와 마찬가지로 에센셜 오일을 몸의 특정 부위에 적용할 수 있는 좋은 방법이다. 온습포는 만성 요통이나 류머티즘 통증, 관절염에 효과적이다. 온습포를 만드는 방법은 다음과 같다. 먼저 그릇에 뜨거운 물을 채운 다음 에

아로마 연고 만들기
아로마 연고는 특정 부위에 '부분적으로' 바르는 것이 좋다. 아로마 연고는 베이스로 사용되는 크림이나 젤 또는 윗점 오일(wheatgerm oil)에 에센셜 오일을 섞어 만드는데, 때때로 허브오일 혼합물을 추가하기도 한다.

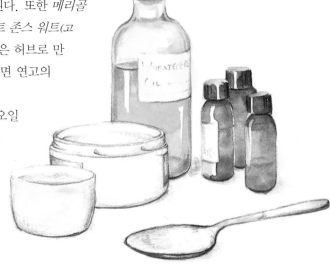

센셜 오일 3~5방울을 떨어뜨린다. 그런 다음 광목이나 솜뭉치, 수건을 적셔 비틀어 짠 후 환부에 올려놓는다. 이렇게 두서너 번 반복한다. 냉습포도 이와 비슷한 방식으로 만들 수 있으며, 물은 찬물을 사용한다. 냉습포는 두통과 염좌, 멍과 같은 급성 질환에 유용하다.

에센셜 오일을 증기로 흡입하면 감염과 점액 울혈이 있는 폐와 부비강을 청소해주는데, 그 방법은 다음과 같다. 먼저 물 600 ml 를 끓인 후 끓인 물에 에센셜 오일을 2~3방울 떨어뜨린다. 이후 수건을 머리에 쓰고 1~2분간 증기를 들이마시는 일을 반복한 다. 이때 불편함이 느껴지면 중단하는 것이 좋다.

에센셜 오일 사용법들 중 사람을 가장 기분 좋게 하는 것은 목욕법이다. 아로마 목욕은 신경을 안정시키고 근육통을 완화해 준다. 성인의 경우, 따뜻한 목욕물에 에센셜 오일을 4~6방울 떨 어뜨린 후 잘 섞어준다. 그런 다음, 욕조에 들어가 10분 동안 긴 장을 풀고 휴식을 취한다.

에센셜 오일을 활용해 방안의 공기를 향기롭게 하는 방법이 나 몸을 이완하게 하고 환경을 정화하는 오일의 힘을 활용하는 방법에는 여러 가지가 있다. 일반적으로는 에센셜 오일 '버너'를 사용하는데, 이는 물에 섞인 오일을 가열해 증발시키는 것이다. 또 다른 방법으로는 따뜻한 라디에이터 근처에 물을 담은 접시 를 두고 거기에 에센셜 오일을 몇 방울 떨어뜨리는 방법도 있다.

아로마 '디퓨저'는 에센셜 오일을 공기 중으로 분사하는 가장 효과적인 도구다. 디퓨저를 사용하면 오일에 열을 가할 필요가 없기 때문에 화학 구조가 변하지 않는다. 오일을 공기 중에 분 사하면 기도가 정화되고 호흡기에 도움이 된다. 뿐만 아니라 공 기로 옮겨 다니는 바이러스를 사멸시킬 수 있다.

디퓨저

디퓨저는 에센셜 오일에 열을 가하지 않고 공기 중으로 분사하는 데 사용할 수 있다. 전기를 이용하여 오일을 공기 중에 발향하는 것이다.

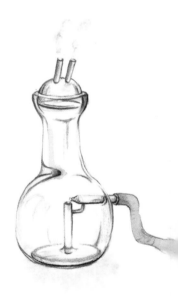

에센셜 오일 활용법

방법	과정	용량	효과
마사지	마사지 베드를 사용하는 것이 좋다. 받는 사람이 베드에 누우면 수건을 덮어준다. 마사지는 최대 90분이 적당하다.	성인에게 마사지를 할 때 적정 용량은 에센셜 오일 7~10방울이다. 이 용량은 캐리어 오일의 1.5~2%의 비율이다.	마사지는 신체적, 심리적 문제를 해결하는 데 효과적이다. 근육의 피로와 통증, 신경성 긴장, 불안을 해소하는 데도 도움이 된다.
연고와 크림	연고와 크림을 만드는 데 들어가는 크림 베이스는 냉압착된 식물성 오일로 만든 것이 좋다. 에센셜 오일 외에, 금잔화나 물푸레나무와 같은 허브 오일을 10~20% 정도 추가해도 좋다.	50 g짜리 병이나 튜브에 에센셜 오일을 5~20방울 (0.5~2%) 넣는다.	타박상과 염좌, 관절 통증, 호흡기 질환을 완화시키기 위해 가슴과 등에 사용할 때는 최대 용량인 2%를 사용할 수 있다. 민감하거나 염증이 있는 피부에는 0.5%의 낮은 용량을 사용한다.
습포	따뜻하거나 차가운 물에 에센셜 오일을 넣는다. 물에 천을 적셔 짠 후 그 천을 5분 동안 환부에 올려놓는다. 이것을 2~4회 반복한다.	600 ml의 물이 담긴 그릇에 에센셜 오일을 3~5방울 떨어뜨린다.	경직성 경련이 일어나는 추운 날씨에 통증이 더 심해지는 냉병에는 온습포가 적합하다. 냉습포는 열이 나고 부어오르는 상태일 때 좋다.
증기로 흡입하는 방법	그릇에 끓인 물을 담은 뒤 에센셜 오일을 넣는다. 수건을 머리에 두르고 수증기를 1~2분간 들이마신다. 이것을 2~4회 반복한다.	600 ml의 물을 그릇에 담은 뒤 에센셜 오일을 2~3방울 떨어뜨린다.	기관지와 부비동의 울혈, 기침과 기관지염, 인후통과 감기, 인플루엔자와 같은 호흡기 질환에 효과적이다.
목욕	따뜻한 목욕물에 에센셜 오일을 넣은 뒤 잘 휘저어 완전히 섞어준다(혹은 우유, 와인, 정종, 꿀 등의 유화제에 섞어서 넣는다). 그 물속에 들어가 편안하게 이완하는 시간을 갖는다.	4~6방울(성인) 3~5방울(13~16세) 2~4방울(10~12세) 1~3방울(7~9세) 1~2방울(4~6세) 1 방울(3세 미만)	이 방법은 휴식을 취하는 최고의 방법이다. 특히 신경이 긴장돼 있고, 피로로 근육이 아플 때 도움이 된다. 불면증이 있을 경우, 잠자리에 들기 전에 라벤더, 오렌지, 캐모마일 같은 오일을 떨어뜨리고 목욕하면 좋다.
증기요법	버너(물 포함)나 물을 안전하게 데울 수 있는 용기에 에센셜 오일을 넣는다. 또는 전기 디퓨저를 사용한다. 디퓨저는 물을 넣는 것, 물을 넣지 않고 오일을 발향하는 것 두 종류가 있다.	버너나 용기를 사용할 경우에 에센셜 오일은 5~20방울 사용하고, 디퓨저는 20~200방울 사용한다.	버너는 사람의 기분을 좋게 하고 고양시키는 심리 치료의 목적으로 가장 많이 사용된다. 디퓨저는 공기를 정화하고 호흡기 증상을 완화하는 데에 사용된다.

아로마테라피 마사지

전신 마사지 방법

다리 후면에서 하는 에플라지
(effleurage, 쓰다듬기, 경찰법. 역주: 마사지를 시작할 때 오일을 부드럽게 도포하는 방법)

네 손가락은 붙이고 엄지는 띄워서 'V'자 모양을 만든다. 'V'자 모양을 유지한 채 양손을 발목 뒤에 놓은 다음, 허벅다리 쪽을 향해 미끄러지듯 올라간다. 허벅지 끝까지 올라가면, 양손을 떨어 뜨려 미끄러지듯 내려온다. 이 동작을 흐름이 끊기지 않도록 반복한다. 손 모양은 다리의 윤곽에 따라 자연스럽게 바꾼다(무릎 뒤에서는 가벼운 압력으로 마사지하는 것이 좋다).

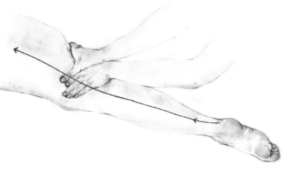

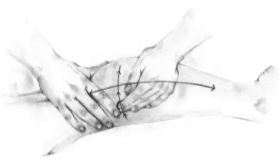

다리 후면에서 하는 페트리사지
(petrissage, 주무르기, 유연법)

먼저 허벅다리에서 시작하는데, 엄지손가락을 나머지 네 손가락이 있는 쪽으로 굴린다. 엄지와 네 손가락이 만나는 지점에서는 허벅다리의 근육들이 들리면서 부드럽게 쥐어짜지는 느낌이 있어야 한다. 엄지와 네 손가락을 교대로 이용해 이 스트로크(stroke)를 반복한다. 허벅다리 안쪽에서 바깥쪽으로 하고 나서 종아리에서도 이 페트리사지 스트로크를 계속한다. 종아리 근육을 들어 올려 부드럽게 쥐어짜준다.

아킬레스건 양쪽에서 엄지손가락으로 하는 프릭션
(friction, 마찰법: 누르면서 마찰하는 방법)

발목을 들면 발이 살짝 들어 올려진다. 양손 엄지손가락의 도톰한 바닥면을 이용해 아킬레스건 양쪽에 작은 원을 그리며 압력을 가한다. 엄지손가락으로 하는 프릭션이 엄지 바로 아래의 작은 부위에 집중되기 때문에 길게 미끄러지는 동작은 피한다. 발뒤꿈치에서 시작하여 위로 올라가 아킬레스건의 끝부분으로 내려오며 프릭션을 반복한다.

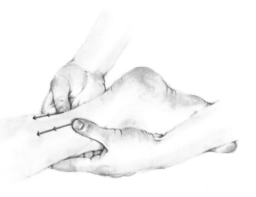

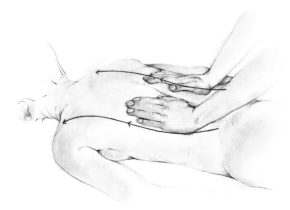

상반신 후면에서 하는 에플라지

양손을 등 아래의 척추 옆에 올려놓는다. 손가락
끝이 어깨 쪽을 향하게 한 뒤 미끄러지듯 올라간다.
어깨 윗부분에 올라가서 양손을 몸의 측면으로
옮겨 미끄러지면서 시작점으로 내려온다. 이 동작을
끊어짐이 없이 한 번에 연결해서 한다. 이것을
반복하는데, 빠른 리듬으로 하면 몸에 자극이 되고
느리게 하면 몸을 이완시켜줄 것이다.

어깨 및 상반신 측면, 골반에서 하는 페트리사지

작업할 곳의 반대 방향에 측면으로 선다. 먼저
어깨 윗부분부터 시작한다. 그 부분에 있는
근육들을 들어 올려 비틀어 짠다. 그런 다음
반대편 손의 네 손가락 쪽으로 엄지손가락을
굴린다. 이와 같은 동작을 반복하면서 몸의
측면을 거쳐 골반까지 내려가고 상체의
반대편에도 똑같이 반복한다.

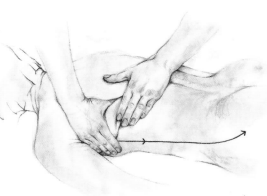

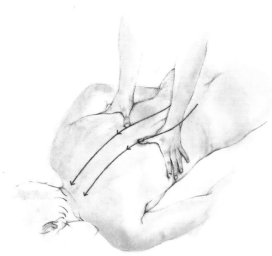

등에서 엄지로 하는 프릭션

양손의 엄지손가락을 등 아랫부분의 척추 양쪽에
놓는다. 엄지손가락의 도톰한 바닥으로 압력을
가하며 작은 원을 그린다. 천천히 머리 쪽을
향해 올라간다. 압력을 주면서 원을 그릴 때마다
엄지손가락의 지문 바로 아래 부분에 주의를
집중한다. 어깨에 이르면, 양손을 미끄러지듯 아래로
이동시켜 똑같은 스트로크를 반복한다(프릭션을
척추 바로 위에서 하지 않도록 조심해야 한다).

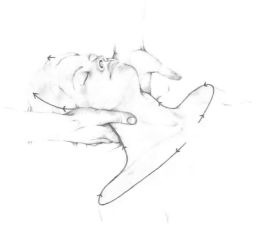

목에서 하는 에플라지

먼저 머리 위쪽에 선다. 양손의 손가락들을 모두 붙여 가슴 바로 윗부분에 놓는다. 양손을 나눠서 양 어깨의 끝을 향해 미끄러뜨린다. 그런 다음 어깨 뒤쪽을 지나 목에서 위로 올라온다. 목과 귀 뒤를 지나 정수리로 움직인다. 손 모양은 몸의 윤곽에 맞게 변하도록 허용한다(목 앞부분을 누르지 않도록 조심한다).

목 뒤쪽에서 손가락으로 하는 프릭션

머리 위에 서서, 양손을 끝이 서로 마주보게 목 뒤로 미끄러지듯 넣는다. 목 밑 부분에서부터 시작한다. 검지, 중지, 약지, 이 세 손가락의 도톰한 지문 부분을 이용해 척추 양옆에 압력을 주면서 작은 원을 그린다. 천천히 위로 올라가면서 프릭션을 해주고 두개골의 밑 부분도 해준다.

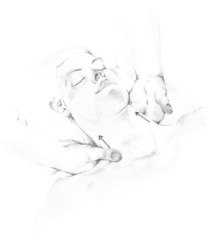

목 스트레치 에플라지

머리를 양손으로 잡은 뒤 한쪽 방향으로 부드럽게 돌린다. 얼굴이 향하는 쪽의 반대 방향을 작업하는데, 손가락들을 발쪽으로 향하게 하고 손바닥을 귀 뒷면에 놓는다. 그런 후 한 손을 위에서 아래로, 그리고 목의 측면을 따라 어깨선의 끝까지 미끄러뜨린다. 손을 컵 모양으로 만들어 어깨를 감싼 다음, 목에서 어깨까지의 선이 늘어나도록 아래 방향으로 부드럽게 압력을 가한다. 이것을 여러 번 반복한 다음, 반대쪽도 늘려준다(목 앞부분까지 가지 않도록 주의해야 한다).

가슴에서 하는 에플라지

측면에 선다. 가슴 중앙선 즉 흉곽의 아랫부분에
두 손바닥을 올려놓는다. 양쪽 가슴 사이로 서서히
미끄러지듯 올라가 두 손을 분리시켜 어깨 끝까지
간다. 어깨 끝에서 몸의 측면을 따라 아래로
미끄러져 내려와 시작점으로 돌아간다. 이것을
끊어짐(끊김) 없이 연결해서 반복한다. 손 모양은
몸의 윤곽에 맞게 변하도록 허용한다.

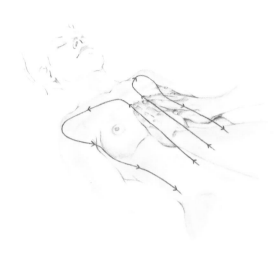

복부 순환을 위한 에플라지

측면에 서서 마음속으로 배꼽 위와
아래에 반 원 두 개를 그려본다. 왼손을
평평하게 만들어 복부에 올려놓은
뒤, 그 두 반원을 따라 시계 방향으로
미끄러지듯 움직인다. 왼손으로 원을
그리면서 오른손을 배꼽 반대편에
놓는다. 왼손으로 원을 그리고 오른손은
떼었다 붙였다 하면서 왼손 반대쪽으로
원을 그린다. 연속해서 이 과정을
계속한다.

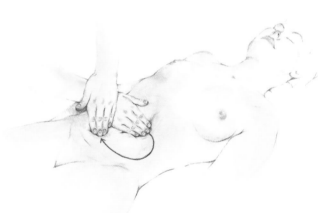

횡격막 이완

이 스트로크는 호흡에 주요한 역할을 하는
횡격막 근육을 '이완'시켜준다. 양손의
엄지손가락을 중간선 양쪽에 있는 흉곽의 하단
경계에 놓는다. 마사지 받는 사람에게 호흡을
깊게 하도록 요청한다. 내쉬는 호흡에 양손의
엄지를 바깥쪽으로 천천히 미끄러뜨린다. 다른
손가락들과 손바닥은 고객의 몸 위에 부드럽게
놓고 이를 반복한다(호흡을 방해하지 않도록
호흡을 내쉴 때만 힘을 준다).

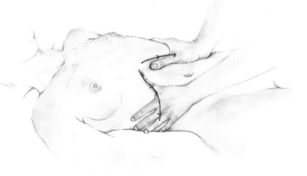

팔에서 하는 에플라지

이 동작은 한 손씩 교대로 사용해 팔의 위아래를 미끄러지듯 움직이는 것이다. 한 손으로 파트너의 손을 잡고, 다른 손으로는 팔에 압력을 가하면서 미끄러지듯 위로 올라가 어깨를 감싼 뒤 다시 미끄러지듯 아래로 내려온다. 손을 바꾸어 반복한다. 이 과정이 연속적으로 이루어지도록 한다. 파트너의 팔을 들어 올리면, 그 팔의 밑면까지 손이 닿을 것이다.

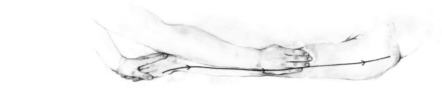

위 팔에서 하는 페트리사지

파트너의 팔꿈치를 구부려 아래팔과 손을 파트너의 가슴에 놓는다. 팔 안쪽 표면에서 시작하여 한 손의 엄지손가락을 반대편 손의 네 손가락 쪽으로 롤링한다. 엄지손가락과 반대편 손의 네 손가락들이 만나는 순간, 팔 안쪽의 근육들을 가볍게 들어 올려 부드럽게 비틀어준다. 다른 손을 이용해 반복한다. 팔의 안쪽에서 바깥쪽으로 이동한다.

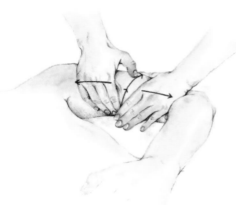

아래팔에서 하는 엄지 에플라지

손목을 잡고 아래팔을 부드럽게 들어 올린다. 반대편 손의 엄지를 손목 바로 위에 올려놓는다. 그런 뒤 팔꿈치까지 천천히 미끄러지듯 밀어 올린다. 다시 손목으로 내려가 앞의 동작을 반복한다. 아래팔 구석구석에 이렇게 시행한다. 손목에서 팔꿈치까지 평행선을 그리며 반복한다. 엄지손가락에만 압력을 주고 나머지 손가락들은 부드럽게 터치한 상태로 이 동작을 계속한다.

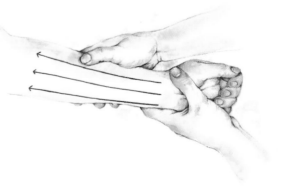

다리 앞부분에 하는 에플라지

엄지손가락과 나머지 네 손가락 사이를 벌려
'V'자를 만든다. 'V'를 유지하면서 발목 위에 손을
놓는다. 다리 중앙에서 허벅다리를 향해 미끄러지듯
올라간다. 양손을 떨어뜨려 다리 측면을 타고
미끄러지듯 발목까지 내려온다. 연속적인 리듬으로
반복하면서 다리의 윤곽에 맞춰 손 모양을 바꾸면서
이 동작을 반복한다(무릎 위에서는 가벼운 압력을
유지한다).

다리 위쪽 비틀기

허벅다리의 양면에 손을 얹고, 한 손의 손가락들을
다른 손의 손바닥 쪽으로 놓고, 두 손바닥 사이에
있는 허벅다리의 큰 근육을 들어 올려 부드럽게
쥐어짠다. 손에서 힘을 빼고 다시 시작점으로 돌아가
반복한다. 이런 방식으로 허벅다리 전체를 들어
올려서 비틀고 이완하는 과정을 반복한다.

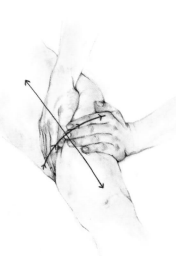

정강이뼈에서 손바닥으로 하는 에플라지

손목 아래쪽 손바닥의 볼록한 부위를 정강이뼈 양쪽에 놓은 후
둥글게 반원을 그리면서 위로 올라간다. 무릎 바로 아래까지
마사지한 다음, 다시 시작점으로 미끄러지듯 내려가기를
반복한다. 엄지와 손가락들과 손바닥은 부드럽게 접촉한
상태로 있으면 된다.

음과 양

동양 의학의 기초

음양은 동양 의학의 기초가 되는 개념이다. 음양은 *생명 에너지*에 관한 단순하지만 심오한 이론으로서 다양한 치료법에 적용되기도 한다. 실제로 음양은 한약과 마사지, 식이요법, 운동, 침술과 같은 전통적인 접근법들의 근간을 이루고 있다.

음양 이론은 중국 주나라(BC 1000~770년)까지 거슬러 올라가 『역경』이라는 책에 잘 설명되어 있다. 그런데 음양으로 표현되는 기본적인 양극성의 개념이 중국의학에만 있는 것은 아니다. 이는 서양의학에서도 그 뿌리를 찾을 수 있다.

2세기 무렵 활동하던 그리스 의사 갈렌(Galen)은 음양이라는 용어를 사용하지는 않았지만 이와 매우 유사한 원리에 기반을 둔 저서들을 세상에 내놓았다. 갈렌은 음양이라는 말 대신에 *에너지(그리스어로 dynameis)*나 근원의 에너지적 성질이라는 말을 써서 약초를 *따뜻하거나 차가운 것, 건조하거나 습한 것*으로 설명했다. 예를 들어 갈렌은 캐러웨이 씨앗의 에너지적 성질을 *따뜻하고 건조한 것*으로, 로즈의 성질을 *차고 습한 것*으로 분류했다. 중국의 의사가 치료의 초점을 깨어진 음양의 균형을 다시 맞추는 것에 두었듯이, 갈레노스학파의 약초의들도 환자 체액의 균형을 회복하려고 했다.

자연에서의 음양

그 성격상 상호보완적인 음양은 본질적으로 물질 실질(음)과 비물질 비실질(양)을 구별하는 것을 의미한다. 실재하는 현상이라기보다 양극단의 경향성으로서 음양은 동일한 대상의 가시적이고 견고한 측면(음)과 비가시적이고 동적인 측면(양)을 가리킨다. 음양은 서로가 있기 때문에 존재할 수 있으며 고정된 상태로 있을 수 없다. 그러므로 그것은 역동적인 긴장 관계를 의미할 뿐만 아니라 상호 의존과 변화를 의미하기도 한다.

움직임 차원에서 보면, 자연의 응축되고 비유동적인 시기는 음이라고 할 수 있고 반면에 팽창하는 동적인 시기는 양이라 할

독자들에게

*본문의 해부학적 용어들은 기울임꼴로 표시되거나 굵은 글씨로 처리돼 있다. 그 이유는 동양의 관점에서 보면 **심장**이나 **혈액**과 같은 말들이 해부학적 장기나 체액 이상을 의미하기 때문이다. 또한 그 말들이 특정한 에너지적, 심리적, 정신적 기능을 나타내기 때문이기도 하다.*

수 있다. 음과 양이 변화하는 모습을 보여주는 가장 좋은 사례들 중 하나는 바로 물의 순환이다. 육지에서 가시적인 액체 상태(음)로 존재하는 물은 태양의 열(양)을 받음으로써 증발해 비가시적인 증기(양)로 날아오른다. 그 증기가 식으면 응축해 비가 되어 땅으로 내려온다. 온도 및 습도와 관련해 말하자면, 음은 차갑고 습하며 양은 따뜻하고 건조하다. 어둠과 밤과 **겨울**은 음과 같고, 밝음과 낮과 **여름**은 양과 같다.

몸에서의 음양

자연계에서 음이 물질적인 것을, 양은 고차원적인 것을 의미하는 것과 마찬가지로 인간의 몸에서 음은 해부학적 구성물들인 세포와 조직, 장기와 관련이 있으며, 양은 몸의 에너지 및 생명력, 동적 기능과 관련이 있다.

그런데 신체 구조에서도 음양이라는 양극이 존재함을 볼 수 있다. 동양 의학의 가장 기본적인 토대가 되는 에너지적 구분은 몸의 *음적인* 부분 즉 영양분을 공급하는 '내부'와, 몸의 *양적인* 부분 즉 보호하는 '외부'로 나누는 것이다.

중요한 기관들이 있는 몸 내부는 영양소의 기(氣, Nutritive-Qi)로 유지된다. 이 기는 '경락'으로 알려진, 경로를 따라서 순환하는 기-에너지(Qi)이다. 몸의 외부는 피부와 근육으로 구성돼 있으며 *보호하는 기*(Defensive-Qi)로 통제된다. *방어하는 기*는 인체의 보호 에너지, 즉 박테리아 및 바이러스와 같은 병원성 균에 저항할 수 있게 해주는 힘이다.

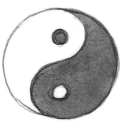

음	
에너지	응축
상태	물리적인
속도	느린
방향	하강
온도	차가운
습기	습한
필수 물질	혈액, 체액, 진액
의식	존재

양	
에너지	확장
상태	비물리적인
속도	빠른
방향	상승
온도	따뜻한
습기	건조한
필수 물질	기, 마음
의식	앎

음양의 에너지적인 기능

음양의 에너지적인 기능을 이해하면 침술이나 한약, 아로마테라피를 어떻게 치료에 적용할 수 있는지를 알게 된다. 각 에센셜 오일은 몸의 특정 기능을 도와줄 수 있기 때문에 개인의 특성과 체질을 고려하여 오일을 선정해야 한다. 양의 주요한 기능은 따뜻함과 에너지, 자극을 제공하는 것이고, 음의 주요한 기능은 차가움과 습기, 이완을 제공하고 수면을 촉진하는 것이다.

양기가 부족하면, 한기를 느끼고 피곤해하며 의욕을 상실한다. 그런 사람들에게는 로즈마리 진저와 같이 몸을 따뜻하게 하고 기운을 돋우는 에센셜 오일이 도움이 된다. 이 오일들은 '기운을 북돋고 양기를 제공해주면서 *냉기*를 없애준다'. 로즈마리, 진저와 같은 에센셜 오일은 혈액 순환을 촉진하고, 소화를 돕는 '불'을 활성화하고, 그 성격상 차갑고 고착되고 수축되어 있는 류머티즘성 통증을 완화해준다.

그렇기 때문에 양기*(양 에너지)* 부족의 원인이 되는 기관을 정확히 찾아 오일을 선택하면 가장 좋은 결과를 얻을 수 있다. 예를 들어 체력과 자신감이 떨어지고 아래쪽 허리가 약해져 통증이 생기고 소변 색이 옅어진다면, **신장**의 **양기**가 부족할 가능성이 높다. 그러한 증상은 *신장-양기* 결핍이라고 부르기도 하는데, 거기에는 진저와 타임 오일이 도움이 된다.

양기는 약하고 부족할 수 있을 뿐만 아니라 과잉될 수도 있다. 특히 스트레스가 쌓여 있는 장기에서는 양기가 더 과잉될 수 있다. 양기가 *과하면* 피로감을 느끼는 것이 아니라, 안절부절 못하거나 지나치게 항진되어 불면증을 겪게 된다. 양의 기능은 몸을 따뜻하게 하는 것이기 때문에 양이 과하면 더위와 갈증을 느낄 수도 있다. 사실, '과도한 *양*'을 나타내는 또 다른 말은 바로 '열기'이다.

진단학적으로, 부족한 *양(또는 차가움)*은 혀에 핏기가 없게 만든다. 반면에 과한 양*(또는 열기)*은 혀의 색을 붉게 만든다. 과한

기

기는 몸과 마음의 생명력이다. **음양**과 마찬가지로, 기는 몸뿐만 아니라 자연과 우주 전체에 걸쳐 나타난다. 즉, 모든 생명 과정의 배후에서 생명이 살아 숨 쉬게 하는 바탕이 된다. **기**는 스스로 움직여 모든 것을 움직이게 하고, 모든 신체적 활동의 근원이 된다. 눈에 보이지 않지만 역동적이며 원기를 북돋우는 기는 **양**의 한 면이다.

양을 줄여줄 에센셜 오일은 *차갑고* 마음을 이완시켜주는 저먼 캐모마일과 멜리사가 있다. 특히 저먼 캐모마일은 **위장**과 **간**의 열을 제거하는 데 좋으며, 위염과 과민함, 두통과 같은 문제에도 도움이 된다. 멜리사도 심장의 **열**을 없애주고 심장의 두근거림을 완화해준다.

몸의 음 에너지는 차갑고 촉촉하며, 차분하게 가라앉히기 때문에, 음이 결핍되면 체온이 올라가고 갈증이 생기며 안절부절못하게 된다. 음이 부족하면 양이 과할 때와 비슷한 증상이 나타나지만 몇 가지 중요한 차이점이 있다. 그것은 손과 발과 가슴에만 열감이 생기고, 열과 갈증이 밤에 더 심해진다는 점이다. 또 약함을 느끼면서 안절부절 못하는 초조감도 더 심해진다.

진단학적으로 양이 과하면 혀가 붓고 붉어지며, 종종 표면이 누르스름한 색깔을 띠기도 한다. 반면에 음이 부족하면 혀가 얇아지는데, 대개는 표면의 변화 없이 붉은 색을 띤다. 몸의 음 에너지를 강화함으로써 사람을 차분하고 침착하게 하는 데 가장 좋은 오일은 로즈와 제라늄이다.

특히 로즈 에센셜 오일은 *심장*—음기의 결핍에 효과적이어서 불안과 갈증, 불면증, 식은땀을 해소하는 데 도움이 된다. 제라늄은 **폐**—음(음기를)을 강화시켜주는 효능이 있어 마른 기침을 심하게 할 때 도움이 된다.

하지만 모든 에센셜 오일과 마찬가지로 로즈와 제라늄도 음을 강화해주는 효능뿐만이 아니라 다양한 에너지적 효능이 있다. 이와 관련해서는 Part II에 자세히 설명되어 있다(p. 51~133 참조). 또 양의 다른 기능으로는 변형과 운반, 제거, 보호가 있고, 음의 다른 기능으로는 흡수와 저장, 생성, 유지가 있다.

음양의 심리학적 측면들

양은 추상적이고 밖으로 드러나며 심리학적으로 사고 및 분석 기능과 관련되어 있어서 논리적이고 탐구하는 힘을 나타낸다.

에너지 공급과 자극

로즈마리와 진저, 타임은 에너지를 공급해주는 아주 좋은 오일들이다. 페퍼민트와 레몬도 원기회복을 돕지만 그 효과가 빠르고 단기적이며 자극이 큰 오일이기도 하다. 페퍼민트와 레몬은 **양을** *강화하기보다* **기를** *활성화시키기 때문에 몸을 따뜻하게 하기보다 차갑게 한다.*

로즈마리 및 라우렐과 같이 집중력과 각성을 높이는 오일들이 이러한 특성을 더 강화시킬 수 있다.

이에 반해 음은 어둡고 숨겨져 있으며 흙과 관련이 있다. 음은 심리학적으로 인상, 감각 및 감정과 관련이 있다. 이러한 특성을 갖고 있는 오일은 네롤리와 자스민이다. 이 오일들은 마음을 편안하게 해주면서 감각적인 각성을 고조시킨다.

또한 자신을 적극적으로 명확하게 표현하는 능력은 양이며, 수용적이고 관찰하는 능력은 음이다. 펜넬 오일은 언어로 자신을 표현하는 힘을 키워주며, 로즈는 정서적으로 수용하도록 해준다.

추진력과 관련해서는, 의지력의 적극적이고 목표 지향적인 측면은 음이 아니라 양으로 볼 수 있다. 초점을 가지고 있으며 외부에 드러나는 특성을 가진 양은 체계적이고 명확하며 계획적으로 삶에 접근하도록 해준다. 진저와 주니퍼베리 오일을 사용함으로써 의지력을 키울 수 있고, 로즈마리는 계획을 세우는 힘을 일깨워 목적의식을 강화하는 데 도움이 된다.

의지력의 음 측면은 양보하고 적응할 수 있는 능력을 갖게 한다. 명확하게 드러나지는 않지만 내부를 향하고 있고 안정적이기에, 음은 고요함과 평온함을 느끼게 해준다. 제라늄 오일은 음을 강화해 과도하게 의지를 내는 것을 자제시켜 안정화에 도움을 주기도 한다. 이것은 지나치게 자신을 밀어붙이고 과도하게 활동하는 사람들에게 유익하다.

내면의 안정감이 음인 것과는 대조적으로, 자신감은 본질적으로 양에 해당한다. 자기 확신을 높이고자 한다면, 타임을 사용해 볼 수도 있다. 반면에 정서적으로 안정을 찾고자 한다면, 로즈 오일이 매우 도움이 된다.

음양의 상대성

*음양은 서로 다른 두 체질 또는 두 가지 심리적 유형을 지칭하는 것이 아니다. 그것은 한 개인 안에 공존하는 양극성을 식별하는 방법이라는 점을 항상 기억해야 한다. 에센셜 오일의 경우에서도 마찬가지다. 어떤 한 오일에 대해, 이것은 완전히 "**음**이다 또는 **양**이다"라고 규정할 수는 없다. 우리는 어떤 오일이 '**기**의 흐름을 부드럽게' 할 수 있는 기능이 있다고 말할 수 있는 것처럼 '음이나 양'을 "강화시킨다"라고 말할 수 있을 뿐이다.*

음과 양

음	양	음	양
자연의 음과 양		**음과 양의 에너지적인 기능들**	
물질적인	비물질적인	진정시키는	활기차게 하는
실재하는	비실재하는	억제하는	자극하는
물질	에너지	냉각화	온난화
정지	운동	흡수	변형
응축	팽창	저장	운송
구심 운동	원심 운동	생성	제거
하강	상승	습윤	보호
어둠	빛		
차가움	따뜻함	**음과 양의 심리학적 측면**	
습함	건조함	느낌	생각
공간	시간	인상	분석
		감각	구상
몸 안의 음과 양		직관	영감
구조	기능	수용하는	표현하는
하위	상위	관찰하는	분명히 말하는
전면	후면	암묵적인	드러내는
내측	외측	양보하는	주장하는
내부	외부	유연한	한 가지에 몰두하는
영양을 주는 기	방어하는 기	흘러가는대로 허용하는	구조를 갖고 있는
혈액 및 체액	기	평온	흥분
정수(髓)	마음(Mind, 神)	내면으로 향하는 안전	외부로 향하는 자신감
		집단적	개인적
		존재	앎

오행

오행과 연관된 계절, 장기, 정신

오행이론은 음양 이론과 함께 동양 의학을 구성하는 양대 축 중 하나이다(그림 참조). 오행 이론은 음양 이론보다 나중에 생겼으며, 처음으로 기록된 것은 춘추전국시대(BC 476년~221년)이다. 음양과 **오행**, 이 두 이론 체계는 처음에는 독립적으로 존재했다가 시간이 지나면서 통합되기 시작했고, 송나라(AD 960~1279)에 이르러서는 **오행**이 먼저 질병의 진단과 치료에 활용되었다.

오행 체계의 활용은 중국의 의학과 문화의 역사 전반에 걸쳐 부침을 반복했다. **오행**은 『황제내경』(BC 4C)과 같은 몇몇 중요 서적에서 중심적인 역할을 했지만, 다른 문헌들에서는 언급조차 되지 않았다. 하지만 **오행** 이론이 많이 알려지고 활용되던 시기들은 분명히 있었다. 그 시기에는 **오행**이 중국 문화의 거의 모든 부분에 모습을 드러내고 있었다. **오행**은 의학뿐만 아니라 자연과학과 역법, 점성술, 음악, 정치에도 활용되어 모든 것이 **오행** 요소들 중 하나로 분류되었다.

오행은 음양 에너지의 *다섯 단계*들 또는 *움직임*들로 이해될 수 있다. 물, 나무, 불, 흙, 금속의 이미지들은 문자 그대로의 **요소**가 아니라 함께 역동적인 세계를 형성하는 자연의 힘을 상징한다.

*다섯 요소*들 중 첫 번째 요소인 **물**은 정적이고, 응축된 음 단계의 에너지로 이해될 수 있으며, 이는 **겨울철**과 밤의 비활동적인 상태를 말한다. **물**은 휴지기의 '유동적인' 상태를 나타내지만, 그 안에는 성장과 재생의 잠재력이 숨어 있다. 그러므로 그것은 생명의 근원, 즉 생식력 및 생존 의지와 관련이 있다.

두 번째 요소인 **나무**는 **봄철**과 아침이 가지고 있는 깨어남의 에너지, 떠오르는 가속의 에너지인 *양* 차원의 에너지를 나타낸다.

이 변화의 시기에 억제되고 잠재된 다음은 가장 광활하고 빛나는 에너지로 상징되는 **불** 요소다. **불**은 절정에 이른 양의 요소다. **불**은 **여름**의 요소이며, 한낮 정오의 요소이다. **불**은 **나무**

나무

생성하는 양

계절: 봄
시각: 아침
신체 기관: 간, 담낭
영적 의미: 혼(魂, Ethereal Soul)
근원 감정: 분노
최고의 발현: 연민

불
빛나는 양
계절: 여름
시각: 정오
신체 기관: 심장, 심낭, 소장,
삼초(Triple Heater)
영적 의미: 정신(神, Spirit)
근원 감정: 기쁨
최고의 발현: 사랑

흙
하강하는 음
계절: 늦여름
시각: 오후
신체 기관: 위장, 췌장-비장
영적 의미: 지성(理, Intellect)
근원 감정: 숙고
최고의 발현: 공감

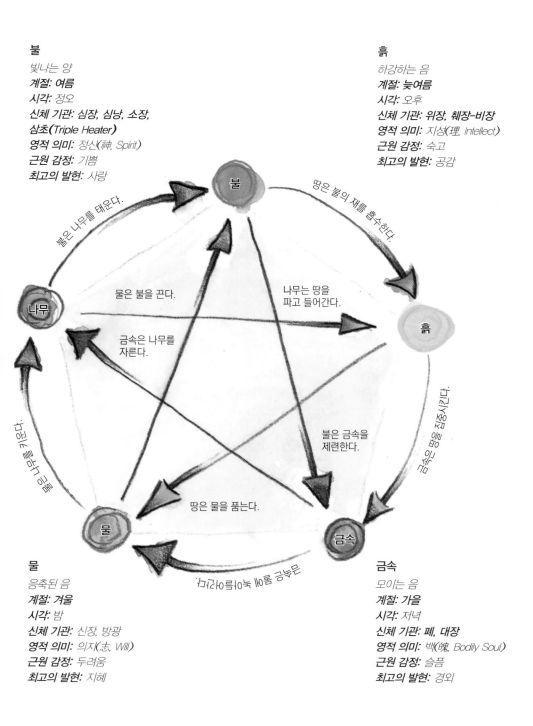

불은 나무를 태운다.
땅은 불의 재를 흡수한다.
물은 불을 끈다.
나무는 땅을 파고 들어간다.
금속은 나무를 자른다.
불은 금속을 제련한다.
땅은 물을 품는다.
금속은 땅을 집중시킨다.
금은 차가운 물을 감싼다.
물은 나무를 먹여 키운다.

물
응축된 음
계절: 겨울
시각: 밤
신체 기관: 신장, 방광
영적 의미: 의지(志, Will)
근원 감정: 두려움
최고의 발현: 지혜

금속
모이는 음
계절: 가을
시각: 저녁
신체 기관: 폐, 대장
영적 의미: 백(魄, Bodily Soul)
근원 감정: 슬픔
최고의 발현: 경외

요소의 충동을 이끌어 움직이고 진화하도록 하며 나무 요소에 존재의 이유, 즉 '이상을 품는 것'을 더한다. 가장 정제되고 민감한 에너지인 불은 의식적인 자각(conscious awareness) 및 자아정체성과 관련이 있다.

불 다음 요소인 **흙 요소**는 하강하는 음의 에너지, 즉 물질화된 형태로 하강하는 움직임의 에너지다. **흙**은 **늦여름**과 **초가을**인 '감미로운 결실의 계절'과 오후에 우세하게 나타난다. 흙은 불 안에 있는 이상이 현실이 되도록 해준다. 흙은 의식에 구체적인 생각을, 정신을 형상화한다.

마지막으로 다섯 번째 요소는 금이며 **금**은 변형의 음 단계에서 수집하고 합성하는 에너지를 나타낸다. **금**은 흙의 조형적인 특성을 취해서 정제한다. 그리고 흙에 질서와 의미를 부여한다. **금**의 계절은 **가을**이고 하루 중의 시간은 침묵과 성찰의 시기인 밤이다. 또한 **금 요소**는 상호 작용하려는 욕구 및 관계에서 때로 거리를 유지하고자 하는 욕구와 관련이 있다.

이 **다섯 요소**들은 서로 분리돼 있지도, 고정돼 있지도 않다. 이것들은 삶의 모든 측면에서 관찰될 수 있는, 지속적이고 에너지적인 과정이다. 앞에서 소개한 순서대로 요소들을 살펴보면, 요소들이 음에서 양으로, 양에서 음으로 자연스럽게 이동한다는 것을 알 수 있다. 이를 상생이라 한다. 연속적으로 연결된 요소들은 서로에게 자양분을 주며, 거리를 두고 자리한 **요소**들은 서로를 제한하고 통제하면서 균형을 맞춘다. 그래서 상극은 서로 파괴하는 주기가 되기도 한다. **물**이 넘치면 **불**은 꺼지고, **나무**가 너무 많이 자라면 **흙**의 영양분은 고갈된다. 몸/마음 안에서의 기가 병리적으로 흐를 때 **상극**에 따라 한 기관에서 다른 기관으로 옮겨가면서 궁극적으로 파괴의 주기가 된다.

지금까지 우리는 자연의 근원적 힘으로서의 **오행**을 살펴보았다. 각 **요소**들을 자세히 검토하면서 우리는 즉각적이고도 쉽게

오행의 가치

*동양 의학의 주요한 임상적 측면의 기초를 형성하는 것은 **음양**이지만, **오행** 체계의 진정한 가치는 심리적, 정신적인 차원에 있다. **음양**이 마음의 작용에 대해 많은 것을 드러내지만 인간 정신의 복잡성을 더 정확하게 반영하는 것은 장기들 및 그것과 관련되는 **오행** 이론이다.*

적용할 수 있는 '진단' 도구를 갖게 됐다는 것을 발견했다. 특히 **오행**은 아로마 심리치료 분야에 적용될 수 있는, 엄청난 잠재력을 가진 이론 체계를 제공한다. 그것은 우리의 모든 능력, 즉 우리의 논리, 감정, 직관, 오감에 의존하는 체계이다.

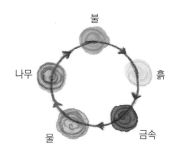

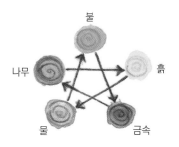

상생

오행의 자연적인 상징성을 적용했을 때 **상생**은 다음과 같이 설명할 수 있다. **나무**는 나무나 식물의 **물**을 흡수해 위로 올려 보낸다. **불**은 **나무**를 태워 없앤다. **불**에 탄 나무 재는 **흙** 속으로 들어가 흙에 흡수된다. **흙**에서 **금**을 형성하는 광석의 농축이 일어난다. **금**은 용해되어 액체 상태(**물**)로 된다.

상극

상극 요소들을 서로 구속하는 특징은 다음과 같이 설명될 수 있다. **물**은 불길을 잡는 능력으로 **불**을 통제하고, **불**은 광석을 녹이는 힘을 통해 **금**을 통제하며, **금**은 나무를 자르는 능력을 통해 **나무**를 통제하고, **나무**는 흙을 보호함으로써 **흙**을 통제하고, **흙**은 하천과 강에 토대를 제공함으로써 **물**을 통제한다.

물

겨울-신장-의지

물 요소는 가장 통합적이고 중요한 **기**를 상징한다. **기**는 식물의 씨앗과 마찬가지로 성장 잠재력과 생명의 연속성을 내면에 품고 있다. **물**은 겉보기에 휴면 중인 것처럼 보이지만 잠재력이 가득한 상태다. 발아와 배태, 휴식, 동면 상태에서 안으로 응축된 에너지로 충만한 상태. 생식력의 원리를 구현하는 **물**은 수단이 되어 사용되기 전인 원시 상태의 생명력을 상징한다. 원형의 관점에서 볼 때 **물**의 주된 가치는 존재하는 것과 견디는 것, 그리고 생존 본능처럼 의지를 발휘하는 것이다.

물 요소와 관련된 장기는 **신장**이다. "**신장**은 휴면 중인, 봉인된 생명을 소생시킨다. 또한 저장하는 기관이고, 분비물이 머무는 곳이며, 머리카락에 영향을 미치고 뼈에도 영향을 준다. 더불어 음의 범위 안에서 겨울 기후에 스며드는 소음의 성격을 가지고 있다."〈황제내경〉

중국의학에 따르면 **신장**은 한 개인의 유전적 토대인 정기를 저장한다. 부모의 정기가 결합하는 수정의 순간에 형성되어 성장과 재생산, 발달을 담당한다. 정기는 골수를 생산해 척수와 뇌를 가득 채운다. 우리의 체질적인 강인함과 질병에 대한 저항력은 이 정기에 의해 결정된다. 정기는 가지고 태어나는 것이기 때문에 다시 채워지기 어렵고, 그래서 소중히, 잘 보존해야 할 것으로 여겨진다. 정기가 고갈되면 생기는 문제로는 불임과 습관성 유산, 뼈의 기능 저하, 기억력 저하, 면역력 결핍 등이 있다.

신장은 생명의 정수(essence)로부터 **원기**를 만들어내며 **원기**는 모든 신체 활동의 촉매제 역할을 한다. 신장이 '음양의 뿌리'로 불리는 것은 바로 이 때문이다.

신장은 *생명의 정수를 저장하는* 기능 외에도 물을 조절하는 기능도 한다. 이것은 과잉된 체액 및 노폐물을 혈액에서 분리하는 기능과 관련되어 있다. **신장의 기**가 약해서 수분 조절이 안 될 때 부종(수분 정체) 등의 문제가 발생하기도 한다. 이런 문제에는 주니퍼와 스위트 펜넬과 같이 이뇨제 역할을 하는 에센셜

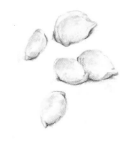

오렌지의 씨앗

식물의 씨앗에는 비옥함과 생식 잠재력이 응축돼 있다. 이 특성들은 **물 요소**의 주요 특징이기도 하다.

오일이 도움이 된다.

또한 **신장**에는 **의지**(志)로 알려진 정신적인 측면, 즉 의지력과 체력, 끈기를 끌어내는 '정신spirit'이 자리 잡고 있다. 생명의 정수가 우리의 성장과 연속성을 관장하듯이, **의지**는 우리 운명의 펼쳐짐과 관련이 있고 자기실현의 수단이기도 하다. 생명의 정수와 마찬가지로, **의지**는 '생식력'을 갖고 있으며 창의성과 독창성의 원천이기도 하다.

의지가 강하고 **물 요소**가 조화를 이룰 때, 우리는 단호하고 전략적이며 신중하다. 또 불필요하거나 일시적인 것에 에너지를 낭비하지 않으려 한다. 여기에는 자신감과 자급자족, 그리고 통찰하고 성찰하는 마음이 있다.

그러나 **물 요소**가 조화롭지 못할 경우에는 두 가지 경우가 생길 수 있다. **의지**가 부족해 무관심과 무력감이 생기거나, 아니면 **의지**가 과도하게 분출되어 스스로를 몰아붙이거나 안절부절 못하게 된다.

첫 번째 경우인 **의지**가 제대로 뿌리내리지 못하는 때는 쉽게 낙담하고 어려운 상황에 대처할 자심감이 없어질 수 있다. 그런 상태에서 우리는 압도당해 불안을 느끼고 회피하며 철수하려는 충동을 느낀다. 주니퍼는 바로 이런 상태에 도움을 줄 수 있는 에센셜 오일이다. 두 번째 경우는 **의지**가 지나치게 활성화된 경우로, 불안정하고 때때로 분별없이 충동적이 된다. '일 중독자'로 불리는 이들은 너무 많은 것을 스스로에게 요구하고 어떤 대가를 치르더라도 성공해야 한다는 불안감에 시달린다. 결과적으로 '번아웃'이 되어 **기**와 음이 모두 고갈되기도 한다. 이때 제라늄 오일이 도움이 된다.

이 두 경우의 뿌리가 되는 감정은 두려움이다. 첫 번째의 경우에는 환경의 영향력에 대한 두려움이고, 두 번째 경우에는 불충분함과 실패에 대한 두려움이다.

지혜

물 요소가 가장 잘 발현될 때의 특성은 지혜다. 지혜는 굳건한 마음의 토대에서, 깊이 뿌리내려 차분하게 판단하는 의지(志, Zhi)의 결과로부터 생겨난다. 지혜는 지속적으로 삶에 적용하는 지식을 통해 키워지며 상황과 조화를 이루는 행동을 통해 표현된다.

나무

봄-간-혼

나무 요소는 팽창하고 상승하면서 **기**를 압축하며, 식물의 싹과 같은 성장 가능성을 담고 있다. 이 시기에 **물 요소**에 잠재된 생명력은 자극을 받아 방향성을 갖게 된다. **신장**의 **의지(志)**는 목적의식에 의해 조절된다.

나무 요소는 봄의 생동감과 진화의 전 과정에 매우 분명하게 드러난다. 신체주기와 리듬을 주관하는 **나무 요소**는 성장하고자 하는 욕구와 적응 능력을 관장한다. 그래서 기본 단계에서 나무 요소는 동기와 성장, 조화로운 삶의 흐름 등의 움직임과 관련이 있다.

나무 요소의 주요 기관은 **간**이다. "**간**은 전략적 계획에 뛰어난 군사 지도자의 역할을 한다. **간**은 영혼(soul)이 거주하는 곳 또는 인간의 정신적인 부분이다. **간**은 손톱에 영향을 주고 정력과 관련이 있다. 다시 말해, 간은 동물적인 욕망과 활력을 불러일으킨다. 간과 관련된 맛은 신맛이고 색깔은 초록색이다." 양의 영역 내에서, 간은 봄철의 공기 중에 스며드는 소양의 역할을 한다."〈황제내경〉

간은 **기**가 몸/마음 전체에 걸쳐 원활히 흐를 수 있도록 기능한다. **폐**는 경락을 통해 **기**를 순환시키며, **간**은 **기**가 자유롭게 움직이고 고르게 퍼져나가도록 한다.

또한 **간**은 혈액에도 중요한 영향을 미친다. 우리가 쉴 때 혈액을 저장하고, 활동할 때는 혈액을 방출하며, **기**와 똑같이 혈액이 지속적으로 부드럽고 고르게 흐르도록 한다.

간이 **기**를 '확산하는' 작용을 멈추면, **기**의 흐름은 방해받고 불규칙해지며 **기** 정체 현상이 발생한다. **기**가 정체되면 경련과 팽창, 수축, 통증 등의 문제가 생기기 쉽다. 여기에는 소화불량과 변비, 두통, 생리통도 포함된다. **기**뿐만 아니라 혈액까지 정체되면, 이에 따른 증상이 더 심해진다.

또한 **기**와 혈의 정체는 신경의 긴장 및 좌절감과도 관련이 있다. 긴장, 침울, 짜증의 상태는 간 기능의 저하를 가져오고 **기**의

연민(Compassion)

*나무 요소*가 가장 잘 발현될 때의 특성은 **연민**이다. **연민**은 너그러움과, 자신의 틀이나 상처라는 필터를 통해서가 아니라 있는 그대로 인간이 처한 조건을 '보는' 능력에서 생긴다. **연민**은 우리의 궁극적 힘, 즉 보편적 마음에서 생기는 힘의 표현이다.

흐름을 제한한다. 또한 *기*의 정체는 신경성 긴장 상태를 만들어 낼 수도 있다. *기*의 흐름을 원활하게 하는 에센셜 오일은 항경련제 또는 진통제, 신경이완제의 특성을 갖고 있다. 라벤더는 그런 특성을 가진 뛰어난 오일이다.

신장에 **의지(**志**)**가 있는 것처럼, 간은 개인의 마음을 **보편적 마음**과 연결해주는 정신의 섬세하고 광활한 측면이라고 할 수 있는 **혼(**魂**, Hun)**을 담고 있는 장기이다. 그것은 우리의 꿈과 비전의 근원이다. 우리는 삶의 목적과 방향성에 대한 감각을 **혼**에서 얻는다. 그것은 우리에게 영감을 주는 꿈, 비전과 관련이 있을 뿐만 아니라 잠자는 것, 꿈꾸는 것, 보는 능력과도 관련이 있다.

혼을 통해 우리의 마음은 '움직임'과 적응력을 갖게 되어, 내면을 성찰하면서 외부로 자신을 드러내게 된다. **간**과 마찬가지로, 신장은 흥분과 무기력이라는 양극단에 빠지지 않고 감정의 균형을 유지하는 조절 기능을 한다.

혼의 토대로서 **간**은 목적과 결단력, 용기의 창고인 '절대 기관(resolute organ)'이라 불린다. 또한 우리의 내적 기획자이자 조직자이며 모험가다.

나무 요소가 균형을 잃었을 때 목적의식과 의욕이 떨어지고, 경직되고 무자비하며 강박적으로 행동하기도 한다. **간**은 적절한 자기주장 능력과, 분노를 명확하게 표현하고 잘 통제하는 능력을 갖고 있다. 이는 기가 정체된 상태에서 억압될 수 있으며 양과 열이 과할 때는 폭발할 수도 있다.

또한 정체된 **기**는 표현되지 못한 분노 및 원망에서 비롯된 우울과 관련이 있다. 이 감정들이 억눌린 채로 밖이 아닌 안을 향하게 될 때, 그것들은 **혼**을 괴롭힐 수밖에 없다. 이럴 때 **혼**은 본연의 상태인 희망과 비전에서 비통과 절망으로 바뀌게 된다.

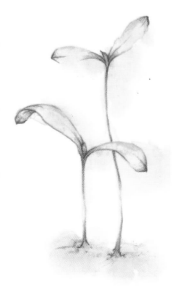

오렌지의 새싹

*식물의 새싹은, **나무 요소**를 지배하는 상승 운동으로 가득 찬 잠복기에 등장하는 생명력의 드러남이다(생명력을 표현한 것이다).*

불

여름-심장-마음

불 요소는 가장 활기찬 **기**의 표현으로, 꽃과 같이 빛나는 매력과 자기 충만을 상징한다. **물 요소**가 우리의 가장 근원적인 충동의 원천이며, **나무 요소**가 그것이 움직여 갈 방향을 결정한다면, **불 요소**는 이상에 대한 '감각 느낌(felt sense)', 즉 우리 자신을 진정으로 충족시키는 방법을 제공한다. **불 요소**가 없다면 우리는 에너지와 목적은 가지고 있더라도 자기 이해의 부족으로 진정한 기쁨을 누리지 못할 수도 있다.

불 요소의 중심 기관은 **심장**이다. "**심장**은 통찰력과 이해력이 높은 신하와 같다. 생명의 근원이며 다양한 정신 능력을 갖게 한다. 빛과 생명의 원리인 **양** 안에서 **심장**은 여름 날씨가 담고 있는 양 기운을 품어 낸다."〈황제내경〉

혈액을 순환시키고 '조절하는' 기능 외에도, **심장**은 **정신(神, Shen)**이 거주하는 곳이기도 하다. 모든 형태의 의식적인 각성이 이곳에서 일어난다. 사고와 느낌, 기억, 상상력의 기능을 지휘하는 **마음(神, Shen)**은 모든 정신적-감정적 활동이 집중되는 곳이며 자기 인식이 일어나는 곳이기도 하다.

神이라는 중국어는 **'정신〈Mind〉'**이나 **'영혼〈Spirit〉'**으로 다양하게 해석된다. 그러나 우리가 모든 정신적인 측면들의 합을 나타내는 말로 **'영혼'**을 사용할 때, **神**은 영혼 안에서 특정한 역할을 수행하므로 **'정신〈Mind〉'**이라 불리는 것이 적절할 것이다.

의식과 지각의 통합적인 요소로서의 **神**은, 자아의 이질적인 측면들을 통합하며 '군주의 신하'인 **심장**을 통해 장기들의 다양한 '정신'을 지휘한다. 그것은 조화와 완벽함에 대한 타고난 감각과 이후에 생긴 균형을 유지하는 힘을 통해 그 기능을 수행한다.

감정적 조화의 원천으로서, 우리가 따뜻함과 부드러움을 경험하는 것도 **심장**을 통해서다. 동서양의 모든 문화권에서 **심장**은 늘 따뜻한 감정을 주고 받는 사랑의 상징이다.

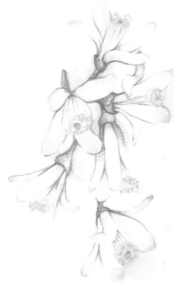

오렌지 꽃

*꽃은 식물이 자신을 온전히 드러내어 마음껏 펼쳐 보이는 최상의 표현이다. 이는 **불 요소**의 특성이 반영된 생명 현상의 단계이다.*

민감성을 갖고 감정을 잘 살피며 **심장**과 **마음**이 조화로울 때 감정적으로 잘 통합되어 균형 잡힌다. 대부분의 심리적 문제들은 적어도 어느 정도 불 요소 내부의 불균형을 수반한다.

조화로운 상태에서 **심장**은 열정과 자발성의 원천이지만 스트레스 상황에서는 초조함과 동요로 바뀔 수 있다. 더구나 **불 요소**의 본래 특성인 감수성과 열정이 통제할 수 없이 타오를 때, 우리는 과도하게 흥분하게 되고 상처받기 쉬운 상태가 될 수 있다. 그 결과 신경이 과도하게 활성화되어 지치거나 불면이 생기기도 한다.

기질적으로 양기가 지나치게 많은 사람들에게 이러한 형태의 불균형이 나타난다. 이들에게는 **심장**과 신경의 열을 식히고 진정시켜서 지나치게 많은 양기를 줄여주는 에센셜 오일이 도움이 될 것이다. 이런 역할을 가장 잘 하는 오일들은 라벤더, 멜리사, 네롤리이다. 그러나 심장의 양이 부족할 경우 다른 양상이 나타난다. 지나친 흥분과 동요가 아니라 열정과 기쁨이 부족하게 된다. 따뜻하고 활기로 가득 찼던 **마음**은 무관심과 허무감에 빠진다. 이 경우 자스민과 같은 오일이 도움이 된다.

불 에너지의 균형이 깨지면 자기정체성의 문제가 생길 수 있다. 이 문제들은 자기중심적이며 이기적인 태도로 드러나기도 하고 또 낮은 자존감의 문제로 드러나기도 한다. 이처럼 **심장**은 타인과의 관계뿐만 아니라 자기 자신에 대한 이해와 연민을 상징하기도 한다. 로즈 오일은 자신과 타인에 대한 사랑과 수용력을 키우는 데 사용될 수 있다.

불안은 더운 체질이든 차가운 체질이든 과잉이든 결핍이든, 모든 체질의 사람들에게 자주 나타난다. 동양 의학의 관점으로 보았을 때 **마음**의 동요로 설명되는 불안을 가라앉히는 오일들이 많이 있다. 이에 대해서는 3부에서 소개할 예정이다(p. 133~187 참조).

사랑

***불 요소**가 가장 잘 발현될 때의 특성은 사랑이다. 진정한 사랑은 우리 존재의 중심에서 드러나며, 포옹과 미소가 그 특징이다. 시인들은 사랑이 본질적으로 순수하고 완벽하다고 말한다. 그리고 사랑을 통해 상처를 입을 수 있겠지만 그것을 부끄러워할 필요가 없다고도 말한다. 사랑에는 신뢰와 조화로움을 회복하는 힘이 있다. 많은 영적 스승들이 궁극적으로 가르쳤던 것이 바로 사랑이었다.*

흙

늦여름-비장-췌장-지성인

흙 요소는 구체화하여 형태를 만들어내는 과정 안에 있는 기 에너지를 나타내며, 물리적 형태를 만들어서 그 형태를 유지하는 것과 연관되어 있다. 생명의 에너지를, 열매와 같이 자양분과 풍요로움을 담고 있으며 감지되고 지속되는 물리적 실체로 구현해주는 것이 바로 흙 요소인 것이다. 에너지를 흡수해서 변형시키는 힘이 이 과정에서 흙 요소를 지원한다. 이것은 학습과 사고, 분석과 같은 정신적 작용과 관련이 있다. **다섯가지 요소**의 상생을 보면, 흙 요소는 **불 요소** 뒤에 나타나는데, 이것은 **마음**에 구체화하는 사고 능력을 제공하는 **흙 요소**의 역할을 반영한다.

흙 요소와 관련된 장기는 **비장-췌장** 및 **위장**이다. "이 장기들은 입술과 살과 근육의 형태에 영향을 미친다. 이것들과 관련된 맛은 단맛이고 색깔은 노란색이다. 그 장기들은 흙의 기운에 스며들어 있는 음에 속한다."〈황제내경〉

비장-췌장 및 **위장**의 주요 에너지적 기능은 변형과 운반이다. 소화의 중심 기관으로서, 이 장기들은 음식물과 음료를 기와 체액, 혈액으로 바꾸는 기능을 한다. **신장** 및 **폐**와 함께 **비장**과 **위**는 강인함과 활력을 공급하는 핵심 기관이다. **기**와 **양** 에너지가 결핍되어 이 장기들의 변형 기능이 손상되면 소화 불량의 증상이 나타난다. 여기에는 식욕 부진과 상복부의 팽창, 딸꾹질, 헛배부름도 포함된다. 카다멈, 펜넬, 타임과 같은 에센셜 오일이 **비장-췌장**을 강화하고 **위장**을 자극하는 데 도움이 된다.

비장과 **위장**이 음식물과 액체를 완전히 변형시키지 못하면, 너무 많은 수분이 체내에 축적되어 습기와 가래(점액)가 생긴다. 습기가 많을 때 나타나는 증상으로는 상복부와 하복부의 팽창감, 머리와 팔다리가 무거운 느낌, 나른함이 있다. 습기는 비만 및 림프성 충혈 상태와도 밀접한 관련이 있으며, 이 증상들에는 그레이프프룻, 주니퍼와 같은 오일이 효과적이다.

비장-췌장이 혈액에 미치는 영향은 두 가지다. 음식물의 에

공감

흙 요소가 가장 잘 발현될 때의 특성은 공감이다. 이 감정은 부모가 자녀를 사랑하는 것처럼 자신과 타인을 구분하지 않는 하나됨(oneness)에서 비롯된다. 양심과 공동체 의식도 공감에서 비롯된다. 또한 공감함으로써 우리는 진정으로 '듣고' 치유할 수 있는 힘을 갖게 된다.

센스가 혈액으로 변형되는 데 중요한 역할을 하는 기관인 **비장**은 혈액 생산의 근원지이며, 혈액에 영양분을 공급하고 유지하도록 해주는 기관이다. 또한 **비장**은 혈액이 혈관 속에서 원활하게 흐르도록 혈액을 조절한다고 알려져 있다. **비장**의 **기**가 부족하면 혈관은 탄력을 잃고 약해진다. 그 결과 치질과 같은 문제가 생길 수도 있다.

다섯 가지 '**요소들**' 중에서, 비장은 사고, 집중, 공부, 암기를 담당하는 측면인 지성(理, Yi)과 연관되어 있다. **흙 요소**의 장기들이 음식물의 소화를 관장하듯이 아이디어와 정보를 흡수하고 분석하는 과정에도 관여한다. **비장**의 **양**과 **기**가 부족하면 집중력이 저하돼 사고 작용이 느려질 수 있다. 비장이 허약할 경우 신체적 차원에서 부종과 울혈이 생기듯이, 지성의 차원에서는 지나친 사고 작용과 정신 분열이 생길 수 있다. 그런 경우 프랑킨센스, 레몬과 같은 에센셜 오일이 지성(理)을 정화시키고 머리를 맑게 한다. 이들 오일을 사용하면 걱정과 정신적 혼란이 줄어들 수 있다.

양육의 에너지를 가지고 있는 **흙 요소**는 정서적 차원에서 보살핌, 지지, 연민, 헌신 등의 이슈 및 공동체 이슈와 관련되어 있다. **흙** 에너지가 풍부한 사람은 공감을 잘 하고 충실하며, 안전한 울타리를 제공해준다. 그러나 **흙**의 불균형이 과도하게 상대를 보호하는 태도로 드러날 수도 있다. 자녀들에 대해서 끊임없이 걱정하면서 자신의 필요는 무시하는 사람들이 그러한 경우이다. 이럴 때는 레몬 오일이 도움이 된다.

흙 요소가 균형을 잃으면 의존성과 타인을 필요로 하는 마음이 커질 수 있다. 동정심이 지나치면 스스로도 동정과 지원을 과도하게 필요로 할 수 있다. 흙 요소가 결핍되면 스스로를 지탱하고 돌보는 능력이 고갈되기 때문이다. 이럴 경우에는 마조람과 베티버가 매우 도움이 된다.

오렌지의 열매

식물의 열매는 대체로 달콤하고 과육과 영양이 풍부하다. 열매가 하는 중요한 역할은 씨앗이 발아될 수 있는 적절한 곳으로 보내주는 것이다. 이 모든 특징들은 **흙 요소에** *속한다.*

금

가을-폐-백魄Bodily Soul

금 요소는 기의 상호작용과 합성을 상징한다. 이 활동들의 좋은 예는 증산과 광합성을 하는 식물 잎의 기능이다. 잎은 생명 유지에 필요한 가스 교환을 담당하고 태양 에너지를 영양 에너지로 전환시키는 기능을 한다. 역동적으로 교환하고 상호작용하는 **요소**로서, 또 환경에서 에너지를 만들어내는 **요소**로서 **금**은 경계의 개념과 관련이 있다. **금 요소**는 물리적이고 은유적인 의미에서 우리가 '받아들이고' '놓아버리는' '피부'와 같다.

　금 요소의 주요 기관은 **폐**다. "폐는 호흡이 일어나는 곳이자 동물적 정신이나 하위 영혼(soul)의 거주지이다. 그것은 몸의 털과 피부에 영향을 준다. 폐는 가을의 기후에 스며드는 *태음*으로 기능한다."〈황제내경〉

　호흡의 중심 기관인 **폐**는 **기**를 '조절'한다. 공기의 '순수한 **기**'를 들이마시고 신진대사를 통해 '더러운 **기**'를 내보낸다. 또한 폐는 **공기-기**와 **음식-기**가 합쳐짐으로써 생기는 **영양-기**와 **방어-기**를 만들어내는 역할도 한다. **영양-기**의 역할은 생명을 지속시키고 영양을 공급하는 것으로, 폐의 힘으로(경맥을 따라) 몸 전체로 퍼져나간다. **방어-기**는 병원성 침입으로부터 몸의 주변부에 분포해서 몸을 보호한다.

　그러므로 **폐**는 몸과 마음의 활력에 매우 중요하다. 폐 기능이 손상될 경우 피곤함을 비롯해 호흡 곤란, 우울감 등이 발생한다. **방어-기**가 부족할 경우에는 감기에 걸릴 가능성이 높아진다. 유칼립투스와 티트리 오일은 폐와 호흡을 강화시키고 면역 기능을 강화한다.

　폐의 기가 부족하고 **비장**과 **췌장**이 약해지면 가래나 점액이 생긴다. 코와 기관지에 맑고 흰 가래(차가운 가래)가 많이 생길 것이다. 또 끈적끈적하고 누런 가래(뜨거운 가래)도 생길 수 있다.

　간은 **혼**(魂, *Ethereal Soul*)을 담고 있는데 반해, 폐는 백(Bodily Soul)에 거주지를 제공한다. 백(Bodily Soul)은 인간 영혼(soul)의

오렌지의 잎
*식물의 잎은 '호흡' 기관으로, 환경과 가장 직접적으로 관계한다. 호흡 기능은 **금 요소**와 분리될 수 없는 중요한 기능이다.*

신체적이며 '동물적인' 측면으로, **혼**에 비해 음이 더 강하고 물리적 형성의 과정에 더 많은 영향을 미친다. **백**은 본래 본능적이고 감각적인 성격을 가지고 있어서 우리는 이를 통해 미각과 후각, 시각, 청각, 촉각의 오감을 갖게 된다. 또한 **백**은 섬세한 차원에서 **금 요소**의 보호 기능을 실행하게 하는 동물적인 육감을 제공한다.

호흡의 과정은 **백**(*Bodily Soul*)의 맥동이라 볼 수 있고, 그 맥동은 **기**의 생명력에 내재된 진동에 의존한다. 반면에 기와 호흡은 **백**의 건강함에서 비롯된다.

백은 후회나 회한, 상실감에 특히 영향을 받는다. 그 감정들은 폐가 '받아들이고 내보내는' 질서정연한 리듬을 약화시킬 수 있다. 이는 완전히 받아들이지도, 포기하지도 못하는 심리적 무능을 나타낸다. 그래서 **백**이 지속적으로 찾아오는 슬픔에 위축되면 만성 피로와 호흡 곤란이 생길 수 있다.

또한 신체/마음의 '피부'로서 기능하는, 즉 그것의 상호작용에서 민감한 경계로 작용하는 **금 요소**는 관계 및 개체성의 이슈와 관련이 있다. **금 요소**를 많이 가진 사람들은 선천적으로 내성적일 수 있다. 하지만 이들은 본능적으로 자극과 통찰을 주는 상호작용과 의사소통을 원한다. 그와 반대로 **금 요소**가 부족할 경우 사람들은 자신이 드러날 때 취약함을 느껴서 사람들에게서 떨어져 고립되어 있으려는 경향이 있다.

정리하자면 조화로운 상황에서 **금 요소**는 질서와 소통, 긍정성을 촉진하는 반면, 스트레스 상황에서는 위축되어 철수하고, 비관적으로 생각하게 할 수 있다.

경건함

금 요소가 가장 잘 발현될 때의 특성은 경건함이다. 이 감정은 우리에게 영감을 주고 우리를 깊은 차원에서 변화시키는 것을 인식하게 해준다. 다시 말해, 특별하고 신성한 것에 대한 존경을 의미한다. 경건함을 통해 우리는 우주 안에서 우리가 어디에 자리하는 지를 볼 수 있게 되고 또 그 힘을 통해 깊어지고 정화된다.

	물	나무
음양의 시기	응축된 **음**	상승하는 **양**
계절	겨울	봄
시각	밤	아침
색	파란색/검은색	녹색
기능	생식 생존	진화와 적응 움직임과 성장
신체 기관	신장과 방광	간과 담낭
영적 의미	의지(志, Will)	혼(魂, Ethereal Soul)
신체적 이슈	뼈	건과 인대
감각 기관	귀	눈
몸의 드러남	머리, 머리카락	손톱
목소리	신음	비명
주요 기관의 기능	– 유전자의 본질을 저장 – 물을 조절	–기와 혈액의 원활한 순환 –혈액을 저장
근원 감정	두려움	분노
심리적 기능	의지력, 체력, 기발함	목적, 예지력, 적응성
조화로울 때	단호하고 자원이 풍부함, 현명함	의욕적, 조직적, 태평스러움
조화롭지 않을 때	무감각하고, 자신감이 없고, 걱정하고, 안절부절 못하고, 자기를 몰아붙이고, 불안정함	긴장하고, 좌절하고, 분노하고, 경직되고, 억압적이고, 강박적임
최상의 발현	지혜	연민
에센셜 오일	시더우드, 제라늄, 진저, 주니퍼베리, 타임(캐러웨이, 사이프러스, 자스민, 샌달우드, 베티버)	베르가못, 캐모마일, 헬리크리섬, 그레이프프룻, 스위트 오렌지, 야로우 (라벤더, 멜리사, 네롤리, 페퍼민트, 스파이크나드)

불	흙	금속
빛나는 양	하강하는 음	모으는 음
여름	늦여름	가을
정오	오후	밤
빨간색	노란색	흰색
자기-실현 이상화와 실행	구체화 자양분	변환과 합성 교환
심장과 심막	췌장-비장과 위장	폐와 대장
정신(神, Spirit)	지성(理, Intellect))	백(魄, Bodily Soul)
혈관	근육	피부
혀	입	코
안색	입술	체모
웃음	노래	울음
-정신(神)을 담음 -혈액을 조절(순환)	-기를 변환시키고 옮김 -혈액을 제어	- 기와 호흡을 조절 -기와 체액을 분배
기쁨	성찰	비탄, 경계,
각성, 자기-정체성, 조화, 사랑	집중, 인식, 동정	경계, 본능, 상호작용
섬세함, 균형 잡혀 있음, 기쁨	주의 깊고 사려 깊으며 지지적	소통을 잘하고 활력 있으며 긍정적
초조하고 불안하고 동요하며, 과민하고 낙담하고 자존감이 부족	모호하고 혼란스럽고 걱정하는, 과보호하며 의존적이고 스스로를 의심	우울하고 후회하고 비관적이고, 취약하고 반응이 없고 고립
사랑	공감	경건
자스민, 월계수, 라벤더, 멜리사, 로즈, 네롤리, 팔마로사, 로즈마리, 스파이크나드, 일랑일랑 (코리앤더 씨앗, 진저, 레몬, 파촐리, 티트리)	벤조인, 카다멈, 코리앤더 씨앗, 펜넬, 프랑킨센스, 레몬, 스위트 마조람, 미르, 패촐리, 페퍼민트, 샌달우드, 베티버 (제라늄, 그레이프푸룻)	사이프러스, 클라리세이지, 유칼립투스, 히숍, 파인, 티트리, 타임 (프랑킨센스, 주니퍼베리, 스위트 마조람, 미르, 야로우)

에센셜 오일과 점성학

식물과 행성의 상징적 관계

서양의 몇몇 학파들은 식물을 온기와 습기에 따라 에너지적으로 분류하였을 뿐 아니라 점성학의 별자리에 따라 분류하는 체계를 가지고 있었다. 점성학과 의학의 관계는 매우 오랜 전통을 가지고 있으며 '의학의 아버지'로 알려진 히포크라테스(Hippocrates, BC 460~377년)의 의학 철학의 일부를 형성하고 있다. 히포크라테스는 칼데아(Chaldea, 바빌로니아 남부 지방의 고대 왕국 ─역주)에서 발견된 의료 기록을 연구했는데, 그 기록에 따르면 질병과 질병의 치료는 행성의 주기와 밀접히 관련되어 있었다. 히포크라테스는 훌륭한 의사라면 중요한 진단 도구인 점성학에 대한 기본 지식을 갖고 있어야 한다고 생각했다.

스위스의 의사이자 점성학자인 파라켈수스(Paracelsus, 1490~1541)는 히포크라테스 의학을 연금술과 통합했다. 파라켈수스는 신체의 각 부위를 황도십이궁(zodiacal)의 별자리와 연결시키고 또 신체 기관들을 각각 행성들과 연결해 분류했다. 또한 약용 식물과 보석, 색깔을 행성의 '영향력'과 연관지어 정리했다. 그는 질병의 원인이 감정적, 정신적 요인에 있다고 믿었기 때문에 환자의 별자리 차트에서 질병의 원인과 치료 방법을 찾았다.

역사상 가장 유명한 약초학자는 아마 니콜라스 컬페퍼(Nicholas Culpeper, 1616~1654)일 것이다. 파라켈수스가 그랬던 것처럼, 컬페퍼도 약용 식물들을 특정 행성과 연결시킴으로써 의료계에서 점성학이 점점 권위를 잃어갈 때에 그 명맥을 이어가기 위해 노력했다.

점성학에서 **태양**은 전통적으로 바빌로니아의 **샤마시(Shamash, 태양의 신 ─역주)**, 이집트의 **라(Ra)**, 그리스의 **아폴로(Apollo)**를 비롯해 신화 속의 많은 신들과 관련이 있다. 빛과 생명의 원천인 **태양**은 자연적으로 뜨겁고 건조하며 몸/마음의 양 에너지를 상징한다. **태양**은 심장과 순환계, 흉선, 질병에 대한 전반적인 저항력과 관련이 있다. **태양**의 '지배'를 받는 아로마 식물로는 로즈마리, 월계수, 프랑킨센스 등이 있다. 그 식물들의 미묘한 작용은 주로 **자아(Self)**에, '에고'의 측면과 '더 상위'의 측면 모두에 영향을 준다.

달은 다산과 지혜의 여신들, 즉 그리스의 **아르테미스(Artemis)**, 로마의 **다이아나(Diana)**와 관련이 있다. 시원하고 촉촉하며 본질적으로 여성스러운 **달**은 몸/마음의 음 에너지를 반영한다. 달은 소화와 영양, 췌장과 유선을 '관장'한다. 관련된 식물로는 자스민과 코리엔더, 클라리 세이지 등이 있고, 이 오일들은 창조성과 직관을 향상시킨다.

수성은 고대 지식의 제왕인 전령의 신들을 상징한다. 여기에는 이집트의 **토트(Thoth)**, 그리스의 **헤르메스(Hermes)**, 로마의 **메르쿠리우스(Mercurius)**가 포함된다. **수성**은 신경계와 갑상선, 언어 능력 및 청력과 관련이 있다. 그것은 주로 움직임 및 안정성을 높여주는 펜넬 및 캐러웨이와 관련이 있다.

금성은 사랑과 아름다움의 행성이며, 그 상징은 그리스의 여신 **아프로디테**이다. **금성**은 피부와 부갑상선, 여성의 생식계와 관련이 있으며 장미와 제라늄, 레몬, 벤조인을 포함한 모든 사랑의 식물을 지배한다. **금성**이 차갑고 촉촉한 반면에 **화성**은 뜨겁고 건조하다. 화성을 상징하는 신은 이집트의 **호루스(Horus)**와 그리스의 **에리즈(Aries)**와 같은 전사의 신들이다. **화성**은 혈액과 근육, 부신, 남성의 생식계와 관련이 있으며, 진저, 주니퍼와 같이 기운을 돋우고 자극적이며 '정화'하는 오일과 연관된다.

목성은 그리스의 **제우스**처럼 제왕 같은 신들로 의인화된다. 따뜻하고 촉촉한 목성은 신체적인 성장과 간, 뇌하수체 전엽에 나타난다. 그것은 히솝, 오렌지와 같은 팽창과 긍정의 감각을 촉진하는 아로마 식물들을 지배하는 경향이 있다.

이들 중 마지막 행성은 시간의 신인 그리스의 **크로노스(Kronos)**로 상징되는 차갑고 건조한 토성이다. 토성은 뼈와 뇌하수체 후엽, 노화 과정을 지배한다. 안정과 인내를 나타내는 토성의 오일은 시더우드이다.

점성학의 행성들

점성학에서의 각각의 행성들은 심리적 원형을 상징하며, 의료 점성학에 따르면 특정 신체 시스템을 나타낸다. 아래 그림은 시계 방향으로 전통적인 행성들인 태양, 달, 수성, 금성, 화성, 목성, 토성을 나타내는 상형문자다.

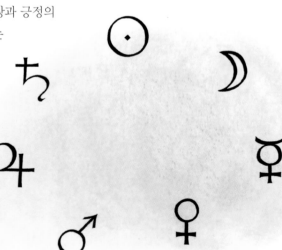

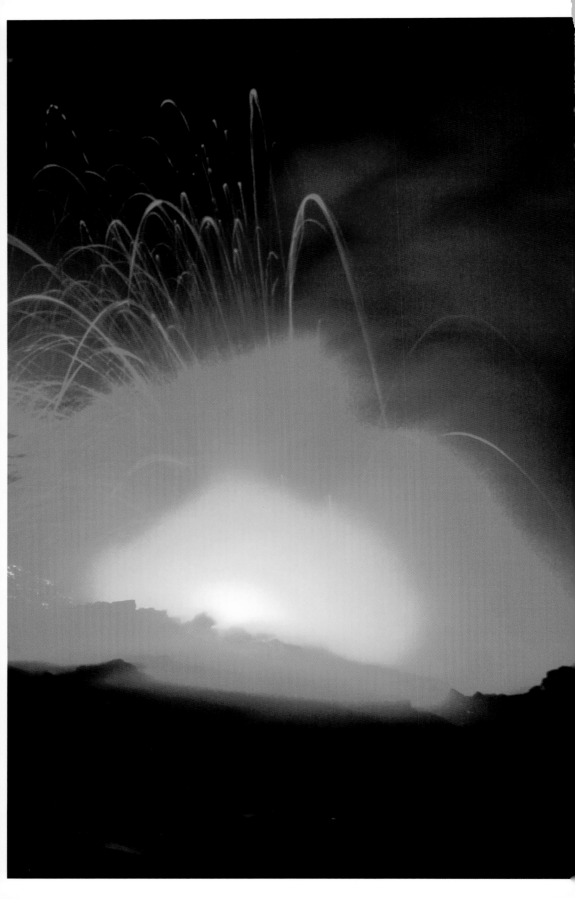

제 2 부

향 물질

분출하는 화산, 용암의 장엄한 빛

"불은 흙을 만든다"

아로마테라피의 잠재적 능력을 최대한 활용하기 위해서는 에센셜 오일을 친구처럼 이해하려고 노력해야 한다. 각 에센셜 오일의 고유한 치료적 '특징'은 그 식물의 생명력을 나타낸다. 연금술사이자 의사인 파라켈수스(Paracelsus)는 "아르케우스(archeus, 생명의 주요 원리)"라고 표현하였으며, 동양 의학에서는 기로 알려져 있다.

식물학적 구조와 서식지, 화학구조, 향기, 역사와 전통, 그리고 속성과 효능 같은 세부 사항을 이해함으로써 신비롭고 영적인 에센셜 오일의 에너지를 이해할 수 있다. 오일의 페르소나를 주의 깊게 관찰해야만 에센셜 오일의 특성을 인식하고 깊이 이해할 수 있을 것이다.

예를 들어 동양 의학적 관점을 통해 향기를 이용한 치료적 특성에 대해 몇 가지 중요한 점을 발견할 수 있다. 달콤한 향기는 편안하게 원기를 북돋우고 조화롭게 해준다. 비장을 회복시키고 심장을 진정시키는 달콤한 향은 벤조인 같은 수지성 오일과 일랑일랑 같은 꽃 계열의 오일에서 잘 나타난다. 반대로 톡 쏘는 듯한 자극적인 향은 예리하게 파고들며 흩어지게 한다. 이런 향은 유칼립투스와 파인처럼 폐의 기를 원활하게 하고, 담을 없애는 역할을 하는 에센셜 오일에 많이 들어 있다. 매운 향은 따뜻하게 원기를 북돋아주지만 속성은 비슷하다. 진저 오일에서 강하게 나타나고 코리앤더를 포함한 다른 에센셜 오일들에서도 은은하게 나는 매운 향은 혈액순환을 촉진시키고 정신을 고양시킨다.

레몬과 자몽 같이 신맛이 나는 시트러스 계열의 오일들은 신체의 열을 내리고, 정화하며 수렴 작용을 한다. 반면에 쓴 맛과 향은 기를 자극하여 기의 흐름을 원활히 하는 데 도움을 준다. 주니퍼, 저먼 캐모마일 같은 쓴 향의 오일들은 간, 신장, 심장에 도움을 준다. 그 외 흙 향, 나무 향, 꽃 향과 같은 오일의 에너지적 영향은 본문에서 자세히 다룰 예정이다.

벤조인

진정 & 안정 & 양육

'벤조인'이라는 이름은 '자바의 향'을 의미하는 아랍어 루반자위 (Luban-jawi)에서 유래하였다. 벤조인 오일은 높이가 20 m까지 자라는 큰 열대나무로부터 추출된다. 털이 많은 연녹색의 타원형 잎, 납작하고 딱딱한 껍질을 가진 열매, 여러 겹의 노란색 또는 흰색의 꽃잎을 아래로 떨구고 있는 나무이다. 동남 아시아 전역, 특히 태국과 인도네시아에서 많이 자라는 벤조인 나무는 심은 지 7년이 지나면 수지를 채취할 수 있다.

나무 줄기에 상처를 내면 수액이 흘러나오는데, 수액이 공기와 만나 굳어지게 된다. 여기서 얻어진 적갈색의 검(gum)을 알코올과 같은 용매에 처리하면 좀 더 가벼운 수지합성물이 나오는데, 이 수지합성물은 엄밀한 의미에서 에센셜 오일은 아니다. 때로는 정제되지 않은 반응고 상태의 벤조인을 그대로 구입하여 필요할 때 뜨거운 물에 녹여 사용하기도 한다.

벤조인은 극동 지역에서 수 세기 동안 향료와 의약품으로 사용되어 왔고, 중국 의사들은 차고 습해서 생기는 호흡기와 비뇨기 문제에 사용하였다. 수지의 분말은 고대 그리스와 로마에서 포푸리(말린 꽃과 나뭇잎을 섞은 방향제의 일종)의 향 고착제로 사용되기도 했다. 중세 유럽에서는 '검 벤자민(Gum Benjamin)'이라 불렸는데, 수도자들이 주로 사용한 진통제로 아프고 갈라진 피부에 바르거나 호흡기 질환이 있을 때 발향하고 흡입하였다. 실제로 프랑스에서는 만성 기침과 기관지염을 치료하기 위해 벤조인의 수지를 태워 흡입하는 등 폐질환을 위한 진통제로 알려지기도 했다.

벤조인의 달콤하고 따뜻한 수지 계열의 베이스 노트 향은 흙 요소와 강하게 연결되어 있다. 실제로 벤조인은 비장의 부족한 양기를 채워주는 에센셜 오일 중 하나로 무기력, 수족냉증, 식욕부진, 복부팽만 등의 증상에 도움이 된다. 이런 증상에 카다멈, 진저, 시더우드 등과 블렌딩하여 적용할 수 있다. 벤조인 오일

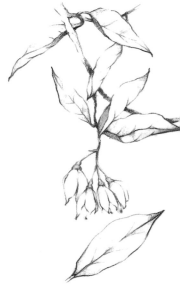

벤조인

Styrax benzoin
과: 때죽나무과(*Styraceae*)
추출 부위: 수지
향: 수지 향, 발삼 향, 달콤하고 풍부한 바닐라 향
에너지: 따뜻함 & 건조함
주 요소: 흙
특성: 항카타르, 항감염, 수렴, 진정, 위장 내 가스 배출, 부드러운 이뇨작용, 거담, 상처 치유
안전정보: 무독성, 무자극

의 항감염 성분은 차갑고 습해서 생기는 비뇨기 문제에 유용하며 경련성 통증과 탁한 소변이 특징인 방광염과 요도염이 이에 해당한다.

거담 효과가 있는 벤조인 오일은 맑고 하얀 점액질의 카타르성 기관지염과 천식을 진정시키는 효과가 있다. 벤조인의 진통 효능은 고통스러운 기침과 인후통을 완화하는 데 유용하며, 특히 목이 쉬거나 목소리가 안 나올 정도로 아픈 목에 효과적이다. 후두염에는 크림 베이스에 유칼립투스, 티트리, 클라리 세이지 등을 블렌딩하여 목에 바르면 도움이 된다.

벤조인의 진통과 상처 치유 효능은 갈라진 피부, 동상, 베인 상처 등에 효과적이며 벤조인을 넣어 만든 연고는 춥고 습한 날씨로부터 손을 보호하는 데 탁월한 효과가 있다.

심리적인 면에서 벤조인은 마음을 진정시키는 에센셜 오일이다. 더 구체적으로 말하면 오장 중에서 흙과 연관되는 장기이며, 의식을 담고 있는 비장에 양기가 부족하면 생각과 걱정이 많아지는데, 이 때 벤조인이 도움이 된다. 벤조인은 풍부하고 달콤한 향으로 날카로워진 마음을 부드럽게 하고 혼란스러운 생각들로 무뎌진 자각을 다시 깨워준다. 벤조인은 피로로 인한 걱정과 신경불안에 특히 효과적이다.

벤조인 오일은 신체 컨디션과 감정 기복이 심하여 안정감과 확고함이 필요할 때마다 도움이 될 수 있다. 벤조인은 기도할 때 마음을 평안하게 하고 집중하는데 도움이 되므로 영적 수행을 하는 사람들에게 추천된다. 이런 이유로 벤조인은 불교와 힌두교의 사원에서 중요한 향으로 사용되었다.

고요와 집중, 편안하도록 돕는 벤조인의 효능은 흙 요소가 부족하여 심리적으로 약하고 무시당한다고 느끼는 사람들에게 도움이 된다. 점성학적으로 사랑의 행성인 금성과 관련된 벤조인은 따뜻함과 달콤함으로 관계를 건강하고 풍요롭게 해준다.

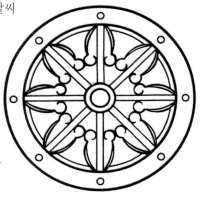

진실의 수레바퀴

"우주에 존재하는 불멸의 수레바퀴"라고도 알려진 불교의 진실의 수레바퀴(Dhamachakra)는 인생의 부침에서 의식을 안정시키고 진실한 영혼(spirit)이 되도록 해주는 벤조인의 능력을 의미한다.

베르가못

해방 & 이완 & 고양

레몬, 오렌지, 자몽처럼 베르가못 오일도 껍질을 냉압착하여 추출한다. 녹색의 덜 익은 작은 베르가못 열매를 채취한 후 압착하여 오일을 얻는 베르가못은 비터 오렌지 나무의 변종에서 얻는 과일이다. 베르가못 나무는 5 m까지 자라고 짙은 녹색의 타원형 잎과, 별 모양의 향기로운 꽃을 피운다. 아시아의 적도 지방이 원산지인 베르가못 나무는 이탈리아 남부, 시실리, 코트 디부아르 등에서 자란다.

베르가못 나무는 크리스토퍼 콜롬버스(Christopher Columbus)가 카나리섬에서 스페인으로 옮겼다고 전해진다. 이후 이 나무는 이탈리아 남부의 칼라브리아에 소개되었다. '베르가못'이란 이름이 무엇을 의미하는지 아직 정확히 알려지지 않았다. 오일이 처음 생산된 이탈리아 롬바르디 지방의 도시 이름 베르가모를 따서 지은 것일 수도 있고, 혹은 모양이 베르가못 배를 닮아서 지은 것일 수도 있다. 베르가못 오일은 이탈리아 민간요법에서 매우 중요한 치료제로 쓰였고 16세기부터는 유럽의 여러 허브 관련 서적에 살균제와 해열제로 기록되기 시작했다. 특히 나폴레옹 시대에 향수로 인기를 얻게 되고, 향수의 일종인 오 데 코롱의 핵심 성분으로 사용되었다. 최근에는 햇빛에 노출되었을 때 피부를 자극하는 푸로쿠마린(furocoumarin) 성분을 뺀 베르가못 오일도 생산된다. 이 화학 성분은 자외선에 노출되었을 때 피부 세포의 핵에 침투하여 해로운 반응을 일으킬 수 있기 때문에 '광독성'으로 분류된다.

다른 시트러스계 오일들처럼 베르가못은 본질적으로 열을 식히고, 상쾌함을 주며, 항우울 효과를 지닌다. 베르가못은 부드럽게 이완시키면서도 기분을 고양시키는데, 이 효과는 신선한 과일 향, 꽃 향과 더불어 기의 흐름을 원활하게 하는 것에서 기인한다. 베르가못 오일의 에너지적 특성은 간의 기를 조화롭게 하여 몸과 마음의(mind) 생명 에너지를 원활히 흐르게 한다.

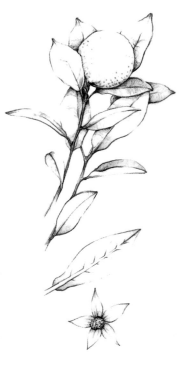

베르가못

Citrus aurantium ssp. bergamia
과: *운향과(Rutaceae)*
추출 부위: *껍질*
향: *달콤한 과일 향, 신선한 시트러스 향, 풀 향, 약간의 꽃 향*
에너지: *차가움 & 건조함*
주요 요소: *나무*
특성: *항균, 항우울, 항감염, 진경, 진정, 위장 내 가스 배출, 소화 자극, 건위*
안전 정보: *광감성이 있으며 희석된 오일을 피부에 적용한 지 12시간 내에는 햇빛에 직접 노출되거나 선탠 기계의 빛에 노출되는 것을 피할 것*

기의 원활한 흐름이 방해받게 되면 소화에 영향을 주어 복부 팽만감, 소화불량, 복통 등의 신경성 긴장 증상이 나타나게 된다. 베르가못을 코리앤더, 캐모마일, 펜넬 등과 블렌딩해서 사용하면 정체된 기를 풀어주고 순환시켜 위와 장의 문제를 해결하는 데 도움이 된다. 베르가못 오일은 특히 감정적 스트레스로 인한 신경성 소화불량과 식욕부진에 효과를 나타낸다.

베르가못 오일은 요로와 생식기의 감염, 피부 문제 등에 효과적이고, 특히 신경계를 조절하는 능력이 탁월하다. 베르가못 오일의 깊게 안정시키고 부드럽게 고양시키는 능력은 진정 작용, 신경성 우울감, 걱정을 완화하는 효능도 갖게 된다. 이탈리아의 학자 파올로 로베스티(Paolo Rovesti)는 베르가못 오일이 정신과적 문제를 가지고 있는 환자들에게 중요한 심리적 효능을 갖고 있음을 언급하며 그 효과에 대해 자세히 기록했다.

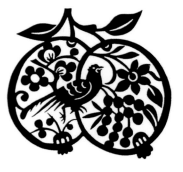

까치

열매 안에 그려진 까치를 의미하는 중국의 표현은 문자 그대로 '기쁨의 새'를 의미한다. 까치의 지저귀는 소리가 마음을 가볍게 하고 행운을 가져온다고 믿는다. 이는 베르가못 오일에 의해 걱정 없이 자유롭게 표현되는 행복을 연상시킨다.

베르가못 오일의 심리적 작용은 정체된 기를 원활하게 하는 능력과 관계가 깊다. 기의 정체 상태는 긴장, 폭발적인 분노, 좌절 등으로 나타나고, 겉으로 표출되지 못하고 안으로 쌓이게 되면 결국 우울증으로 연결되는 경우가 많다. 그러므로 기의 정체에 의한 우울증은 스트레스나 억압된 감정이 쌓여 일어난다. 이것과 관계된 가장 흔한 감정은 표출되지 못한 분노인데, 분노는 오행 중 나무에 해당하는 핵심 감정이다. 화와 좌절감이 내적으로 투사되면 혼(Ethereal Soul)을 억압하여 기의 흐름을 막아 정신과 영혼을 약화시킨다. 라벤더와 유사하게 베르가못 오일은 우울감과 불면, 근심, 갑작스러운 기분 변화 등의 억눌린 감정을 해방시키는 데 도움을 준다. 또한 비생산적이거나 중독적인 행동에서 신경에너지를 전환시켜 자율성과 낙관성을 되찾도록 도와준다. 베르가못 오일은 이완시키면서도 포기할 것은 포기하도록 돕는다.

캐러웨이

확고한 결심 & 자신감 있는 약속

캐러웨이는 30~60 cm까지 자라고, 털이 나 있는 뾰족한 잎사귀와 작은 흰색 꽃잎들을 가진 산형과의 2년생 허브이다. 가을에 열리는 열매 속에 에센셜 오일을 담고 있는 움푹 패인 사각형의 씨앗에서 에센셜 오일을 추출한다. 캐러웨이는 산형과 식물로 코리앤더, 펜넬, 쿠민 등과 같이 씨앗에서 에센셜 오일을 추출할 수 있는 식물에 속한다.

캐러웨이는 유럽, 시베리아, 북미 대륙이 원산지이며, 지금은 네덜란드와 동유럽에서 상업적으로 재배되고 있다. 주로 요리용으로 재배되는데, 씨앗은 독특한 향으로 인해 유럽 중부에서 계절 빵, 케익, 치즈, 야채 요리에 사용되고 있다. 캐러웨이란 이름은 씨앗을 뜻하는 아랍어 'ad-karwiya'에서 유래했다.

스위스 호숫가에 살던 신석기인들의 유적지에서도 캐러웨이 씨앗 화석이 발견되는 것으로 보아 캐러웨이는 8,000년 넘게 인류에 의해 사용되었을 것으로 추정된다. 고대 이집트에서는 캐러웨이를 제례용 향과 음식 재료로 사용했고 로마에서는 식후에 소화를 돕기 위한 후식용 사탕을 만들 때 캐러웨이 씨를 넣었다. 그리스의 의사 갈렌(Galen)은 그의 저서 『단순한 치료법(On Simple Remedies)』에서 맵고 따뜻하고 자극을 주는 오일의 속성을 고려했을 때, 캐러웨이 씨앗을 '세 번째 등급의 뜨겁고 건조한 식물'로 분류하였다. 니콜라스 컬페퍼(Nicholas Culpeper)는 이 식물을 점성학적으로 수성과 연결지었다. 행동과 사고의 행성인 수성은 생명 에너지를 순환시키고 정신을 고양시키며 소화를 자극하는 캐러웨이의 특징을 잘 반영하고 있다.

동양 의학 관점에서 캐러웨이 오일은 위와 장의 기혈순환을 촉진하고 경련을 없애며 연동 운동을 촉진시키는 것으로 알려져 있다. 복부 팽만, 소화불량, 울렁거림, 트림, 헛배부름 등에 효과를 나타낸다. 이런 증상이 있는 경우 펜넬, 오렌지, 마조람 등과 블렌딩하여 사용할 수 있다.

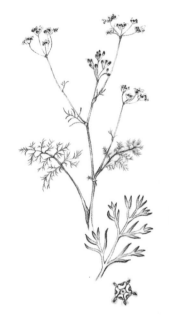

캐러웨이
Carum carvi
과: 산형과(*Umbelliferae, Apiaceae*)
추출 부위: 씨앗
향: 강하고 매운 향, 쓸쓸하고 달콤하면서 따뜻한 향, 아니스 열매의 잔향
에너지: 뜨거움 & 건조함
주 요소: 흙(& 물)
특성: 항균, 항카타르, 항감염, 진경, 식욕증진, 가스 배출, 소화 자극, 이뇨(약간), 통경, 거담, 전반적인 강장, 구충제
안전 정보: 무독성, 점막에 약간의 자극

또한 달콤함과 뜨거움으로 활력을 주는 캐러웨이 오일은 비장의 양기를 강하게 한다. 이는 비장의 기능을 도와 에너지가 변화되도록 하여 습(축축한 기운)과 담(점액질)이 생기고 쌓이는 것을 방지한다. 캐러웨이 오일도 주니퍼와 펜넬처럼 쉽게 살이 찌고 피곤하며 몸이 차가운 사람에게 잘 맞는다.

전통적으로 캐러웨이는 신성함을 상징하는 허브이다. 이는 캐러웨이가 직관적으로 무언가를 신성하게 만들 수 있는 힘을 지녔다는 것을 의미한다. 어떤 것이 신성하다고 선언할 때 우리는 그것이 갖고 있는 유한함을 영원함으로 바꾸어 버린다. 신성함을 천명함으로써 우리는 의미 없는 것에 의미를 부여한다. 이런 이유로 캐러웨이 씨앗은 서로에 대한 믿음을 영원히 지속하라는 의미에서 결혼을 축하하는 예식용 케익에도 쓰였고, 중세시대 사랑의 묘약으로도 사용되었다. 이와 유사한 의미로 캐러웨이 씨앗은 물건을 지켜주는 보호 능력을 가진 것으로 여겨지기도 했다. 심리학적으로 캐러웨이 오일은, 정서적으로 불안정한 환경에서 성장한 사람에게 특히 잘 맞는 오일이다. 편안한 상태의 안정감을 원했지만 그 안정감이 거부당한 후 어린시절의 심리적 좌절이 무의식에 남게 되고, 그 후 관계 형성이 필요한 상황을 마주하게 되면 잠재되었던 무의식이 수면 위로 올라온다. 이런 심리적 좌절감을 안고 있는 사람은 관계에서 회피를 하곤 한다. 그들은 안정적인 관계 형성을 두려워하고 그것이 현실화될 수 있을지 계속해서 의심한다.

흙 요소를 강화시키는 캐러웨이는 흔들림 없이 온전히 중심을 지킬 수 있게 해준다. 캐러웨이는 흐트러진 마음을 한 곳으로 집중해 확신을 갖도록 도와준다. 그러므로 캐러웨이는 쉽고 빠른 해결책을 찾기 위해 현실과 타협하고자, 본래 세웠던 굳은 결의와 결심이 흔들릴 때 필요한 오일이다.

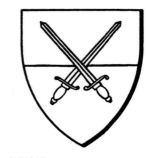

기사의 칼

밀교에서는 캐러웨이 씨앗이 기사의 칼을 신성하게 하는 데 사용되었으며, 칼 자체가 본연의 기능을 넘어 강직함과 진실, 의식적인 수행을 상징한다.

카다멈

식욕 & 안정감 & 만족감

카다멈은 갈대처럼 생긴 다년생 허브로 3 m까지 자라고, 가장자리가 보라색인 작은 노란색 꽃을 피운다. 옅은 노란색 열매는 붉은색을 띤 갈색의 타원 모양 씨앗을 담고 있으며 에센셜 오일은 열매에서 추출된다. 카다멈은 스리랑카와 남인도가 원산지인데, 해발 고도 750 m~1,500 m 높이의 울창한 숲에서 많이 자라고 있다. 카다멈은 3,000년이 넘는 세월동안 중국 의학과 인도의 전통 의학인 아유르베다에서 광범위하게 사용되었다. 기원전 4세기 경부터 그리스에 전해진 카다멈을 서양 의학의 아버지 히포크라테스를 비롯한 많은 의사들이 사용하였다. 17세기 영국의 약초학자인 윌리암 콜(William Cole)은 카다멈을 '열매 중 으뜸'이라고 칭하며 '머리와 위에서 찬 기운을 제거한다'라는 기록을 남겼다.

카다멈이란, 이름은 뜨겁고 날카로운 것을 뜻하는 산스크리트어에서 기원한 '에브마마(ebmama)'라는 아랍어에서 파생되었다고 전해진다. 카다멈 씨앗은 오늘날까지 인도, 유럽, 중동에서 '천국의 곡물'이라 불리며 요리에 주재료로 쓰이고 있다.

전통적으로 카다멈 씨앗은 체액의 정체, 기침, 여러 가지 신경성 장애 등에 광범위하게 사용되었다. 동양에서는 최음제로도 널리 사용되었다. 카다멈 오일의 치료적 특성은 캐러웨이, 펜넬과 유사하다. 전반적으로 몸의 생명 에너지를 강장시키지만 주로 소화기 문제, 특히 위와 장에 기가 정체되었을 때 생기는 문제에 많이 쓰인다. 소화기관의 정체된 기가 원활히 흐르도록 자극함으로써 위장 내의 가스 배출을 돕고 통증을 완화한다. 소화불량, 복부 팽만, 복통, 딸꾹질과 헛배부름에 효과가 있다. 인도에서는 구취 제거를 위해 카다멈 씨를 입 속에 넣어 씹기도 했다.

몸을 강화시키는 카다멈의 효능은 비장의 기를 북돋우는 능력에서 나온다. 비장은 섭취된 음식과 물을 기와 혈액으로 바꾸는 것을 관장한다. 비장의 기가 약한 사람에게 나타나는 무기력, 식욕 부진, 설사 등에 카다멈 오일이 도움이 된다.

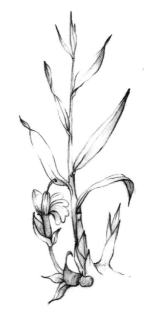

카다멈
Elettaria cardamomum
과: 생강과(Zingiberaceae)
추출 부위: 씨앗
향: 따뜻함, 매운 향, 달콤한 향, 발삼향, 약한 캠퍼 향
에너지: 따뜻하고 건조함
주 요소: 흙
특성: 항카타르, 항감염, 진경, 식욕촉진, 안정, 가스 배출, 소화 자극, 거담, 신경 강장, 성욕 촉진, 타액분비 촉진, 건위, 전반적인 강장
안전 정보: 무독성, 무자극

카다멈의 따뜻하고 달콤한 향이 비장과 위장을 강화하고, 톡 쏘는 향은 폐의 기를 활성화시킨다. 특히 소화력이 약해져서 기침과 함께 쌕쌕거리는 소리를 내며 기관지에 점액(담)이 쌓인 경우 도움이 된다. 이런 증상에 카다멈 오일은 거담제와 항 카타르 작용을 한다. 카다멈 오일은 두뇌 강장 오일로 뇌와 신경계에 도움이 된다. 또한 의식을 담고 있는 비장을 강화하고 기의 흐름을 원활하게 한다. 클라리 세이지, 마조람 오일처럼 카다멈 오일도 흐트러진 마음을 집중할 수 있도록 돕고, 걱정하거나 긴장되어 있을 때는 이완하도록 돕는다. 흙 요소와 관련된 다른 오일처럼 카다멈 오일은 균형과 안정을 주는 역할을 한다. 이런 면에서 카다멈 오일은 집중력 저하, 근심, 걱정, 특히 신경성 탈진 등 흙 요소와 관련된 문제에 사용된다. 과도한 걱정과 책임감에 짓눌릴 때 카다멈 오일은 여유를 갖게 하고 결심을 더욱 확고하게 해준다. 한마디로 카다멈 오일은 식욕촉진과 최음 작용으로 '삶에 대한 의욕'을 되찾도록 도와준다.

기회를 빼앗겼다고 느낄 때, 그리고 실패할까봐 두려워 할 때 카다멈 오일은 삶의 진정한 풍요로움을 상기시키며 만족감을 회복하도록 돕는다.

안정감과 식욕의 상징인 황소자리와 관련된 카다멈은 중심 잡힌 현실주의를 강화하여 세상을 있는 그대로 받아들이도록 돕는다. 동시에 희망을 되찾아 더 나은 삶을 향해 나아가게 한다.

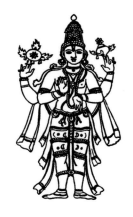

비시누(VISHNU), 보호의 신

보호의 신으로 알려진 힌두의 신. 비시누는 우리를 도와 체력을 길러주는 카다멈 오일의 특성을 나타낸다. 비시누의 여덟 번째 환생은 크리슈나인데, 우유를 만드는 라다(크리슈나의 부인)에 대한 크리슈나의 사랑은 일상의 신성함을 나타낸다.

시더우드

힘 & 인내 & 확신

시더우드 오일은 상록 침엽수인 적갈색의 아틀라스 시더우드에서 채취되는데, 40~50 m 높이까지 크고 넓게 자란다. 줄기나 가지 주위에 자라는 여러 겹의 뾰족한 나뭇잎은 회녹색을 띤다.

아틀라스 시더(Cedurs atlantica)는 알제리와 모로코의 아틀라스 산맥이 원산지이고 성서에 기록된 레바논의 시더(Cedurs libani)와는 아주 밀접한 관련이 있다. 하지만 북미의 레드 시더(Juniperus virginiana)와는 구분되어야 하는데, 레드 시더는 전혀 다른 종에 속해 있으며 다른 에센셜 오일을 만들어낸다.

오랜 기간동안 중동에서 성전, 배, 궁전 등을 건축하는 데 사용되었던 나무는 레바논 시더우드라는 품종이다. 레바논 시더우드는 아주 인기 있는 건축 재료로 사용되었는데, 에센셜 오일 함량이 높아 방충과 항균작용이 뛰어나고 샌달우드처럼 잘 썩지 않기 때문이었다. 이런 이유로 고대 이집트에서는 무덤을 만들 때 시더우드를 사용했고, 미이라를 만들 때는 시더우드 에센셜 오일을 사용했다. 또한 이들 오일은 제례용 향, 화장품, 향수로도 가치가 높았다.

솔로몬의 솔로몬 서사시에 따르면, 성서에 여러 번 등장하는 시더우드는 솔로몬의 궁전을 짓는 데에도 사용되었다고 한다. 그래서 시더우드는 풍요로움, 다산, 영적인 힘을 상징했고, Cedurs란 이름은 힘을 뜻하는 아랍어 kedron에서 유래하였다.

실제로 시더우드 에센셜 오일은 몸의 기를 강장하여 몸을 건강하게 하고 힘을 강화시킨다. 신장과 비장 모두를 강장하기 때문에 무기력, 신경쇠약, 요통, 집중력 저하 등에 쓰였다. 동시에 시더우드는 림프순환을 촉진하고 축적된 지방을 없애주는 울혈 제거 에센셜 오일이기도 하다. 부드러운 이뇨 작용이 있어 지나친 체중 증가, 셀룰라이트, 부종 등에 사용할 수 있다. 차가운 담을 풀어주는 수렴 작용도 있기에 잦은 설사와 복부 팽만감에도 사용된다.

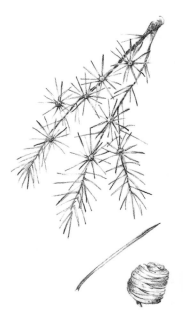

시더우드
Cedurs atlantica
과: 소나무과(Pinaceae)
향: 나무 향, 달콤한 향, 발삼 향, 약한 캠퍼 향
에너지: 따뜻함 & 건조함
주 요소: 물
특성: 항균, 항카타르, 항감염, 항지루성, 동맥 재생(arterial regenerator), 수렴, 진정, 울혈 제거, 부드러운 이뇨작용, 거담, 지방분해, 림프의 울혈 제거, 전반적인 강장
안전 정보: 무독성, 무자극

시더우드의 울혈 제거 효능은 성기와 생식기, 호흡기의 감염에도 도움을 주고 차가운 담이 생긴 곳 어디에나 효능을 발휘한다.

쥐어짜는 듯한 통증의 방광염과 요로 감염에는 유칼립투스, 타임, 라벤더 등과 섞어 연고로 만든 후 하복부에 바르면 도움이 된다.

시더우드는 피부와 모발관리에도 유용하며 지성 피부, 여드름, 비듬, 지루성 두피 등을 개선하는 데에 사용된다.

신장의 기를 강화하는 시더우드의 효능은 의지를 강화하는 것과 연관된다. 진저는 행동으로 실행하게 하는 의지를 강화하는 반면, 시더우드는 계속되는 외부의 힘에 굴하지 않고 우리의 신념을 지켜 나갈 의지를 강하게 한다.

그러므로 시더우드는 위기가 닥쳤을 때 우리에게 굴하지 않을 강한 힘과 의지를 준다. 동요하지 않은 확고한 의지로 자신의 신념과 도덕적 가치가 흔들릴 수 있는 갑작스러운 사건이나 심리적 동요에 버틸 수 있게 한다. 소외되어 있고 불안정하다 느낄 때, 외국이나 낯선 환경에서 문화적 충격으로 힘들어질 때 안정을 준다.

자세히 살펴보면, 시더우드는 캐러웨이와 비슷한 방식으로 영적 신뢰를 회복하게 한다. 캐러웨이가 '마법의 검'으로 상징되는 확고한 결심의 의지를 나타내는 것이라면, 시더우드는 '신성한 마법 지팡이'를 상징하는, 변화시킬 수 있는 힘의 의지를 강하게 한다. 시더우드의 건강하고 깊은 나무향과 발삼향은 위협적인 상황에 굴복하지 않고 지혜의 힘을 키워 경험의 장을 바꿀 수 있는 힘을 준다.

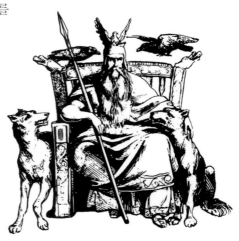

오딘(Wotan), 밤의 분노

고대 노르만인들은 시더우드를 향이나 지팡이로 사용해 오딘의 영혼을 깨우려 했다. 폭풍, 마술, 추수의 외눈박이 신으로 알려진 오딘은 어려운 환경을 헤치고 풍요를 만들어내려는 우리의 본능을 일깨워준다.

캐모마일

차분한 절제 & 편안한 수용

캐모마일이란, 잔털이 나 있는 작은 잎사귀와 데이지 꽃과 비슷한 꽃을 갖고 있는 여러 종의 식물을 통틀어 부르는 이름이다. 에센셜 오일을 얻기 위해 가장 많이 사용되는 것은 로만 캐모마일(노블 캐모마일이라고도 함, Chamaemleum nobile 또는 Athemiss nobile)과 저먼 캐모마일(와일드 캐모마일이라고도 함, Chamomilla Tecutita 또는 Matricaria chamomilla)이다. 두 오일의 치료적, 심리적 효과는 똑같지는 않지만 많은 부분에서 유사하다.

로만 캐모마일은 유럽에서 수 세기 동안 치료제로서 훈증을 하여 소독약과 살충제로 사용되었고 장식용 꽃으로도 사용되어 왔다. 고대 이집트의 중요한 식물이었던 로만 캐모마일은 태양의 신인 라(Ra)에게 봉헌되었고, 기원전 4세기 그리스에서는 히포크라테스에 의해 해열제로 사용되었다. 영국의 튜터 왕조 시대에는 집의 마루에 캐모마일을 으깨어 뿌린 후 캐모마일 향이 은은하게 스며들도록 하는 데 쓰이기도 했다.

캐모마일이란 이름은 사과향과 비슷한 로만 캐모마일의 향기 때문에 '땅사과'를 뜻하는 kamai와 melon에서 파생되었다. 캐모마일을 뜻하는 스페인어 만자니아(manzanilla) 또한 '작은 사과'를 의미한다. 이와는 다르게 매트리카리아(Matricaria)는 자궁을 뜻하는 라틴어 matrix에서 파생되었는데, 이는 저먼 캐모마일이 고대에 생리 증후군을 치료하는 데 사용되었기 때문이다. 동양 의학적 관점에서 보면 로만 캐모마일과 저먼 캐모마일 모두 두 가지 주요한 효능을 지닌다.

첫째는 기의 흐름을 원활하게 하는 것이다. 생명 에너지의 흐름을 조절하는 캐모마일의 효능은 신경을 이완시키고 경련을 줄이며 통증을 완화시킨다. 이런 효능으로 만성적인 긴장, 불면, 신경성 소화불량, 메스꺼움, 변비, 과민성 대장 증후군, 두통과 천식에 유용하다.

사이프러스와 클라리 세이지를 블렌딩하면 생리 전 증후군과 생리통을 경감시킨다. 두 캐모마일 중 로만 캐모마일이 진경, 진통, 가스 배출 효과가 더 뛰어나다.

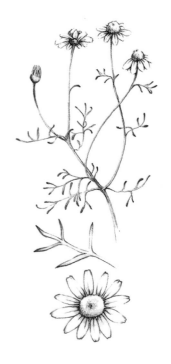

캐모마일

Chamaemeleum nobile & Chamomilla recutita

과: 국화과(Compositae, Asteraceae)
추출 부위: 꽃 부위
향: 로만 캐모마일은 달콤하고 따뜻한 느낌의 향, 허브 향, 약간의 과일 향이 나고 저먼 캐모마일은 달콤한 풀 향, 좀더 쓴 향
에너지: 차가움, 중간 습도
주 요소: 나무
특성: 진통, 항알러지, 항염, 항신경통, 진정, 가스 배출, 소화 촉진, 건위, 시신경 보호
안전 정보: 무독성, 무자극

캐모마일 오일의 주요 효능은 널리 알려진 진정 효과와 함께 열을 제거해 염증을 완화하는 것이다. 이 특성은 특히 저먼 캐모마일에서 많이 나타나는데, 위염, 신경염, 방광염, 류머티즘 관절염, 중이염 등을 완화하는 데 효과적이다. 피부에 가장 좋은 오일 중 하나인 저먼 캐모마일은 라벤더, 제라늄과 블렌딩하여 피부염, 습진, 가려움증 등에 사용할 수 있다. 캐모마일의 심리적 효능을 이해하는 열쇠는 바로 위장 부위에 자리잡고 있는 주요 신경 센터인 태양신경총에 캐모마일이 미치는 에너지적 영향을 이해하는 것이다. 본능과 욕구의 내장 부위와 감정의 심장 부위 중간에 위치한 태양신경총은 우리의 심리적인 욕구와 욕망의 핵심이 된다. 태양신경총은 통제하려는 마음과 성취하려는 마음, 즉 절제와 욕망의 중심이고, 우리의 인식과 자존감의 중심이기도 하다. 나무 요소와 관련된 태양신경총은 자아와 소통하는 채널을 열어 자아의 알아차림을 통해 자아를 실현하도록 한다.

캐모마일 오일은 대부분의 신경성 스트레스를 완화하는 데 도움이 되지만, 태양신경총에 쌓이는 긴장과 관계된 문제들을 해결하는 데 가장 큰 효과를 발휘한다. 태양신경총의 상태에 따라 우리의 감정적 욕구와 필요가 강화되고, 그것들이 좌절되었을 때 초조하고 화가 난다. 이런 경우, 성공하기 위해 자신을 과하게 통제하며 더욱 열심히 노력하는 것으로 반응하게 되는데 결국은 통제 불능 상태까지 이를 수 있다. 그런 다음 자신을 유치하고 약하다고 비난하거나, 상황과 기분에 따라 타인을 비난하기도 한다. 캐모마일은 과도한 자아의 욕망과 좌절, 분노, 또 여기에 수반되는 우울감에서 비롯되는 긴장을 완화시켜 준다. 캐모마일이 갖고 있는 따뜻한 느낌의 사과향은 만족감을 일깨우고, 쌉쌀한 향은 현실감을 일깨우며 우리를 진정시킨다. 캐모마일은 고집스러운 기대를 버리게 도와주어 편안하게 우리 자신의 한계를 인식하게 하고, 다른 사람들이 줄 수 있는 도움과 지지를 좀 더 편안한 마음으로 받아들이게 한다. 좀 더 밝은 성격이 드러날 수 있게 도와주는 것이다.

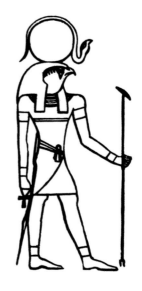

라, 이집트의 태양신

캐모마일은 이집트의 태양신 라와 같이 태양처럼 신성한 존재를 일깨우는 데 사용되었다. 고대 이집트 의학에서 중요한 치료제로 쓰였던 캐모마일은 자아의 일체감을 회복하게 하는 힘을 가지고 있으며 라의 전지전능함을 상징한다.

클라리 세이지

원기 회복 & 명석함 & 영감

클라리 세이지는 30~120 cm까지 자라는 2~3년생 허브로, 잔털이 많은 하트 모양의 잎과 옅은 파란색, 라벤더빛 분홍색, 흰색의 꽃을 피운다. 남유럽이 원산지이며, 단단하고 사철 푸른 잎을 가지는 아관목(subshnub, 초본과 관목의 중간 식물)의 430여 종으로 이루어진 속에 속한다. 클라리 세이지는 유럽 대륙 전역에서 볼 수 있으며 야생에서 자라기도 하고 정원에서 재배되기도 한다. 영어 이름인 클라리(clary)는 '명료한(clear)'을 뜻하는 라틴어 clarus에서 유래했는데, 이는 클라리 세이지가 눈병 치료에 사용되었음을 나타낸다. 전통적으로 씨를 우려낸 물을 눈의 긴장이나 통증에 사용했다. 속의 이름인 살비아(Salvia)는 구원, 치료를 뜻하는 라틴어 salvere에서 유래했다. 이는 세이지의 치료적 가치에 대한 높은 명성을 반영한 것으로, 로마에서는 신성한 허브라는 뜻의 herba sacra라 불렀다. 그러나 살비아 세이지(Salvia officinalis) 에센셜 오일은 아주 중요한 한계를 가지고 있는데, 이는 독성 성분인 케톤(keton)에 속하는 투존(thujone)이 50%까지 함유되어 있어 사용에 부적합하다는 것이다. 그러나 클라리 세이지 에센셜 오일은 일반적으로 사용하는 양이라면 안전하게 사용할 수 있으며 아로마테라피에서 사용되는 가장 중요한 아로마 오일 중 하나이다.

클라리 세이지가 중요하게 쓰이는 이유는 마조람처럼 긴장을 완화하며 피로를 풀어주는 효과가 좋기 때문이다. 동양 의학에서 클라리 세이지는, 소진된 기는 강화시키고 정체된 기는 이완 및 순환시킨다. 그러므로 효과적인 강장제와 진경제 역할을 한다. 조절, 진경, 진통의 효과 측면에서 클라리 세이지는 라벤더 오일과 같이 근육 경직과 경련, 근육통, 다리 통증, 두통, 편두통에 사용된다. 위와 장에 있는 기의 흐름을 원활하게 하여 복부 팽만감, 헛배부름, 과민성대장증후군과 같은 증상들을 완화시킬 수 있다.

사이프러스와 함께 주요 산부인과 치료제로 사용될 수 있는 클라리 세이지는 생리전 증후군과 생리통을 완화하는 데 사용될

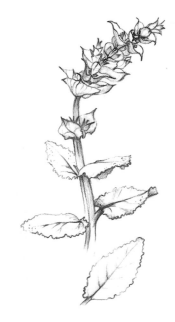

클라리 세이지

Salvia sclarea
과: *꿀풀과(Labiatae, Lamiaceae)*
추출 부위: *꽃이 피는 부위와 잎사귀*
향: *따뜻함, 캠퍼 향, 약간 쓰고 매운 향*
에너지: *중간에서 약간 건조*
주 요소: *금*
특성: *항균, 항우울, 항진균, 항감염, 진경, 수렴, 가스 배출, 소화 촉진, 신경 강장, 정맥 강장, 건위, 자궁 강장*
안전 정보: *무독성, 무자극*

수 있다. 또한 출산의 통증을 줄여주는 데에도 유용하다.

클라리 세이지가 호흡계에도 좋은 영향을 미친다는 것은 이 오일의 쓰임새가 매우 다양하다는 것을 보여준다.

클라리 세이지 오일은 폐의 기를 강화하고 순환시키는 효능이 있으며 피로, 얕은 호흡, 그리고 천식에 도움이 된다. 숨을 깊게 들이마시게 해주는 클라리 세이지 오일은 숨이 답답하고 옥죄고 막혀 있다고 느낄 때 가슴을 열어주는 역할을 한다. 부드러운 거담 효능과 항감염 효능을 가진 클라리 세이지는 유칼립투스, 파인과 함께 블렌딩해서 가래가 끓는 기침, 목 감염, 기관지염에 사용할 수 있다.

클라리 세이지 오일의 심리적 작용은 자극과 이완의 균형을 맞춰 주는 에너지적인 작용과 밀접하게 연관되어 있다. 몸과 신경계의 강장은 정신적 피로와 신경쇠약에 효과적이며, 정신을 안정시키고 긴장을 완화하는 데 효과적이다. 강화와 이완의 복합적인 효과는 정신과 마음을 고양시키고, 행복감을 주는 오일로 클라리 세이지가 사랑받는 충분한 이유가 된다. 클라리 세이지 오일의 고양시키는 효과는 현실과 단절되어 있는 허황된 것이 아니다. 허브향과 사향향이 섞인 달콤한 요소는 정신을 굳건하게 하고 자신감을 갖게 하는 효능을 가지고, 부드러우면서 날카로운 향은 감각을 섬세하게 해서 허황된 생각을 벗어버리고 명료한 현실 감각을 회복하게 한다. 이런 이유로 클라리 세이지 오일은 급격한 기분 변화와 결단력 부족, 혼란스러운 감정 등으로 인한 신경성 불안과 우울감에 많이 쓰인다.

폐의 에너지에 효과적인 클라리 세이지 오일은 백(Bodily Soul)에 강하게 작용한다. 백(Bodily Soul)이 근심이나 낙담으로 상처받게 되면 인생의 진정한 목표를 느끼는 본능을 상실하여 현재를 정확하게 볼 수 없게 된다. 삶에서 끊임없이 배회하고 생각만 하느라 영혼의 직관적 통찰력을 상실하게 된다. 클라리 세이지 오일은 막힌 곳을 풀어주고 명석함과 영감을 되찾게 한다.

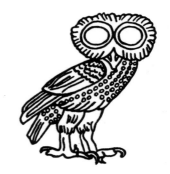

지혜의 올빼미

켈트족, 기독교인, 이집트인, 중국인들의 신화에서 올빼미는 죽음의 상징이었지만 그리스인, 로마인, 아메리카 원주민들에게는 올빼미가 지혜의 상징이었다. 클라리 세이지는 총명함과 통찰력을 일깨우고, 실패를 기꺼이 받아들이도록 한다.

코리앤더

즐거운 안정감 & 고요한 창조력

코리앤더는 30~90 cm까지 자라는 단년생 식물로, 밝은 연두색 잎과 흰색의 산형과 꽃을 피우며 갈색의 작고 동그란 열매 다발을 만든다. 지중해와 서아시아가 원산지인 코리앤더는 전세계에서 상업적으로 재배되며 온대 지방에서 쉽게 볼 수 있는 식물이다. 잎과 씨앗 전체에서 에센셜 오일이 생산되는데, 씨에서 생산된 에센셜 오일은 러시아, 루마니아, 베트남에서 주로 생산된다.

coriandrum이란 이름은 '빈대'를 뜻하는 라틴어 koros에서 기원하였다. 이는 코리앤더의 지독한 잎사귀 냄새가 벌레 냄새와 비슷하기 때문이다.

코리앤더 씨는 아주 오래 전부터 인기있는 향료이며 요리의 재료였다. 3,000년이 넘게 재배되어온 코리앤더는 중세의 의학 서적, 성서, 고대 산스크리트어로 쓰여진 문서에 언급되어 있다. 고대 이집트의 의학서인 에버스 파피루스(Ebers papyrus)에는 고대 이집트인들이 코리앤더와 마늘을 와인에 담가 최음제로 복용했다고 기록되어 있다. 행복의 열쇠로 여겨진 코리앤더 씨앗은 신전에 바쳐진 식물들 중 하나였고, 투탕카멘과 람세스 2세의 무덤에서 코리앤더 씨앗이 발견되었다.

성지의 토착 식물이었던 코리앤더는 고대 히브리인들에 의해 신이 이스라엘 백성에게 내려준 선물에 비유되었고, 유월절 기간 동안 먹는 허브 중 하나이다.

전통 중국 의학에서 위장, 심장의 강장에 쓰여진 코리앤더는 고대 중국에서 장수에 도움을 주고 통증을 완화시켜주는 허브로 여겨졌다. 중세 유럽에서는 코리앤더가 최음제이자 사랑의 묘약으로 사용되는 마녀의 허브로 여겨졌다. 영국의 튜더 왕조 시대에는 결혼식이나 연회에 분위기를 돋구는 '히포크라스'라는 인기있는 음료의 원료로 사용되었다. 에너지적 관점에서 코리앤더는 그 속성이 따뜻하고 건조하며 캐러웨이, 펜넬 등의 다른 산형과

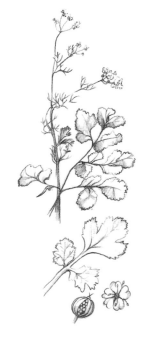

코리앤더

Coriandrum sativum
과: 산형과(Umbelliferae, Apiaceae)
추출 부위: 잘 익은 씨앗을 으깬 후 추출
향: 따뜻하고 매운 향, 나무 향, 달콤한 향, 약간의 캠퍼 향
에너지: 따뜻함, 건조함
주 요소: 흙 & 불
특성: 진통, 항균, 항우울, 항감염, 진경, 식욕 촉진, 가스 배출, 소화 촉진, 신경 강장, 건위, 전반적인 강장
안전 정보: 무독성, 무자극

식물에서 추출된 에센셜 오일들과 마찬가지로 소화와 가스 배출에 도움을 준다.

위와 장의 기를 순환시키는 코리앤더 씨앗은 식욕부진, 소화불량, 복부 팽만감, 헛배부름 등에 사용되는 탁월한 진경제이자 소화촉진제이다. 또한 기를 순환시켜 통증이 심한 폐색(관절염, 신경통, 류머티즘 등)의 찬 기운을 없애는 데에도 사용된다. 마조람, 클라리 세이지 오일과 블렌딩하여 근육통과 근육 강장에 사용할 수 있다.

카다멈 오일처럼 코리앤더 씨앗도 비장과 위장의 기능을 강화하여 의(지성)를 강화한다. 이는 코리앤더가 신경 강장 효능이 있기 때문이며, 기와 신경을 강화해서 전반적인 무기력감, 정신적 피로, 신경증과 같은 증상에 도움을 준다.

비장, 위장, 지성에 영향을 미치는 코리앤더는 심리적으로 흙 요소와 연관되어 있다. 동시에 매운 사향향으로 행복감을 주며 최음제 역할도 하는 코리앤더는 불 요소와도 연결된다. 따뜻하고 편안한 느낌의 나무향과 페퍼향의 자극이 어우러진 코리앤더 오일은 진정과 고양의 효능을 동시에 가지며, 근심 걱정과 과도한 생각들로 인한 신경성 우울증에 도움을 준다. 코리앤더는 자극을 주는 화성과 위안을 주는 달 모두를 상징할 수 있다.

전통적으로 보호와 불멸의 허브로 분류되었던 코리앤더는 캐러웨이와 마찬가지로 안정감, 평화, 현실의 영속성 등의 느낌을 고취시킨다. 또한 이 감정들을 자발성과 열정으로 연결시켜, 기쁨을 부정하지 않고 안정감을 이루어 내도록 도와주기도 한다.

코리앤더 씨앗은 반복적이고 규칙적인 일에 어려움을 느끼는 창의적인 사람들에게 매우 적합한 오일이다. 이런 사람들에게는 정서적 안정이 필요하지만 이들은 자기 보호보다는 열정적인 일을 하며 만족감을 느낀다.

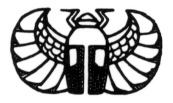

이집트의 왕쇠똥구리

거대한 왕쇠똥구리가 하늘을 가로질러 난 길을 따라 태양의 불덩어리를 굴리고 있다. 이집트에서 다산과 남자의 생식력, 신성한 지혜의 상징인 왕쇠똥구리는 코리앤더 오일의 최음적인 것과 영감적인 것 모두를 반영한다.

사이프러스

변화 & 변형 & 재생

사이프러스는 25~45 m까지 자라는 상록 침엽수이다. 둥근 회갈색의 솔방울 모양의 열매를 맺는 꽃을 피우고 있으며, 에센셜 오일의 대부분은 짙푸른 잎새와 잔가지에서 얻어진다. 어니스트 군터(Ernest Guenther)는 "사이프러스는 지중해의 풍경과 잘 어울리는 평화로운 아름다움을 지닌 나무로, 짙푸른 잎은 푸른 하늘과 대비되며 섬세한 실루엣을 푸른 바다에 드리운다"라고 하였다.

남유럽이 원산지인 이탈리아 사이프러스(Cupressus sempervirens)는 북아프리카, 북아메리카까지 퍼졌고 프랑스, 스페인, 모로코 등지에서 주로 재배된다. 고대 이집트의 파피루스에 의약품으로서 사이프러스가 처음 기록되었으며, 석관을 만들 때에 사용되었다. 고대 그리스인들은 사이프러스 나무를 지하 세계의 신인 하데스(Hades, 로마에서는 플루토라 함)에게 봉헌하여 죽음과 영생을 연결지었다. 이런 이유로 사이프러스 나무는 슬픔과 위로의 상징으로 지중해 지역의 공동묘지에 심어졌고, 이러한 관습은 수 세기 동안 지속되었다.

사이프러스의 잎과 솔방울은 수렴작용을 가지고 있으며 수렴 효과 때문에 사람들에게 소중히 여겨졌다. 고대 아시리아인들은 사이프러스 잎을 치질을 치료하는 데에 사용했고, 그리스의 의사 갈렌은 내출혈과 설사 치료제로 사용했다. 또한 사이프러스는 생리불순 등 월경장애를 완화하는 데에도 사용되었다.

동양 의학의 관점에서 사이프러스 오일의 주요 효능은 혈액의 흐름을 활발히 하고 조절하는 것이다. 이 효능은 사이프러스 오일이 가진 전반적인 수렴 작용의 일환으로 정맥을 회복시키고 강화시켜 준다. 클라리 세이지, 레몬, 제라늄 등과 블렌딩한 후 연고로 만들어 치질과 정맥류에 바를 수 있다. 사이프러스의 시원한 수렴 효과는 과도한 땀을 줄여 주기에 땀이 많이 나는 발 냄새 제거제로도 효과적이다.

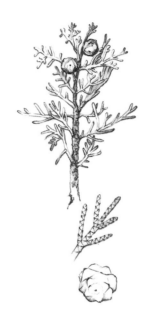

사이프러스

Cupressus sempervirens var, stricta
과: 측백나무과(Cupressaceae)
추출 부위: 신선한 잎과 잔가지
향: 신선한 침엽수 향, 발삼 향,
달콤한 향, 약한 시트러스 향
에너지: 차가움 & 건조함
주 요소: 금 & 물
특징: 항균, 항감염, 항류머티즘,
진경, 발한 억제, 수렴, 진정, 냄새
제거, 부드러운 이뇨작용, 림프의
울혈 제거, 신경 강장, 정맥 강화,
전립선비대증 완화
안전 정보: 무독성, 무자극

혈액의 흐름을 원활하게 하는 사이프러스의 효능은 생리 관련 문제에 중요한 역할을 한다. 사이프러스는 생리통과 생리과다에 도움이 되는 주요 오일 중 하나이다.

사이프러스는 혈액순환을 도와줄 뿐만 아니라 기를 순환시키는 데 도움이 된다. 라벤더 및 다른 오일들과 마찬가지로 경련을 동반한 대장염, 생리전 증후군, 천식에 도움을 준다. 일반적으로 울혈과 독성을 제거하는 오일로서 여드름, 피부 발진, 림프 울혈 및 류머티즘에도 사용될 수 있다. 사이프러스는 심리적인 부분에도 분명하고 깊이 있게 작용한다. 사이프러스 에센셜 오일의 신맛과 나무향은 결속력과 안정감을 전해준다. 또한 침엽수 특유의 신선하고 자극적인 향과 기와 혈액을 순환시키는 효능은 심리적 변화와 실제 삶의 변화 모두에 영향을 준다. 사이프러스 오일의 기본적인 작용은 우리가 내면과 외면의 어려운 변화에도 잘 대처하고 수용하도록 돕는 것이다.

받아들일 것은 받아들이도록 하고, 포기할 것은 포기하도록 하는 수용과 포기의 과정에 도움을 주어 폐의 핵심 정신인 백(Bodily Soul)을 강화한다. 후회를 없애고 낙관주의를 갖도록 하는 사이프러스 오일은 우리가 삶의 흐름에 따라 순리대로 살도록 도와준다. 여기에서 우리는 사이프러스 나무가 왜 오랜 시간동안 죽음과 슬픔의 과정에 깊은 연관을 맺고 있는지, 왜 사별을 한 사람들에게 위로의 의미로 생각되었는지 알 수 있다. 사이프러스가 점성학적 상징인 명왕성에 바쳐졌다는 사실은 우리의 내적 회복과 강하게 연결되어 있음을 잘 보여준다. 사이프러스 오일이 명왕성과 연관된 것은 변화를 막고 있는 잠재된 두려움을 반영한다. 그러므로 사이프러스 오일은 새로운 방향을 찾고자 의식적으로 노력하지만 자신에 대한 불신으로 좌절을 겪는 사람에게 도움이 된다. 길을 찾아내고 수용하는 능력을 강화함으로써 무의식에 잠재된 감정들이 수면 위로 떠오르게 하여 그 감정들을 억누르는 데 에너지를 낭비하지 않게 한다.

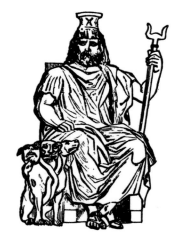

지하 세계의 신 하데스
사이프러스는 '보이지 않는 자'인 그리스 죽음의 신 하데스(로마에서는 플루토라 함)에게 봉헌된 나무이다. 사이프러스 향은 슬픔을 위로하고 평온하게 지지하며 무의식 속 두려움을 완화하는 데 도움을 준다.

유칼립투스

낙관주의 & 개방성 & 자유

유칼립투스는 100 m 높이까지 자라는 상록수로 세상에서 가장 큰 나무 중 하나이다. 연녹색의 두꺼운 창 모양의 잎과 작은 하얀색 꽃을 피운다. 꽃봉오리는 모자처럼 생긴 얇은 막에 싸여 있으며 이 얇은 막에서 유칼립투스란 속명이 생겨났다. 유칼립투스(Eucalyptus)라는 속명은 '잘 싸여진'을 뜻하는 그리스어 유칼립토스(eucalyptos)에서 유래하였다. 호주와 타즈마니아가 원산지인 유칼립투스 나무는 오늘날 전 세계에서 자라며, 특히 중국이 유칼립투스 에센셜 오일의 최대 수출국이다.

700여종이 넘는 유칼립투스 나무가 있으며, 그 중 300종 이상의 유칼립투스 나무에서 에센셜 오일을 생산한다. 유칼립투스 글루블루스(Eucalyptus globules) 외에 항바이러스 효과가 좋은 좁은 잎이 달리는 라디아타 유칼립투스(Euc, radiata), 류머티즘에 좋은 레몬 유칼립투스(Euc, citriadora), 대장염에 좋은 페퍼민트 향의 유칼립투스(Euc, dives piperitoniferum) 등이 있다. 유칼립투스 오일은 티트리, 머틀, 캐주풋, 니아울리 오일과 비슷한 효능을 지니며 이 오일들은 도금양과(Myrtaceae)에 속한다.

유칼립투스는 호주 원주민들에 의해 의학적으로 처음 사용되었고 감염과 열이 있는 경우에 훈증제로 많이 사용하였다. 이후 프랑스 자연학자인 드 라빌라디에르(De dives piperitoniferum)에 의해 '열병나무'로 알려지게 되었다. 유칼립투스 뿌리가 토양의 습기를 빨아들이는 강력한 제습 효과가 있음이 드러나며 알제리의 늪지와 말라리아 발생 지역에 심게 되었는데, 유칼립투스 나무는 가장 습한 지역 중 일부를 가장 건조한 지역으로 바꿀 정도였다. 또한 강력한 항감염 효과를 가지고 있어 말라리아로 인한 열을 내리기 위해 사용되었다.

가래 제거와 항카타르 효능을 가진 대표 오일인 유칼립투스는 주로 호흡기의 문제에 사용된다. 유칼립투스의 톡 쏘는 듯한 캠퍼향은 폐의 담을 제거하는 데에 탁월한 효능을 발휘한다. 항균, 항바이러스 작용은 일반적인 감기, 부비동염, 후두염, 만성 기관지염에 도움이 된다. 폐의 기를 올려주는(폐의 에너지를 활성화시키는) 유칼립투스는 전반적으로 호흡 기능을 향상시키고, 적

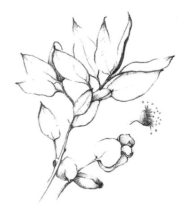

유칼립투스

Eucalyptus globules
과: 도금양과(*Myrtaceae*)
추출 부위: 잎
향: 강함, 신선, 캠퍼 향, 발삼 향, 약한 달콤한 향
에너지: 따뜻함 & 건조함
주 요소: 금
특성: 항균, 항카타르, 항진균, 항감염, 류머티즘 통증 감소, 항바이러스, 진통, 울혈 제거, 이뇨 작용, 가래 제거, 해열 작용, 혈당 강하, 면역력 증강, 벌레 퇴치, 피부 발적
안전 정보: 무독성, 무자극

혈구의 산소 흡수와 운반 능력을 촉진시킨다.

유칼립투스의 살균 작용은 비뇨생식기에도 영향을 미쳐 방광염과 대하 치료에도 사용된다. 이러한 살균작용은 습하고 울혈진 부위를 깨끗하게 해주는 유칼립투스의 특성으로 인해 시너지 효과를 발휘하는데, 일반적으로 습하거나 울혈진 곳은 세균 번식과 감염이 쉽게 일어나기 때문이다. 유칼립투스 오일은 여러 측면에서 면역력을 높여주고 티트리, 타임과 블렌딩하여 사용하면 보호하는 에너지가 강화되고 감염 재발을 방지할 수 있다.

호흡 기능을 활성화시키고 울혈을 제거하며 마음을 진정시키는 발사믹 향은, 시린 느낌을 주고 경련을 일으키는 류머티즘 통증을 완화하고 근육통과 신경통 완화에 도움이 된다.

유칼립투스 글루블루스(Eucalyptus globulus) 및 유칼립투스 종 전체의 심리적 특성은 폐에 미치는 에너지적 영향과 밀접한 관련이 있다. 유칼립투스 오일이 호흡을 원활하게 하고, 울혈을 제거하며 가슴을 시원하게 하는 역할을 할 때 백(Bodily Soul)에 직접적으로 좋은 영향을 미친다. 신선하고 자극적이면서도 진정시키는 향은 우울함을 떨쳐내고 활력과 긍정적인 시각을 회복하게 하며 영혼(soul)을 되살린다.

늪지의 물을 빨아들이는 유칼립투스의 본질은 좀 더 깊은 차원에서 삶에 대한 폭넓은 시각을 가질 수 있게 해준다. 유칼립투스 향은 억압된 환경에서 정체된 감정과 반 의식을 정화하고 통합한다.

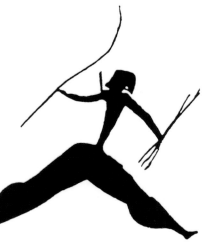

유칼립투스는 심리적으로 환경에 얽매여 있거나 억압 받는다고 느끼는 사람들에게 알맞은 오일이다. 그들은 더 큰 자유와 더 넓은 삶의 경험을 얻을 수 있는 가능성을 발견하지만 지나친 신중함, 습관, 두려움, 책임감 때문에 가능성을 현실로 창조하지 못한다. 유칼립투스 오일은 이런 상황과 관련된 부정적인 감정을 해소하는 데 도움을 주고, 내면적으로 숨 쉴 수 있는 공간을 확보해 준다. 유칼립투스가 만들어내는 영감이 변화와 더 큰 수용으로 이어지며, 숨막힐 것 같은 느낌에서 벗어나 좀 더 넓은 자신으로 다시 태어나게 해준다.

사냥꾼의 자유

칼라하리 사막의 부시맨이 묘사한 사냥꾼 그림은 유칼립투스 오일이 불러일으키는 자유롭고 생동감 넘치는 모험의 느낌을 잘 표현하고 있다.

헬리크리섬

마음 열기 & 받아들임 & 용서

　헬리크리섬은 60 cm까지 자라는 향기로운 관목으로, 은회색의 뾰족한 잎과 여러 겹의 작고 밝은 노란색 꽃을 피운다. 말린 후에도 꽃의 노란색과 모양이 유지되어 에버래스팅(영원)으로 불린다. 지중해 분지 지역이 원산지인 헬리크리섬은 달마티아(유고의 남서부), 이탈리아, 프랑스, 스페인에서 자란다. 이모텔(immoetelle, 시들지 않는 꽃)과 이탈리아 짚풀 꽃(Italian straw flower)으로도 알려진 헬리크리섬은 유럽에서 전통적으로 연주창(역주: 림프샘의 결핵성 부종인 갑상선종이 헐어서 터지는 병), 천식, 관절염, 두통 등에 사용되었다. 또한 벌레를 퇴치하는 데에도 도움이 된다. 동종요법(homeopathy)에서는 신선한 헬리크리섬을 팅크(역주: 알코올 등으로 유효성분을 침출시킨 액체)로 만들어서 담낭 장애와 요통에 처방하기도 한다.

　헬리크리섬 오일은 의학적, 심리적으로 에센셜 오일 중에서 가장 강력한 효능을 갖고 있는 오일 중 하나로 알려져 있다. 헬리크리섬은 같은 국화과 식물인 로만 캐모마일, 야로우와 비슷한 특성을 갖고 있다. 이 세가지 국화과 에센셜 오일은 기의 흐름과 담즙의 흐름을 촉진하며 진경 작용을 갖고 있다. 또한 국화과 오일들은 열을 제거하고 염증을 줄이는 공통적인 효능을 지니고 있다. 이중에서도 헬리크리섬 오일은 다른 국화과 오일과 구별되는 치료적 효과를 갖고 있으며, 기의 정체와 관련된 두통, 편두통, 근육통, 신경통, 과민성대장증후군에 사용된다. 강한 진경 작용과 항카타르 효과가 있기 때문에 만성적인 기침과 천식에도 좋다.

　헬리크리섬이 특별한 이유는 기와 더불어 혈액을 조절하는 능력을 지녔기 때문이다. 헬리크리섬의 화학성분 중에 베타 다이온(beta-diones)이라 불리는 케톤과 유사한 화학분자 그룹이 있다. 이 분자 그룹이 혈액 응고를 저지하는 역할을 하여 혈종으로 인한 심각한 타박상의 치료에 헬리크리섬 오일을 적용할 수 있도록 해준다. 또, 헬리크리섬 오일의 항염 효능과 혈액 응고 저지 효능은 정맥의 염증과 변성으로 응혈이 생기는 혈전정맥염

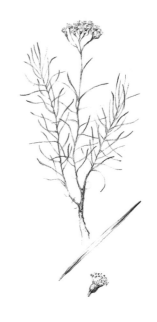

헬리크리섬(에버래스팅)

Helichrysum italicum ssp. Serotinum
과: *국화과(Compositae, Asteraceae)*
추출 부위: 꽃과 꽃대
향: 달콤함, 따뜻함, 풍부함, 꺼리 향
에너지: 차가움 & 건조함
주 요소: 나무
특성: 항알러지, 항카타르, 혈액응고 방지, 항혈종, 항염, 진경, 진정, 담즙분비 촉진, 거담, 간 기능 개선
안전 정보: 무독성, 무자극

(thrombophlebitis, 정맥에 생기는 염증성 질환)에도 도움이 된다.

　헬리크리섬 오일의 항염, 울혈 제거 효능은 기관지염, 대장염, 류머티즘, 관절염에도 유용하다. 저먼 캐모마일과 마찬가지로 헬리크리섬 오일은 알러지 질환, 특히 비강의 점액, 재채기, 가려움을 동반한 피부 발진 등의 증상에 효과적이다. 정체된 기와 혈액을 순환시켜 주는 헬리크리섬 오일은 혼(Ethereal Soul)과 간의 나무 요소와 연관되어 있다. 캐모마일 오일과 같은 달콤쌉싸름한 향은 기가 정체되어 나타나는 갑작스러운 분노와 감정기복에 심리적 효과를 발휘한다. 헬리크리섬과 캐모마일은 태양신경총을 부드럽게 이완시켜서 과도한 노력과 자기 통제로 인한 긴장과 오랜 좌절로 인한 우울감을 완화시킨다. 헬리크리섬 오일이 더 부드럽게 작용하는 반면, 풍부한 커리향으로 자극적이며 진정작용이 있는 캐모마일 오일은 좀 더 깊은 곳에 자리하고 있는 억눌린 감정들을 해방시킨다. 혈전을 녹이고 정체된 혈액을 순환시키는 헬리크리섬 오일의 효능은 간과 관련되어 있으며 심리적인 면에서는 가장 깊은 곳에 고착되어 있는 부정적인 감정을 부수어 내는 힘을 제공한다. 헬리크리섬의 이러한 효능은 나무 요소와 관련이 있다. 적개심, 반의식 상태에서의 분노, 정신적 괴로움, 습관화된 부정적인 태도 등 깊이 고착되어 있는 감정들을 지닌 사람들은 정서적으로 아주 깊은 곳이 차단되어 있기 때문에 자신의 분노와 절망을 표현할 수 없을 뿐만 아니라 깊은 상처를 스스로 받아들일 수 없다. 어린 시절의 정서적 트라우마에서 비롯되는 이런 감정을 풀어낼 방법을 찾는 대신 경직되고 자신을 부정하는 패턴을 발전시켜 나가며 개방적이고 능동적인 사람들에게 불쾌함을 드러낸다. 숨겨진 절망감으로 인해 다른 사람들이 스스로 취약함을 인정하는 것을 지켜보기 어려워하고 그런 상황에서 분노를 느낀다.

　헬리크리섬 오일은 변화를 강하게 촉진하여 마음 깊숙한 곳에 가장 단단하게 응어리져 있는 감정들을 풀어내고 자기 자신을 위해 열정을 품고 있는 혼(Ethereal Soul)을 회복하게 한다.

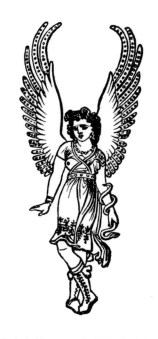

메가이라(Megaira), 복수의 여신

그리스 신화의 세 분노의 여신 중 하나인 메가이라는 이 그림에서 가장 온화한 모습으로 그려져 있다. 그녀는 정서적으로 영적인 발전을 저해하는 힘, 헬리크리섬 오일에게 도움 받아야 할 숨막히는 분노를 상징한다.

펜넬

자기 표현 & 생산성 & 소통

펜넬은 2 m까지 자라고, 추위에 강한 2년생 또는 다년생의 허브로 가늘고 잔털이 많은 잎과 산형과의 노란색 꽃을 피운다. 펜넬 에센셜 오일은 펜넬 씨앗을 으깨어 추출한다. 지중해가 원산지인 펜넬은 현재 유럽과 인도, 일본, 북미 대륙에서 자라고 있다. 펜넬에는 두 종류가 있으며, 이는 비터(bitter) 펜넬(Foeniculum vulgare var, amara, 커먼 펜넬이라고도 함)과 스윗(sweet) 펜넬(Foeniculum vulgare, var. dulce, 가든 펜넬이라고도 함)이다. 스윗 펜넬이 좀 더 부드러운 성질과 상대적으로 낮은 펜촌(역주: fenchone. 케톤계 화학성분으로 자극이 있음) 함량으로 아로마테라피에서 많이 사용된다.

허브로 펜넬이 사용되기 시작한 것은 고대로 거슬러 올라가 고대 이집트, 그리스, 로마, 인도의 의술과 식재료에 사용되었고, 앵글로 색슨족의 음식에도 사용이 되었다. 그리스인들은 이뇨 작용으로 살을 빼는 데 도움이 되는 펜넬의 효능을 처음 알고 사용했으며, '날씬해지는 것'을 뜻하는 maraino에서 이름을 따서 펜넬을 'Marathron'이라 불렀다. 건강과 장수를 돕는 것으로도 유명해서 올림픽 경기를 준비하는 선수들이 펜넬 씨를 복용했다. 로마인들은 소화를 돕기 위해 식후에 펜넬씨 케이크를 먹었는데, 펜넬의 달콤하고 마른 풀 향기 때문에 '건초 같은'을 의미하는 페니쿨룸(foeniculum)이라 이름지었다. 전통적으로 따뜻하고 건조한 속성으로 분류되는 펜넬은 구풍(가스 배출), 이뇨, 강장 효능으로 오랫동안 귀하게 사용되었다. 또 여러 세기 동안 시력과 청력을 향상시키는 데 효과가 있는 것으로 알려졌다.

캐러웨이, 카다멈처럼 펜넬이 주로 작용하는 영역은 소화 계인데, 펜넬 에센셜 오일과 펜넬을 우려낸 물 모두 위장의 기 흐름을 촉진한다. 장이 긴장되었을 때 진경 작용을 하는 펜넬은 소화불량, 복부팽만, 메스꺼움, 트림, 헛배부름 증상을 완화시킨다. 또한 변비가 있는 경우 장 운동을 촉진시킨다.

기를 순환시키는 펜넬 오일의 효능은 가슴 부위까지 영향을 미친다. 차가운 담을 없애는 효능을 가진 펜넬은 점액성 기침과

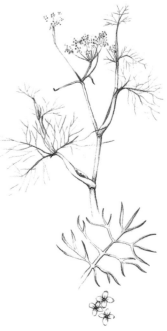

스윗 펜넬

Foeniculum vulgare var, dulce
과: *산형과(Umbelliferae, Apiaceae)*
추출 부위: 씨
향: 달콤함, 톡쏘는 향, 아니스 향
에너지: 따뜻함 & 건조
주 요소: 흙
특성: 진통, 항감염, 진경, 식욕촉진, 가스 배출, 담즙 분비 촉진, 소화 촉진, 이뇨, 통경, 거담, 모유분비 촉진, 에스트로겐 호르몬 유사 기능, 건위
안전 정보: 임신기나 수유기, 2세 미만의 유아에게 사용하지 말 것. 과민, 병약한 자, 손상된 피부에는 사용을 피하고 자궁내막증과 에스트로겐과 관련 있는 암에도 사용을 피할 것. 1% 이상 희석하여 사용하지 말 것.

신경성 천식에도 치료 보조제로 쓰인다.

신장과 비장의 기를 활성화하는 펜넬은 가벼운 이뇨 작용과 림프 독소 제거를 통해 신체의 정체된 체액과 지방을 제거하는 데 도움을 준다. 전통적으로 체형 교정 보조제로 사용되어 온 펜넬은 수분 유지, 셀룰라이트 제거, 체중감량을 위해 에센셜 오일과 허브티로 사용할 수 있다.

17세기의 점성학자이자 약초학자인 니콜라스 컬페퍼는 펜넬을 점성학적 관점에서 수성과 처녀자리로 분류했다. 처녀자리는 장과 관련되고 실용적, 생산적인 것과 관련되어 있으며, 수성은 의식적이고 이성적인 마음, 의사소통과 관련되어 있다.

이런 관점은 동양 의학에서도 유사하다. 펜넬 오일의 따뜻하고 달콤한 향은 식욕을 돋우고 소화를 촉진하는 효능이 있으며, 흙 요소와 연결되는 지성과 밀접하게 연관을 맺고 있다. 흙 요소의 주요 측면은 생산적이고 창조적으로 되도록 하는 욕구와 능력에 관계된다.

펜넬은 너무 많이 생각하고 지나치게 분석하는 사람들에게 알맞은 오일이다. 이런 사람들은 개념이나 아이디어는 쉽게 떠올리지만, 그것들을 사람들에게 전달하거나 실제로 실행에 옮기는 것을 어려워한다. 이들은 자신을 명확하게 표현하는 것에 어려움을 느끼고 우왕좌왕하는 경우가 있다. 이런 것이 내면에 억압되어 있을수록 긴장이 몸에 축적되고 장에 영향을 미치게 된다. 표현하지 않고 무의식에 밀어 넣어둔 생각과 감정들이 장에 모여 신경성 경련과 가스로 나타난다.

이때 펜넬은 우리가 몸(장)으로 표현하기 보다 말로 표현할 수 있도록 용기를 북돋아 준다. 억압되어 더 많은 문제를 만들어내는 감정을 해소시키고 과도하게 정체된 마음을 깨끗하게 정화해주는 펜넬은 두려움이나 억압없이 자유롭게 소통하도록 해준다.

자신감 있는 자기 표현력을 활성화시키는 펜넬은 창조를 향한 욕구를 자극한다. 펜넬은 진저 오일과 더불어 활기찬 마음을 위한 생산적인 배출구를 찾도록 도와준다.

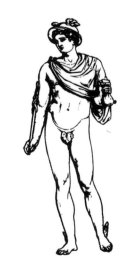

전령의 신, 머큐리
펜넬은 다른 허브처럼 머큐리(그리스 신화에서는 헤르메스)와 연관된다. 신들의 메신저인 머큐리는 우리 자신을 표현하고 소통하는 능력을 상징한다.

프랑킨센스

고요한 명상 & 영적 해방

올리바눔이라고도 불리는 프랑킨센스는 3~7 m까지 자라는 작은 나무로 폭이 좁은 잎이 많고 흰색 또는 연분홍색의 꽃을 피운다. 나무 줄기에 상처를 내면 흰 우유 색깔의 수지(oleoresin, 올레오레진)가 스며 나온다. 이 수지가 오렌지브라운색으로 굳어지면 채취하여 증기증류법으로 오일을 만든다. 중동과 북아프리카가 원산지인 프랑킨센스 나무는 소말리아, 에티오피아, 아라비아 남부, 중국 등지에서 자란다.

프랑킨센스는 고대 이집트, 바빌로니아, 페르시아, 히브리, 그리스, 로마의 종교 및 일상 생활에서 중요한 역할을 했다. 그렇기 때문에 인류의 역사가 시작된 이래 가장 중요한 향료로 여겨졌다. 이 사실은 프랑킨센스라는 영어 이름이 '순수'나 '자유'를 의미하는 프랑스어 franc와 '피우는 것'을 의미하는 라틴어 incensium에서 유래했다는 것을 통해서도 알 수 있다. 이집트인들은 프랑킨센스를 훈증제, 제례용 향, 화장품 등으로 사용하였고, 프랑킨센스 수지를 태워 콜(kohl)이라 불리는 검은 가루를 추출하여 여성들의 눈화장용으로 사용하였다. 또한 사원에서 해질녘 피우는 향으로 유명했던 키피(kyphi)의 주요 재료 중 하나였다.

프랑킨센스는 유대인들의 네 가지 주요 의식용 재료 중 하나이며, 수 세기 동안 안식일의 필수 재료였다. 아기 예수를 위한 선물로 바쳐지기도 했던 프랑킨센스는 성경에 22번이나 등장한다.

프랑킨센스 오일의 가장 중요한 효능은 신경계에 미치는 영향이다. 이완과 동시에 활력을 주는 프랑킨센스의 효능은 피로와 신경성 긴장의 치료에 탁월하다. 스트레스가 쌓여 분노 표출, 불안, 불면증으로 이어질 때마다 정체된 기의 흐름을 원활하게 한다. 부드러운 강장 작용으로 기분을 고양시켜 주며 중요한 항우울 에센셜 오일로 꼽힌다.

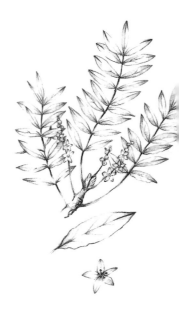

프랑킨센스

Boswellia carterii
과: *감람과(Burseraceae)*
추출 부위: 수지
향: 수지 향, 발삼 향, 풍부한 향, 캠퍼 향, 약한 시트러스 향
에너지: 차가움 & 건조
주 요소: 흙 & 금
특성: 진통, 항균, 항카타르, 항우울, 항감염, 수렴, 진정, 가스 배출, 상처 치유, 거담, 면역력 증강, 건위
안전 정보: 무독성, 무자극

프랑킨센스 오일은 항 카타르와 거담 효과를 가져 기관지염
과 천식, 특히 신경성 긴장으로 생기는 증상에 유용하다. 이 오
일은 호흡을 편하게 하며 흉부의 긴장을 완화하는 데 도움이 된
다. 항감염과 진정 효과가 있어 부비동염과 후두염에도 좋다.

기 흐름을 원활하게 하고 신경을 진정시키는 프랑킨센스 오
일은 라벤더, 캐모마일 오일처럼 탁월한 통증 완화 효과를 갖고
있다. 그렇기 때문에 류머티즘 통증, 생리통, 상복부 통증에 적
용될 수 있다. 또한 신경성 우울증으로 인해 몸의 면역력이 떨
어질 때 티트리 오일처럼 면역력을 강화해 준다.

프랑킨센스 오일은 심오한 정신적, 영적 영향력으로 오랫동안
전 세계의 종교적, 영적인 분야에서 인정받아 온 오일이다. 프
랑킨센스 오일은 근원적으로 정신을 고요하게 하고 한 곳에 집
중하게 하며 명료하게 해주는 흙 요소와 깊은 관계가 있는데,
이는 지혜에 영향을 미친다. 샌달우드 오일과 마찬가지로 프랑
킨센스 오일도 명상, 묵상, 기도, 흐트러진 마음을 한 곳에 집중
하게 하는 데 활용될 수 있다. 한 곳에 집중하는 상태를 지속시
켜 영혼(spirit)이 높이 비상하도록 도와준다.

일상에서 마음의 동요와 근심 걱정, 여러 복잡한 생각들로 마
음이 산란해져 당황스러울 때 유용하다.

다양한 태양신(바빌로니아의 태양신 바엘, 이집트의 태양신 라, 그리
스의 아폴론 등)들에게 바쳐진 프랑킨센스는 영적인 의식을 한 곳
에 모으게 하고, 초월적 잠재력을 발휘하도록 하는 힘을 가지고
있다. 우리가 세속적인 일에 짓눌려 있거나, 과거에 발목 잡혀
있거나, 과도한 집착에 얽매여 있을 때 프랑킨센스 오일은 이런
것들로부터 벗어나 자유로워지도록 도와준다. 또한 마음의 고요
함, 통찰력, 영적인 자기 절제를 할 수 있도록 하여 자아와 초월
적 자아가 조화를 이루게 한다.

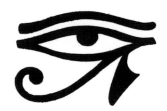

우차트(Utchat) 또는 신성한 눈
*캐모마일과 마찬가지로 프랑킨센스
오일은 이집트의 태양신 라의
경배에 사용되었다. 우차트 또는
'모든 것을 보는' 심판의 신성한 눈을
상징하였다. 프랑킨센스는 내면의
빛을 다시 빛나게 한다.*

제라늄

안정 & 수용 & 친밀감

제라늄은 털이 무성한 다년생 관목으로 1 m까지 자라고 끝이 울퉁불퉁한 하트 모양의 잎과 조밀하게 붙어 있는 여러 송이의 분홍색 꽃을 피운다. 펠라르고니움(Pelargonium) 속은 매우 광범위하며 서로 다른 200여 개의 종을 포함하고 있고, 대부분 남아프리카에서 유래하였다. 제라늄 에센셜 오일 중 최고 품질이 생산되는 종은 레옹 섬의 펠라르고니움 그라볼렌스(Pelargonium graveolens)이다. Pelargonium이란, 이름은 황새를 의미하는 그리스어 palargos에서 유래했는데, 이는 제라늄의 꽃이 황새의 부리와 비슷하다고 하여 붙여진 이름이다.

Pelargonium 속에 대한 역사적인 문헌은 거의 없다. 17세기 후반이 되어서야 유럽에 소개되었는데, 지금은 서리가 내리지 않는 거의 모든 지역에서 볼 수 있는 인기 있는 정원 식물이 되었다. 1819년 프랑스 화학자 레클루즈(Recluz)가 제라늄 잎을 에센셜 오일로 처음 증류하였고, 이후 제라늄 오일은 중요한 향수 구성물이 되었으며 종종 로즈 오일의 대용으로 사용되었다. 이탈리아 의사인 로베스티는 불안 등 심리적인 문제의 치료에 제라늄 오일을 사용했다.

제라늄은 동양 의학에서 에너지적으로 차갑고 습한 에센셜 오일 중 하나이다. 이 오일은 열과 염증을 없애고 신경을 이완시키며 근심을 가라앉힌다. 또한 기를 강화한다.

항염 작용이 있는 제라늄은 라벤더나 저먼 캐모마일의 효능과 유사하며 위염, 대장염, 건선, 습진에 사용된다. 또한 여드름, 농가진, 무좀과 같은 피부염에도 사용될 수 있다. 기혈순환을 돕는 제라늄 오일은 진통과 진경 효과를 가지고 있다. 특히 신경, 눈, 관절 통증에 유용하며, 신경통, 눈의 염증, 류머티즘의 경우에도 적용될 수 있다. 수렴 효과와 정맥을 강장하는 효능을 지녀 치질, 정맥류, 월경 과다 등을 완화할 수 있다.

강장제 역할을 하는 제라늄 오일은 비장의 기와 몸 전체의 음에너지를 강화할 수 있다. 비장에 대한 효능 면에서 제라늄 오

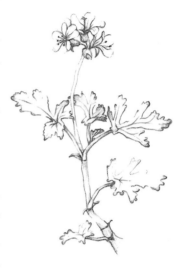

제라늄

Pelargonium x asperum/ gravelens
과: 쥐손이풀과(Geraniaceae)
추출 부위: 잎
향: 달콤한 꽃 향, 상큼한 향, 풀 향, 약간의 시트러스 향, 약한 매운 향
에너지: 차가움 & 습함
주 요소: 물 & 흙
특성: 진통, 항균, 당뇨 개선, 항진균, 항감염, 항염, 진경, 수렴, 가스 배출, 상처 치유, 지혈, 간 기능 자극, 벌레 퇴치, 림프 순환 활성화, 비장 기능 활성화, 정맥 강장, 성욕 증진.
안전 정보: 무독성, 무자극

일은 무기력, 설사, 림프의 정체를 없애는 데 사용될 수 있다. 음기를 강화하는 제라늄 오일은 만성적인 불안, 불임, 폐경과 관련된 증상에 이용될 수 있다. 제라늄 오일의 차갑고 습하며 음 에너지를 보강하는 특성은 건조 및 염증이 있는 피부에 도움을 줄 수 있다(이 경우 1% 정도로만 희석해야 함).

제라늄 오일의 에너지적 작용은 심리적으로도 도움을 줄 수 있다. 라벤더처럼 열을 제거하고 기의 흐름을 원활하게 하는 제라늄은 마음을 이완시키고 흥분과 분노, 짜증을 가라앉힌다. 음 에너지의 수렴과 강장 효과로 마음을 한 곳에 모으도록 하는 효과도 있다.

내면의 평온함과 안정감을 주는 제라늄 오일은 과도한 스트레스로 인한 신경성 탈진이 동반된 급성·만성 불안에 좋은 효과를 낸다.

제라늄 오일의 이국적인 플로럴 향과 약간 매운 향은 내적인 관능과 자유로움을 일깨우는 최음 효과로 유명하다. 여성적 창조성과 의식의 수용적인 지혜를 키우는 제라늄 오일은 상상력, 직관, 감각적인 경험을 잊어버린 채 일에만 빠져 있는 완벽주의자에게 이상적인 오일이다.

라벤더 오일이 감정이 이성을 압도해버린 사람들에게 적합한 오일이라면, 제라늄 오일은 감정과 느낌을 거부하고 이성과 개인적인 욕구만을 가진 사람들에게 적합한 오일이다. 따라서 제라늄 오일은 정서적 민감성, 편안한 이완, 기쁨과 즐거움에 대한 건강한 욕구 등의 감성적 삶에 다시 연결되는 데 도움을 준다. 이를 통해 사람들과 친밀한 의사소통을 할 수 있게 되며 자신의 의견을 주장하고 표현하는 것과 더불어 타인을 수용하고 받아들일 수 있게 된다.

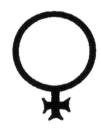

금성, 사랑의 별

점성학에서 금성은 관능, 창의력, 관계의 전형적 상징인데, 이는 제라늄 오일이 일깨우는 주된 경험의 영역이다.

진저

주도 & 자기 확신 & 성취

진저는 다년생 열대 허브로 60~120 cm까지 자라고 갈대 모양의 줄기, 창 모양의 잎사귀, 자주색 점이 찍힌 노란 꽃을 피운다. 줄기는 두꺼운 뿌리에서 수직으로 자라는데, 이 뿌리가 진저이며 여기서 향신료와 에센셜 오일이 생산된다. 동남아시아가 원산지인 진저는 전 세계의 열대 지방에서 자란다.

진저는 아시아에서 수 세기 동안 요리 및 의학적 용도로 사용되어 왔다. 전통적인 중국 의학에서 생지황으로 알려진 신선한 뿌리는 땀을 내고 담을 제거하며 감기와 오한에 사용되었다. 강지황이라 불리는 말린 뿌리는 양기를 회복시키는 데 사용되었다.

진저는 아시아에서 유럽으로 '향신료 길'을 따라 전해진 첫번째 품목 중 하나였고, 그리스와 로마에서 광범위하게 사용되었다. 그리스의 의사 디오스코리데스(Dioscrides, A.D. 60년경에 활약한 그리스의 의사이자 약학자)는 『치료적 물질에 대하여』(기원후 77년경)라는 책을 통해 진저를 소화 자극제로 추천하였는데, 이 효능은 오늘날에도 인정되어 구토와 멀미에 진저를 광범위하게 사용하고 있다. 16세기 스페인 정복자들이 서인도 제도에 진저의 재배법을 소개한 후에 광범위하게 재배되었다. 자메이카산 진저는 요리를 위한 최상의 품종으로 사용된다.

진저는 몸을 따뜻하게 하고, 원기를 회복시키며, 울혈을 제거한다. 진저는 비장, 위장, 심장, 폐, 신장의 양기를 자극하고 강화시킨다. 진저는 창백하고 혀가 부어 오른 허약한 사람에게 좋으며, 감기에 특히 좋다. 소화 기관을 자극하고 따뜻하게 해주는 진저 오일은 식욕 부진, 소화 불량, 복부 팽만감, 헛배부름에 사용된다. 메스꺼움을 줄여 주는 효능은 멀미와 임신 초기의 입덧에 유용하며 특히 오렌지, 로만 캐모마일, 코리앤더 오일과 블렌딩하여 사용하면 더욱 좋다.

심장의 순환을 돕고 강장시키는 진저 오일은 또한 수족 냉증, 심장 피로 및 협심증에 사용된다. 또한 기운을 북돋우는 뜨거운 속성은 류머티즘의 춥고 시린 통증에 강력한 발적제로 작용하여

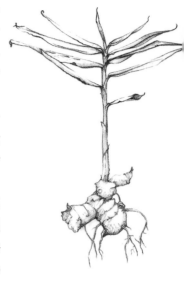

진저

Zingiber officinalis
과: 생강과(*Zingiberaceae*)
추출 부위: 신선한 뿌리, 말린 뿌리
향: 톡 쏘는 매운 향, 따뜻하고 달콤한 향, 나무 향
에너지: 뜨거움 & 건조함
주 요소: 물 & 불
특성: 진통, 항카타르, 식욕 촉진, 가스 배출, 소화 자극, 거담, 발적, 성기능 강장, 전반적인 강장, 건위
안전 정보: 무독성, 무자극

냉기를 해소시킨다.

폐를 활성화시키고 따뜻하게 하는 진저 오일은 희거나 투명한 담(점액)과 관련된 만성 기관지염에 적절한 거담 작용을 한다. 유칼립투스, 티트리, 마조람 에센셜 오일과 블렌딩하여 사용하면 오한, 피로, 근육통이 수반된 감기나 독감에 도움이 된다. 또한 면역력을 강화하여 감기나 독감의 재발 방지에도 도움이 된다.

신장의 양기를 강화하는 진저 오일은 근육 피로와 관련된 요통을 완화하는 데 도움이 된다. 동양 의학에 따르면, 신장을 강장시키고 정력을 강화한다고 한다. 그리고 만성 피로로 인한 발기부전이나 불감증에도 좋은 오일이다.

진저가 신장에 미치는 영향을 오행으로 살펴보면 의지에 미치는 영향(특히 심리 치료적인 효능)을 이해하는 데 도움이 된다. 점성학적으로 힘과 남성다움의 상징인 화성과 연결되어 있는 진저 오일의 역동적이며 불 같은 성질은 의지를 강하게 하여 추진력을 촉진하고 결단력을 회복시킨다. 또한 심장과 정신에 영향을 미쳐, 자신감과 의욕을 고양시키므로 활력과 끈기가 없는 사람들에게 도움이 된다.

그러므로 진저 오일은, 명확한 계획과 좋은 의도를 가지고 있지만 추진력과 낙관성이 부족하여 시작을 못하거나 즉각적인 행동으로 옮기지 못하는 사람들에게 적합한 오일이다. 이런 사람들은 다른 사람들이 자신을 자극하기를 기다리면서 일을 미루거나 자신을 의심하는 경향이 있다. 이들은 자신의 육체와 단절되어 활발하고 지속적인 활동을 힘겨워 하기도 하며, 성적 에너지도 감퇴기에 접어들고 이 문제가 우울증으로 연결되기도 한다. 진저 오일은 이런 사람들을 위해 의지를 강하게 하는 촉매제로 작용하여 생명력을 불러 일으키고 강화시킨다. 모든 행위의 근원이 되는 생명의 불길을 자극하는 진저 오일은 성취의 즐거움을 다시 느낄 수 있도록 해준다.

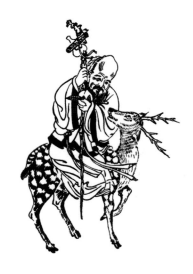

중국 장수의 신
진저는 여러 세기 동안 "몸을 강장시키고 장수하게 한다"하여 중국인들로부터 귀중히 여겨졌다. 중국 의학에서는 질병을 치료하는 것뿐 아니라 장수 보조제로 진저를 사용했다. 노란 옷을 입고 온화한 미소를 짓고 있는 장수의 신은 지상의 모든 것들을 치유하는 최고의 신이다.

그레이프프룻

흩트림 & 가볍게 함 & 소생

그레이프프룻은 10 m까지 자라는 나무에서 채취되는 열매이며, 크고 윤기나는 짙은 녹색 잎과 하얀 별 모양의 꽃을 피운다. 나무와 이름의 기원은 불분명하지만 스윗 오렌지(Citrus sinensis)와 포멜로(또는 새독 shaddock, Citrus maximus)의 혼종으로 추정된다.

포멜로(pomel, Citrus grandis)는 12세기경 아랍 상인들이 오렌지를 전한 것과 똑같은 경로를 통해 열대 아시아 지역에서 스페인에 소개된 후, 베일에 쌓인 새독(Shaddock) 선장에 의해 서인도에 소개되었다. 이후 교배를 통해 아메리카에서 그레이프프룻의 재배가 시작되었다. 현재 상업적으로 재배되는 대부분의 그레이프프룻 품종은 그레이프프룻 산업이 시작된 플로리다에서 재배되고 있다.

그레이프프룻 에센셜 오일은 신선한 껍질을 냉압착하여 얻어진다. 이는 아로마테라피에 쓰이기도 하고 향수, 화장품, 비누, 음식의 향료로 쓰이기도 한다. 그레이프프룻 오일의 대부분은 캘리포니아에서 생산된다.

레몬 에센셜 오일과 마찬가지로 그레이프프룻 오일도 열을 식히고 정화하며, 울혈을 제거하고 간에 열이 있거나 림프순환이 정체되었을 때 도움을 준다.

정체된 기로 인해 열이 축적되면 복부 팽만, 변비, 구역질과 같은 문제가 생긴다. 이런 증상과 함께 입에 쓴 맛이 느껴지면서 신경질과 짜증이 동반되기도 한다. 그레이프프룻은 간을 시원하게 하고 장의 정체를 풀어 움직이게 함으로써 이러한 증상을 완화시키는 데 도움이 된다.

비장과 림프를 자극하며 이뇨 작용을 하는 그레이프프룻 오일은 과도한 체액을 없애고 지방을 분해시키는 효능이 있다. 몸의 과도한 수분을 줄여주고 신맛을 내며 울혈을 제거하는 그레이프프룻은 체액의 정체, 셀룰라이트, 비만에 도움이 된다.

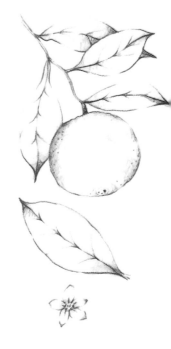

그레이프프룻

Citrus paradisii
과: *Rutaceae (운향과)*
추출 부위: 껍질
향: 신선하고 상큼한 향, 가벼움, 시트러스, 약간 달콤
에너지: 차가움 & 건조
주 요소: 나무 & 흙
특성: 공기 정화, 가스 배출, 담즙 분비 촉진, 혈액 정화, 소화 자극, 림프의 울혈 제거, 건위
안전 정보: 광감성. 희석한 에센셜 오일을 피부에 적용한 후 12시간 동안 햇빛에 노출되지 않도록 할 것

동양 의학에 따르면 덥고 습한 체질을 가진 사람은 동맥경화와 고혈압에 쉽게 걸린다고 한다. 그레이프프룻은 레몬, 멜리사와 같이 이러한 증상을 예방하고 완화시키는 효능이 있다.

혈액을 정화하는 데 도움이 되는 그레이프프룻 오일은 관절의 열감, 붓고 타는 듯한 느낌의 통증을 수반하는 뜨거운 성질의 류머티즘 통증에 효과적이다.

마지막으로 그레이프프룻 오일의 수렴성과 혈액을 깨끗하게 정화시키는 능력은 지성 피부, 여드름, 튼살에 유용하다.

다른 시트러스 계열의 오일과 마찬가지로 정체된 기의 흐름을 원활하게 해주는 그레이프프룻 오일은 심리적인 측면에서는 긴장감, 좌절, 화, 감정 기복 등에 좋은 영향을 미친다. 특히 긴장되고 스트레스를 받을 때 먹는 것으로 스트레스를 해소하고 위안을 찾으려는 사람들에게 알맞은 오일이다. 이런 사람들의 특징은 삶, 타인, 자신에 대해 높은 기대치를 가지고 있다. 현실이 자신들의 목표와 욕망에 미치지 못하거나 다른 사람에게 실망감을 느낄 때마다 분노, 비난, 자기 비판 등으로 반응한다. 이런 감정들은 죄책감, 우울감으로 이어지고, 자신에게 숨겨져 있는 취약한 부분과 비난 받고 수치스러워하는 '내적 자아'를 달래고 위로하려는 욕구를 갖게 된다. 이런 위로에 대한 욕구에서 흔히 음식, 술, 특히 단것, 초콜릿, 비스킷 등을 과도하게 섭취하게 된다. 그레이프프룻은 깊은 좌절과 자기 비난으로 인한 심리적 열과 충혈을 제거한다. 몸을 정화시키며 정신을 맑게 하고, 원기를 회복하게 하는 그레이프프룻의 속성은 분노와 실망에 따른 무거운 감정들을 없애 더 현실적인 목표를 인식하고 받아들일 수 있도록 해준다. 레몬 오일과 마찬가지로 그레이프프룻 오일은 영혼을 가볍게 하여 즉각적인 만족을 바라는 우리의 조급함과 욕심, 절박한 욕구를 완화시켜준다.

정화
중세 연금술의 '정화'의 상징은 그레이프프룻 오일의 정화, 충혈 제거를 나타낸다.

히솝

정화 & 보호 & 확장

히솝은 무성한 다년생 관목으로 20~60 cm 정도 자라며, 작고 가느다란 잎과 나선형의 청자주색, 분홍색, 흰색 꽃을 피운다. 꽃은 강한 향으로 나비와 벌을 유혹한다. 남유럽과 아시아의 온대 지역이 원산지인 히솝은 이제 유럽, 러시아, 북아메리카 전역에서 쉽게 볼 수 있다.

히솝은 고대부터 제례용, 요리, 약초로 사용되어 왔다. 구약성서에는 히브리인들이 히솝을 아주 귀하게 여겼으며, 히솝은 성전을 정화하는 데 사용되는 약초 중 하나였다고 기록되어 있다. 실제로 '히솝'은 '신성한 약초'를 의미하는 고대 히브리어 'ezob'에서 유래되었다. 영적인 정화의 상징인 히솝은 세례 의식, 회개와 관련되어 있다.

로마인들은 히솝을 전염병으로부터 자신들을 보호하고 환자들의 집을 소독하는 데 사용했다. 디오스코리데스와 갈렌은 히솝의 강력한 거담 효과를 높이 평가했고 중세의 중요한 약초 관련 서적에는 모두 히솝이 언급되어 있다. 중세 수도원의 정원에 심어져 있던 히솝은 에센셜 오일로 증류되어 스프와 소시지, 샤르트뢰즈(Chartreuse: 브랜디와 허브를 섞어 만든 술의 일종)의 향을 내는 데 사용되었다.

동양 의학에서 히솝은 몸을 따뜻하게 하고 양기를 강하게 해주며, 특히 폐의 양기를 강하게 한다고 하였다. 타임 에센셜 오일과 같이 히솝도 매우 뜨겁고 자극적이기에 소량으로 적당량 사용해야 한다. 몸 전체에 아로마 마사지를 할 경우 4~5방울의 히솝 에센셜 오일이면 충분하다.

폐와 면역력을 강화시키는 히솝 오일은 활력이 부족하거나 가쁜 숨으로 호흡이 어려운 경우, 면역력이 약해진 경우에 효과적이다. 또한 감기와 독감을 예방하고 감염을 물리치는 데 도움이 된다. 강력한 거담작용과 항바이러스 효과가 있는 히솝 오일은 유칼립투스, 티트리, 타임과 블렌딩하여 기관지염, 인후염, 부비동염 등에 사용할 수 있다. 히솝은 주로 투명한 콧물이나 가

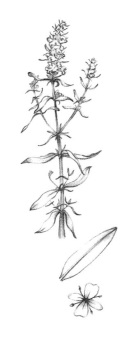

히솝

Hyssopus officinalis
과: *꿀풀과(Labiatae, Lamiaceae)*
추출 부위: *꽃대와 꽃*
향: *허브 향, 캠퍼 향, 따뜻하고 달콤한 향 & 약간 매운 향*
에너지: *뜨거움 & 건조함*
주 요소: *금*
특성: *항균, 항카타르, 항감염, 류머티즘 완화, 항바이러스, 수렴, 상처치유, 울혈 해소, 소화 자극, 가벼운 이뇨 작용, 거담, 혈압 올림, 면역력 강화, 결석 용해, 발한, 전반적인 강장, 구충*
안전 정보: *임신중이나 수유기, 2세 이하의 유아에게는 사용하지 말 것. 간질이나 열이 있는 사람에게는 사용하지 말 것. 2% 이하로 희석하여 사용할 것*

래 등이 특징인 감기와 감염 등에 사용된다. 히솝은 또한 비장의 기능을 강화시키고 소화기를 따뜻하게 촉진하기 때문에 식욕부진, 소화 불량, 복부 팽만감 등에 사용될 수 있다.

히솝의 부드러운 이뇨작용은 체액 정체뿐 아니라 류머티즘을 악화시키는 요산을 제거하는 데도 도움을 준다. 유칼립투스, 라벤더, 주니퍼베리 등과 블렌딩하여 사용하면 겨울에 흔히 발생하는 차갑고 찌르는 듯한 류머티즘 통증에 탁월한 효과를 낸다.

양기를 강화시켜주는 다른 오일들처럼 히솝도 신경계와 정신을 고양시키고 활력을 준다. 이런 이유로 집중력 저하, 단기간의 정신적 피로, 만성적인 신경쇠약 등에 권장되는 오일이다. 특히 폐의 양기를 강장시켜주는 히솝 오일은 우울감과 부정적인 마음을 없애는 데 도움이 된다. 타임, 유칼립투스와 마찬가지로 히솝의 강하고 자극적인 향은 숨고 싶은 욕구에서 벗어나 '가슴을 열어' 세상과 마주할 수 있도록 도와준다. 또한 파인 오일과 유사하게 자신의 경계에 대한 느낌을 강화시킬 수 있다. 전통적으로 보호의 약초로 여겨져 온 히솝은 악령과 부정적인 영향에서 자신을 보호할 수 있다고 믿어져 왔다. 현대적 관점에서는 그런 믿음을 미신으로 치부할 수도 있지만, 동양 의학에 따르면 폐의 양기는 우리를 심리적으로나 육체적으로 보호해주는 역할을 한다. 따라서 히솝 오일은 다른 사람의 기분과 감정에 쉽게 영향을 받는 사람, 또 외부 환경에 의해 쉽게 긴장하는 사람들을 위한 오일이다.

영적 정화 효과가 있는 히솝은 실제로 다양한 작용을 한다. 그 중 하나는 인식을 날카롭게 하여 가슴을 열고 자신의 심적인 장, 즉 아우라를 강하게 해준다. 충분히 인식하고 그 속에 푹 빠져서 경험해 본 후에야 혼란스러운 생각이나 부정적인 감정이 정화될 수 있다. 이렇게 된 이후에야 영적인 통찰력과 관대함을 발휘할 수 있게 되는 것이다.

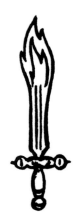

추방(Expulsion)의 검

일반적으로 검은 보호, 용기, 지성의 꿰뚫는 힘 등을 상징하지만 추방의 불꽃. 검은 천국을 지키는 힘을 상징하는 초기 기독교의 상징이었다. 연금술의 정화하는 불꽃을 묘사한 검처럼 히솝 오일의 정화와 권능을 잘 보여주고 있다.

자스민

욕망 & 창조성 & 조화

자스민은 300여 종의 단단한 상록 관목이나 덩굴 식물을 통칭하는 속의 명칭이며, 10 m까지 자란다. 아름다운 향기의 꽃은 별 모양이며 흰색과 노란색을 띈다. 인도 북부, 페르시아, 중국이 원산지이며 향수, 비누, 화장품 등의 주요 향료로 사용되기 때문에 지중해와 북아프리카 전역에서 널리 재배되고 있고, 가장 큰 생산지는 이집트이다.

판매되는 대부분의 자스민 오일은 증기증류법이 아닌 용매 추출법을 이용하여 추출한 앱솔루트이다. 사용되는 용매(솔벤트 등)의 잔류량은 10 ppm (십만분의 일) 정도의 소량으로 제한하지만, 많은 사람들은 그 정도의 소량으로도 오일의 의학적인 효능을 손상시킬 수 있다고 믿고 있다. 자스민 앱솔루트에 대한 대안으로 사용되는 것이 전통적인 냉침법(enfleurage) 방식이다.

동양에서 약용과 향수용으로 여러 세기 동안 사랑받아온 자스민은 인도에서 '밤의 여왕'이라 불렸는데, 이는 자스민의 향이 해가 진 후에 더 강해지기 때문이다. 그리스의 에로스, 로마의 큐피트와 같은 힌두교의 사랑의 신 카마는, 욕망으로 마음을 채우기 위해 자스민 꽃으로 장식된 활을 들고 있다.

그리스의 의사 디오스코리데스는 기원후 1세기경 페르시아인들이 연회장을 향기롭게 하기 위해 자스민 오일을 사용했다는 기록을 남겼다. 히야신스(역주: 백합과의 관상식물이며 '비애의 꽃'이라 불리움), 장미와 더불어 자스민은 수피교의 시에 사랑과 영적 열망의 상징으로 자주 등장했다. 자스민이란 이름은 소녀에게 흔한 이름이었던 페르시아어 야스민(Yasmin)에서 유래하였다.

자스민 오일의 치료적 효능은 탁월하고 위안을 주는 자스민 향과 뗄 수 없는 연관이 있으며 마음과 감정에 영향을 미친다.

로즈와 라벤더 오일처럼 자스민 오일도 심장의 기를 원활하게 하며, 신경을 안정시키고 긴장을 해소하여 정신을 고양시킨다. 이런 작용으로 자스민 오일은 뜨겁거나 차가운 체질, 과하거나 부족한 체질에 관계없이 신경 불안, 초조, 우울증에 가장 효과

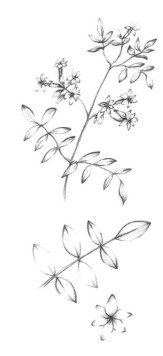

자스민

Jasminum officinalis
과: 물푸레나무과*(Oleaceae)*
추출 부위: 꽃
향: 따뜻하고 풍부한 꽃 향기 & 달콤한 향
에너지: 중간 온도 & 중간 습도
주 요소: 불 & 물
특성: 항우울, 진정, 피부 연화제, 젖샘 자극, 성 강장제, 자궁 강장, 분만 촉진
안전 정보: 무독성, 무자극

적인 오일 중 하나로 사용되고 있다.

자스민 오일은 비뇨 생식기관의 울혈을 부드럽게 풀어주고 따뜻하게 강장 시켜준다. 또한 유명한 최음제이자 성적 강장제로 발기부전과 불감증에 사용되는데, 특히 우울감이 수반된 성적인 문제에 더욱 효과를 발휘한다. 더불어 수렴성과 울혈 제거 기능을 갖고 있어 냉 대하와 전반적인 성 감염의 문제에 사용된다.

출산의 고통을 줄여주는 오일 중 자스민은 클라리 세이지, 라벤더보다 효과 면에서는 떨어진다. 그러나 심리적 측면에서 오래 지속된 출산 시간으로 인해 생길 수 있는 트라우마를 완화시키고 출산에 대한 기쁨을 높여주는 데에는 자스민 오일이 탁월한 효능을 발휘한다. 또한 유선 발달에 도움을 주어 모유 분비를 촉진한다.

자스민은 전통적으로 최음제로서 불임을 치료하고 다산을 상징하는 약초로 분류되었다. 관능적인 부분과 감성적인 부분을 조화롭게 해주는 자스민 오일은 단순한 성적 자극 이상의 효능을 가진다. 두려움, 취약함, 불안, 우울이 육체적인 즐거움과 사랑을 나누는 능력을 빼앗아갈 때마다 자스민 오일은 다시 즐거움을 느낄 수 있도록 도움을 준다. 따뜻하고 기분 좋은 자스민 오일의 관능적인 향이 심장의 감각을 깨워 다시 열정을 갖도록 해준다. 또한 열정을 다시 일깨우고 사랑을 되찾을 수 있게 도와 정신적, 영적 차원에서도 '마음의 풍요'를 위한 창조성이 깨어나게 돕는다. 그리고 점성학적으로 본능적이며 사려 깊은 달의 영향을 받아 직관력과 독창적인 생각을 더욱 풍부하게 하는 데 도움을 준다. 자스민 오일은 감각적으로 행복함을 높여주고, 영적인 욕구와 삶의 욕망이 일치하지 않는 삶을 살아갈 때 생길 수 있는 무의식적인 억제와 억압으로 인해 촉발된 우울증에 가장 알맞은 오일이다.

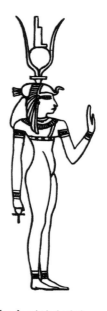

이시스(Isis), 다산의 여신
역사적으로 열정적인 달의 여신과 관련된 나일강가의 자스민은 이집트의 대지의 여신, 다산과 마법과 치유에 대한 비밀을 간직한 여신인 이시스를 대표한다. 이시스는 결혼 의식을 만들었다고 전해진다.

주니퍼

활력 & 부담감 덜기 & 권한 부여

주니퍼루스(Juniperus) 속을 구성하는 60여 종 가운데 커먼 (common) 주니퍼(Juniperus communis)의 열매가 약용과 향신료로 써 에센셜 오일의 재료로 사용된다. 주니퍼는 보통 가시가 많은 상록수로 12 m까지 자라고 청녹색 바늘 모양의 잎과 연녹색이 섞인 노란색 꽃을 피우며 작고 둥근 열매를 맺는다. 열매는 3년 에 걸쳐 초록에서 파랑, 그리고 검정색으로 변한다. 북유럽, 서 남아시아, 북아메리카가 원산지인 주니퍼는 황야, 산의 경사지 대, 침엽수림 등지에서 자란다.

주니퍼는 인류가 최초로 사용한 식물 중 하나이며, 주니퍼 열 매가 스위스 호숫가의 선사시대 유적지에서 발견되기도 했다. 향이 짙고 살균 효과가 있는 주니퍼를 태워 훈증제와 제례용 향 으로 사용하기도 했다. 고대 그리스인들은 전염병을 물리치기 위해 주니퍼를 사용했고, 티벳인들과 아메리카 원주민들은 의식 용으로 사용했다. 중세 시대에는 만병통치약으로 여겨지기도 했 고, 의사이자 수녀원장이었던 성 힐레가드 폰 빈젠(St. Hildegarde von Bingen)은 호흡기의 감염에 주니퍼의 열매를 으깬 후 뜨거운 물에 넣어 목욕하도록 권장했다. 19세기 프랑스 병원에서는 천 연두의 확산을 막기 위해 주니퍼 열매를 불태우기도 했다. 영 어 이름 주니퍼(juniper)는 '어린 열매'를 뜻하는 라틴어 유니오레 스(juniors)에서 유래하였고, 주니퍼의 프랑스식 이름인 쥬니에바 (genivre)는 켈트어로 '작은 관목'을 뜻하는 gen과, '뜨겁고 쓴'을 의미하는 prus에서 유래하였다. gen에서 주니퍼베리 향이 나는 술을 의미하는 진(gin)이라는 단어가 파생되었다. 타임과 진저 오일처럼 주니퍼도 몸을 따뜻하게 하고 양기를 강하게 해주는 강장제인데, 특히 신장의 양기를 강하게 해준다. 또한 이뇨 작 용과 림프 순환을 촉진한다. 신장의 양기를 강하게 하고 비뇨기 계에 효과적인 주니퍼 오일은 몸을 따뜻하게 하고 원기를 채워 주며 만성피로, 수족냉증, 요통, 부종(체액 정체)에 도움이 된다.

주니퍼 오일의 이뇨작용은 비장을 강화하는 효능과 관련되는 데, 이 효능으로 인해 아로마테라피에서 가장 강력한 울혈 제거

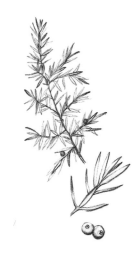

주니퍼

Juniperus communis
과: 측백나무과(*Cupressaceae*)
추출 부위: 익은 열매
향: 신선함, 소나무 향, 발삼 향, 달콤 쌉싸름한 향, 나무 향
에너지: 뜨거움 & 건조함
주 요소: 물 & 금
특성: 항카타르, 항감염, 류머티즘 증상 완화, 항지루, 거담, 림프 울혈 제거, 신경 강장, 발적, 전반적인 강장
안전 정보: 무독성, 무자극

제 중 하나로 꼽힌다. 또한 복부 팽만, 비만, 동맥경화증에 도움
이 된다. 이런 종류의 울혈은 지성피부로 이어질 수 있으며, 이
경우 라벤더, 시더우드와 함께 베이스 크림에 블렌딩하여 피부
에 적용할 수 있다.

히솝 오일과 마찬가지로 주니퍼 오일의 이뇨작용과 발적 작용
은 차갑고 시린 류머티즘 통증에 효과적이다. 또한 주니퍼베리
오일의 항감염 효능은 방광염, 요로감염, 기관지염에 좋으며,
특히 차갑게 울혈되어 있거나 호흡이 힘들어 쌕쌕거리거나, 무
기력한 증상을 가진 사람에게 도움이 된다.

주니퍼 오일의 소나무향과 톡 쏘는 듯한 향은 에너지적, 심리
적으로 가볍게 하고 정화시키는 능력과 연결된다. 주니퍼 오일
이 고대로부터 부정적인 영향을 몰아내고 영적인 정화를 이루는
힘과 관련되어 있다고 여겨져 온 것은 놀랄 만한 일이 아니다.
주니퍼 오일의 따뜻하고 달콤한 느낌의 나무향은 마음 깊이 작
용하여 잠재력을 실현할 수 있도록 해준다. 이는 주니퍼 오일이
신장에 영향을 미쳐 의지를 강화하기 때문이다.

주니퍼 오일은 심리적인 문제를 극복하여 의지력을 강하게 해
준다. 주니퍼 오일은 심적으로 부담이 많아 냉담해지고 걱정,
중압감, 불쾌한 기억에 강하게 사로잡혀 있는 사람들에게 적절
한 오일이다. 이런 사람들은 다른 사람들에게 지지 받지 못하고
오해를 받는다고 느끼면서 점점 위축되고 자신감을 잃게 된다.
점차 침울해지고 삶의 모든 것이 재미없다는 듯한 표정이 얼굴
에 깊게 자리하게 되면서 정신의 위축과 굳어짐으로 나타나고,
몸에도 뻣뻣하고 아픈 관절들이 나타나게 된다. 주니퍼 오일은
실패에 대한 두려움에서 기인한 자기도취나 근심을 없애 주는
데 도움이 된다. 또한 삶의 장애물을 극복하려는 결심을 강하게
해주며, 답보 상태와 고립 대신 행동과 솔직함으로 채우게 해준
다. 주니퍼의 이러한 측면은 주니퍼의 점성학적 별인 화성이 본
능적인 자기확신과 열정을 상징하는 것에서도 잘 드러난다.

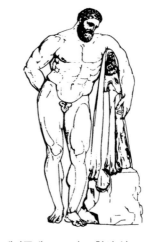

헤라클레스, 그리스 힘의 신
*전쟁의 신인 마르스와 에어리스처럼
헤라클레스도 힘과 용맹을 상징하는
전형적인 영웅이다. 그의 12가지
과업은 주니퍼 오일이 북돋는
흔들리지 않는 결의를 신화적으로
나타내고 있다.*

라우렐

영감 & 자존감 & 통찰력

흔히 베이(Bay)나 스윗 라우렐(Sweet laurel)이라고도 알려진 라우렐은 곧게 자라는 상록수 또는 작은 나무로 높이가 20 m에 이르며 진한 녹색의 창 모양 잎사귀와 여러 겹의 작은 노란색 꽃을 피운다. 그 꽃에서 향기롭고 작고 어두운 자주색의 열매가 열린다. 지중해가 원산지이나 지금은 전 세계에서 재배되고 화분에 담긴 장식용으로 재배된다.

라우렐의 식물학적 명칭을 보면 고대인들이 라우렐에게 부여한 고귀한 지위를 짐작할 수 있는데, 라틴어에서 온 laurus란 이름은 '숭배'를 뜻하고 nobilis는 '명성이 높은', '유명한' 등을 뜻한다. 그리스인과 로마인은 승리와 성취의 상징인 라우렐의 잎으로 만든 왕관(면류관)을 개선 장군, 황제, 시인에게 수여하였다. 중세에는 학자와 대학 졸업생에게 라우렐이나 바카 로레아(역주: 라우렐 열매가 달린 잔가지)로 만든 월계관을 씌워주었는데, 여기에서 프랑스의 바칼로레아(프랑스 대학 입학 자격시험)라는 말이 유래하였다. 영어에서 라우렐의 상징적 의미는 '왕실이 내리는 계관 시인', '영국 시인 수상자(the British Poet Laureate)'라는 표현과 '명예를 얻기 위해(to win one's laurels)'라는 관용어구에서도 잘 나타나 있다. 라우렐은 로즈마리와 함께 그리스의 빛, 시인, 예언의 신인 아폴로에게 헌정되었다. 고대 신화에 따르면, 월계관이 예술에서 승리의 상징이어야 한다고 선포한 신이 바로 아폴로였다고 한다. 그는 숲의 요정 다프네가 아폴로의 구애를 피하기 위해 라우렐 나무로 변한 이후에 이와 같이 선포했다. 또한 라우렐은 아폴로의 신전이 있는 델파이에서 신전의 여사제가 예언 의식의 일환으로 태우는 예언의 허브 중 하나였다.

또한 그리스인들은 라우렐이 번개, 악령, 질병을 막아주는 보호의 허브라고 믿었다. 이런 믿음은 중세까지 계속되었는데, 문 옆에 라우렐 나무를 심는 것이 하나의 풍습이었다. 의학적 효능은 고대로부터 인정받아왔으며, 그리스 의사인 갈렌은 기원 후

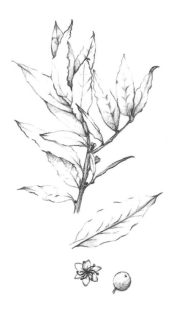

라우렐

Laurus nobilis
과: 녹나무과(*Lauraceae*)
추출 부위: 잎과 가지
향: 신선한 약초 향, 캠퍼 향, 달콤하고 약간의 계피 향
에너지: 따뜻함 & 건조함
주요소: 불
특성: 진통, 항균, 항카타르, 항진균, 항감염, 진경, 항류머티즘, 항바이러스, 가스 배출, 소화 자극, 거담, 신경 강장
안전 정보: 2세 이하의 유아에게 사용하지 말 것. 예민하거나 질병이 있거나 손상된 피부에는 사용하지 말 것. 2% 이상의 희석 농도로는 사용하지 말 것.

165년경에 라우렐의 잎과 열매를 뜨겁고 건조한 것으로 분류하면서 이뇨 작용과 간 기능을 강화하는 효능이 있다고 추천하였다. 열매를 으깬 후 우려낸 물은 류머티즘과 부종 치료제로 사용되었다.

라우렐 에센셜 오일은 잎과 가지에서 추출되고, 진경, 가스 배출, 거담의 치료적 효능이 있다. 라우렐의 에너지적인 주요 효능은 기를 순환시키고 차가운 객담을 제거하는 것이다. 이는 소화계에도 영향을 미쳐 오렌지, 마조람, 코리앤더와 블렌딩하여 사용하면 복부 팽만감, 소화 부진, 복통, 헛배부름 등에 도움이 될 수 있다. 또한 폐의 방부 효과와 거담 효과를 가져 유칼립투스, 파인 등과 블렌딩하여 사용하면 카타르(객담)가 많이 발생하는 감기와 만성 기관지염에 효능이 있다. 라우렐 오일의 이뇨 작용과 기를 순환시키는 능력은 차갑고 조이는 통증을 나타내는 골관절염, 류머티즘에도 좋다. 심리 치료 관점에서의 효과는 신경을 강화하고 정신을 고양시키는 것이다. 로즈마리 오일처럼 라우렐 오일도 집중력 저하, 기억력 부족, 만성 신경쇠약 등에 사용될 수 있다. 특히 에너지와 자신감 부족으로 냉담하고 위축되어 있는 사람에게 도움이 된다.

로즈마리가 자아 정체성을 강화하여 목표의식과 방향성을 되찾게 하는 것처럼, 라우렐 오일도 영감과 창조적인 대담함을 갖도록 도와준다. 라우렐은 자존감이 부족하여 자신의 지성과 능력을 의심하는 사람에게 적합하다. 이런 자기 의심은 스스로 한계를 갖게 하여 직관적인 사고 능력을 제한한다.

라우렐 오일은 이성적이고 더 '높은 정신'을 자극하여 자신의 무한한 가능성에 대한 믿음을 갖도록 한다. 이는 라우렐 오일이 불 요소를 더 활성화시키는 작용에 의해 가능하며 라우렐 오일의 상큼하면서도 매운 향기가 정신을 고양하여 우리의 내적 비전에 불꽃을 일으키기 때문이다.

라우렐 화관(월계관)

라우렐 나무(월계수)는 그리스와 로마에서 평화와 승리의 상징이었고, 사시사철 푸른 잎은 불멸을 상징하기도 했다. 라우렐 나무는 아폴로에게 바쳐졌는데, 도덕적이고 지적인 높은 능력을 갖춘 아폴로는 문명을 일궈낸 개척자로서의 위치를 차지하고 있다.

라벤더

고요한 평정 & 쉬운 자기 표현

라벤더는 1 m까지 자라는 향을 내는 관목으로 척박한 환경에서 잘 자란다. 창처럼 생긴 좁은 잎과 가느다란 줄기의 끝에 맺히는 이삭에 회청색의 꽃을 피운다. 고운 향기는 라벤더 전체에서 풍기지만 에센셜 오일은 주로 꽃에서 추출된다.

지중해 지역의 산악지대가 원산지인 라벤더는 현재 전 세계에서 재배되고 있으며, 배수가 잘 되는 척박한 토양에서 잘 자란다. 에센셜 오일의 주요 생산국은 불가리아, 프랑스, 크로아티아, 러시아이다. 라벤더의 수많은 종 가운데 가장 중요한 것들은 스파이크 라벤더(Lavandula spica), 프렌치 라벤더(Lavandula stoechas), 그리고 트루 라벤더(Lavandula officinalis) 등이다. 의학적으로는 트루 라벤더가 가장 중요하고, 스파이크 라벤더는 고대 로마인들이 목욕물에 향을 내기 위해 사용했던 식물이다. 실제 라벤더라는 이름은 '씻다'를 의미하는 라틴어 라바르(lavare)에서 유래하였다.

라벤더는 '코를 위한 허브'로 가장 널리 알려져 있는데, 이는 고대부터 신선하고 부드러운 향기로 유명했기 때문이다. 디오스코리데스가 "그대 가슴 속 슬픔을 위한(yee griefs in ye thorax)"이라며 라벤더를 추천했고, 성 힐데가르드 본 빈젠(St Hildegarde vonBingen)은 '자신의 순수성을 유지하게 하는 식물'로 라벤더를 추천하며 귀하게 여겼다. 1660년 리차드 셔플렛은 '라벤더 꽃의 증류수는 잃어버린 말을 되찾게 하고, 현기증과 심장병을 치료해준다'고 기록했다. 동양 의학에서 열을 내려주고, 자유롭게 하며, 이완시켜주는 라벤더는 열과 염증, 경련, 통증, 전반적인 불안감에 도움이 된다. 더불어 가지고 있는 항균 효능은 다양한 종류의 감염에 효과를 나타낸다.

라벤더 오일도 저먼 캐모마일과 마찬가지로 간의 열을 조절하고 내려주어 두통, 편두통, 변비, 짜증, 신경질 등의 과민함을 완화시키는 데 도움을 준다. 또한 심장의 기를 진정시키고 강화시켜주어 신경성 긴장, 불면, 가슴 두근거림, 고혈압 등에도 사용될 수 있다.

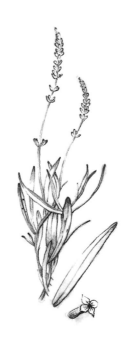

라벤더

Lavandula officinalis (Lavandula angustifolia / vera)
과: 꿀풀과(*Labiatae, Lamiaceae*)
추출 부위: 꽃
향: *신선한 허브향, 부드러운 꽃향, 달콤 쌉싸름향*
에너지: *차가움 & 건조함*
주 요소: *불 & 나무*
특성: *진통, 항균, 항진균, 항감염, 항염, 진경, 진정, 강심(cardiotonic), 담즙분비 촉진, 상처 치유, 혈압 강하, 구충*
안전 정보: *무독성, 무자극*

진경, 진통 효능을 가진 라벤더 에센셜 오일은 복통, 과민성 대장증후군, 생리전 증후군, 생리통, 경직된 근육과 통증 등 다양한 문제에 도움을 줄 수 있다.

또한 항감염 효과도 있어 비뇨 생식기와 호흡기의 감염에 유용하다. 젖은 면솜에 라벤더 오일을 떨어뜨려 가벼운 화상을 진정시킬 수 있고, 크림, 겔, 우유 등에 희석하여 피부염, 건선, 습진 등과 같은 염증성 피부에도 사용할 수 있다.

라벤더 오일의 심리적 효능은 심장의 기를 진정시키고 안정시키는 능력에서 비롯된다. 정신이 머무르는 곳인 심장은 우리의 정신적 정서적 균형을 유지하는 역할을 하고 있다. 이 중심 역할을 하는 심장에 도움을 주는 라벤더는 신경성 긴장을 완화하고 공황과 히스테리를 진정시키는 데 도움을 줄 수 있다. 존 제라드(John Gwrard)는 1597년에 "라벤더는 심장을 열정에 불타오르게 한다"는 말을 남겼다. 향기로운 구조약인 라벤더는 마음을 압도할 수 있는 어떤 감정도 진정시키는 효과가 있다.

또한 나무 요소의 억압된 에너지를 방출시켜 기의 흐름을 원활하게 하고 좌절과 폭발적인 화를 완화시킨다. 습관적인 행동, 특히 오랜 기간 표현되지 못한 감정의 축적으로 생긴 고착된 정신적 에너지를 방출시키는 효능에 대해 식물학자 피터 홈즈(Peter Holmes)는 "습관의 타파자이자 위기의 해결사"라고 묘사했다. 라벤더 오일이 가져다주는 고요함과 평온함은 안으로 숨는 듯한, 자기 보호적인 라벤더의 꽃 모양과도 닮아 있다. 이는 라벤더의 지배 행성인 처녀자리가 상징하는 침착한 평온의 상태를 보여준다. 처녀자리의 특성이 과민함과 자기절제를 포함하는 것처럼, 라벤더 또한 수줍음, 당혹감을 초래하는 신경 불안을 안정시킬 수 있다. 또한 자기 표현을 방해하는 트라우마를 풀어주어 창의력은 넘치지만 자의식이 부족해 실천하지 못하고 있는 사람에게 적합하다. 그러므로 처녀자리가 상징하는 자유로운 표현과 자아의 완전함을 더욱 강하게 해준다.

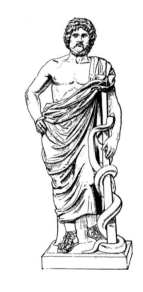

아에스쿨레피우스, 의학의 신
라벤더 오일의 강력하고 광범위한 치료적 힘은 그리스 의학의 신인 아에스쿨레피우스로 가장 잘 표현될 수 있다. 아폴로 신의 아들인 아에스쿨레피우스는 모든 예술과 과학 분야, 그리고 의학의 비밀에 능통했던 케이론에 의해 양육되었다.

레몬

상쾌함 & 명확함 & 신뢰

레몬은 6~9 m까지 자라는 상록수이고 옅은 녹색의 타원형 잎과 향이 강한 흰색과 분홍색의 꽃을 피운다. 레몬 나무 한 그루에서 매년 1,500개 정도의 레몬이 생산되며, 열매는 익어갈수록 초록색에서 노란색으로 변한다.

레몬 나무도 다른 시트러스계 나무와 마찬가지로 아시아에서 유래하였다. 기원후 2세기경 그리스에 전해진 레몬 나무는 중세까지 주로 스페인과 이탈리아 시칠리아에서 재배되었고, 유럽 전역에 널리 퍼지지는 못했다. 오늘날에는 지중해 전역에서 자라고 있지만 플로리다와 캘리포니아가 주요 생산지이다.

로마의 역사학자인 베르길리우스는 레몬을 '반 사과'라고 하였는데, 이는 고대에 레몬 껍질로 옷에 향기를 내고 벌레를 쫓았기 때문이다. 17세기가 되어서야 신갈렌 학파의 약사 니콜라스 레머리(Nicholas Lemery)가 레몬의 의학적 효능을 밝혀냈다. 1698년에 쓴 그의 저서에서 레몬은 혈액 정화와 위의 가스 배출에 효과가 있는 것으로 기록되어 있다. 긴 항해 도중 발생하는 괴혈병에 레몬이 예방작용을 한다고 하여 영국의 선원들이 많은 양의 레몬을 주문하면서 명성도 높아지게 되었다. 스페인과 다른 유럽 국가에서는 거의 만병통치약으로 광범위하게 사용되었으며, 특히 독성, 감염에 관계된 증상에 많이 사용되었다.

레몬의 껍질을 냉압착하여 추출하는 레몬 오일은 아로마테라피에 쓰이는 오일 중 가장 가벼운 것에 속하고 전형적인 탑 노트의 향을 낸다. 베르가못과 자몽 오일처럼 레몬 오일도 사용시 일반적으로 주의할 점은 광독성이다.

동양 의학에서 레몬 오일은 차갑고 건조한 속성을 갖고 있으며 열과 습, 객담을 제거한다. 또한 울혈 제거, 정화, 해독 작용을 가장 잘하는 오일 중 하나이다.

레몬이 가진 뜨거운 습과 담을 제거하는 능력은 자몽 오일과 비슷하며, 림프의 울혈 제거 효능을 통해서도 잘 확인할 수 있다. 이런 효능으로 비만, 셀룰라이트, 고지혈증, 동맥경화증에

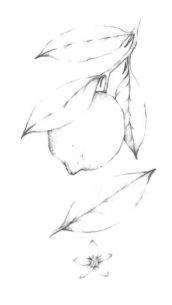

레몬

Citrus limonum
과: *운향과(Rutaceae)*
추출 부위: 껍질
향: *상쾌하고 가벼운 향, 시트러스 향, 신 향, 약간 달콤한 향*
에너지: *차가움 & 건조함*
주 요소: *흙 & 불*
특성: *항균, 항응고, 항감염, 항염, 항진균, 항류머티즘, 항경화, 진경, 항바이러스, 수렴, 가스 배출, 소화촉진, 부드러운 이뇨작용, 혈압 저하, 면역력 증강, 담석 용해, 림프의 울혈 제거, 비장 자극, 건위, 정맥 강장*
안전 정보: *광감성이 있으므로 레몬 에센셜 희석 오일을 피부에 적용한 지 12시간 내에 직사광선이나 햇빛에 노출되는 것을 피할 것*

처방된다. 결석을 용해하는 효능이 있는 것으로도 알려진 레몬 오일은 요로결석과 담석 제거에 도움을 줄 수 있다. 과로로 충혈된 간에서 열기와 독성을 제거하는 레몬 오일은 구역질, 두통, 화, 불면증 등을 감소시킨다. 또한 혈액의 응고를 막아 에너지적으로는 혈액 순환을 원활하게 하고, 이러한 치료적 효과는 부분적으로 레몬 오일의 수렴 작용 때문이기도 하다. 순환을 돕고 혈관을 강하게 하여 모세혈관 파열증, 정맥류, 치질, 코피 등에 사용될 수 있다. 이 오일은 라벤더, 네롤리, 멜리사 오일과 블렌딩하여 사용할 경우 지나치게 긴장되어 있는 사람에게 더욱 효과적이다. 그리고 항바이러스 작용을 하여 감기와 독감에 좋으며, 특히 노랗거나 푸른색의 가래가 생기는 증상에 좋다. 더불어 항감염 효과가 탁월하여 공기 정화제로 사용할 수 있으며 병원의 병실, 다중이용시설, 집 등에서 공기 중에 발향하여 사용하면 좋다.

습과 객담에 대한 레몬 오일 효과는 비장에 미치는 레몬 오일의 영향 때문이다. 음식물을 소화시키는 비장의 기능이 저하되면 울혈이 생긴다. 비장을 자극하고 심리적인 울혈을 해소하는 레몬 오일은 주로 흙의 요소로 작용한다.

상쾌한 레몬 향은 의식에 작용하여 의식을 뚜렷하고 명확하게 고양시킨다. 레몬 오일은 혼란과 근심을 없애 의식을 고요하고, 맑고, 신선하게 한다. 마음의 산란함을 줄여 주어 부담감, 근심, 장애물 등에 짓눌린 마음을 편안하게 해준다.

레몬은 인간의 사랑과 신적인 사랑의 행성인 금성 및 해왕성 모두와 연관이 있으며, 가벼운 최음 효과를 가진 것으로 여겨졌다. 혼란과 의심을 잠재우는 레몬 오일은 좀 더 큰 믿음과 안정감을 가질 수 있도록 용기를 북돋는다. 로즈 오일처럼 레몬 오일도 다른 사람과 감정적으로 관계를 맺을 때 자신을 잃어버릴지도 모른다는 두려움을 없애 주어 마음을 열게 한다.

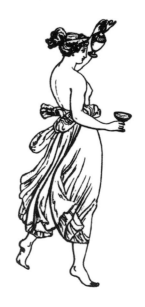

유벤타스, 젊음의 신
만병통치약, 건강보조제로서 레몬이 가지고 있는 오랜 명성은 싱그러운 얼굴을 가진 로마의 젊음의 여신 유벤타스가 상징하는 것과도 일치한다.

스윗 마조람

위로/만족/측은함

스윗 마조람(Marjoram)은 30~80 cm까지 자라는 허브로, 잎은 타원형의 짙은 녹색이며 흰색과 분홍색의 뾰족뾰족한 작은 꽃이 무리지어 피어난다. 꽃이 피는 허브 전체를 에센셜 오일 추출에 사용한다. 남유럽과 북아프리카, 서아시아 지역이 원산지인 마조람은 유럽 전역과 북아프리카에서 재배되고 있고, 가장 큰 재배지는 프랑스와 이집트이다. 팟 마조람(Origanum onites)은 스윗 마조람(Origanum majorana)에 비해 매우 추운 지방에서 재배되는 품종이며, 와일드 마조람(Origanum vulgare)은 허브 정원의 진정한 허브라고 볼 수 있다.

　오리가눔(Origanum)이란 총칭은 그리스어 오레스(oros)와 가누스(ganos)에서 유래했으며, '산의 기쁨'을 뜻한다. 작은 꽃들이 무리지어 피는 것이 꼭두각시 같아서 오래 전 프랑스에서는 메어리올(mariol)로 불렸다. 스윗, 와일드, 팟 마조람은 고대부터 요리와 의학용으로 사용되었다. 고대 이집트인들이 재배한 팟 마조람은 향수, 연고, 의약품으로 사용되었으며 강력하고 위대한 어머니인 네이트의 아들이자 악어의 신이라고 하는 소백(Sobek)에게 바쳐졌다. 그리스인들에게 와일드 마조람은 장례용 허브로 죽은 자들에게 영적 평화를 안겨 주기 위해 무덤 주변에 심었다. 사랑, 아름다움, 다산의 여신인 아프로디테와 관련 있는 마조람은 사랑과 영광의 상징으로 신혼부부의 화관을 장식하는 꽃으로 사용되기도 했다. 아프로디테의 부드러운 손길이 닿자 마조람 꽃이 향을 갖게 되었다고 전해진다.

　1세기경, 식물을 활용한 치료에 풍부한 경험을 갖고 있던 그리스의 디오스코리데스는 신경을 따뜻하고 튼튼하게 하기 위해 아마리시뭄(amaricimum)이라 불리는 마조람 연고를 만들었다. 예로부터 마조람 오일은 원기를 회복하는 데에 탁월한 효과가 있다고 알려져 오랜 세월동안 사용되었다. 영국의 튜더 왕조 시대에는 향을 맡는 것만으로도 건강을 지킬 수 있다고 믿기도 했다.

　스윗 마조람은 강화와 이완의 효과를 낼 수 있는 에센셜 오일 중 하나이다. 동양 의학 관점에서 마조람 오일은 기를 강화하고 순환시키며, 차가운 점액을 제거하여 마음을 평안하게 한다. 또

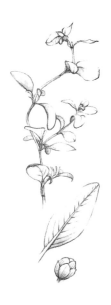

스윗 마조람

Origanum marjorana

과: *꿀풀과Labiatae (Lamiaceae)*

추출 부위: *꽃이 핀 허브 전체*

향: *신선한 허브 향, 따뜻한 캠퍼 향, 달콤하며 약간의 나무 향*

에너지: *따뜻함 & 건조함*

주 요소: *흙 & 불*

특성: *진통, 항균, 항감염, 항경련, 진정, 구충, 소화기 자극, 이뇨(순한), 거담, 혈압 강하, 신경 강화 ,건위, 혈관 확장*

안전 정보: *무독성, 무자극*

한 기를 순환시킴으로써 즉각적인 진경과 진통 완화 효과가 있으며, 근육 경직 및 통증, 신경통, 장 복통, 관절염 등에 적용할 수 있다. 가슴의 기 흐름을 부드럽게 하여 심장을 진정시키고 조절하기 때문에 심장의 두근거림, 빈맥, 고혈압 등에도 처방된다. 또한 가슴의 경련을 막아주는 효능으로 맑은 카타르와 함께 나타나는 신경성 기침, 천식에 가장 좋은 에센셜 오일 중 하나이다.

마조람 오일의 강장 효능은 만성 무기력, 신경성 탈진 모두에 사용될 수 있다. 특히 피로와 긴장이 번갈아 가며 나타나거나 근심과 불면증을 동반하는 질환에 유용하다. 비장과 췌장의 기를 회복하는 동시에 신경을 안정시키는 마조람 오일은 타고난 '균형자'의 역할을 하며 비장과 췌장의 기를 회복하는 동시에 신경을 안정시킨다.

마조람 오일은 주로 흙 요소와 관련을 맺어, 의(意)를 제어하는 효과를 가진다. 그것은 마조람의 달콤하고 풍부한 영양성분, 균형을 잡아주는 특징 때문이다. 흙 요소가 부족하거나 스트레스를 받으면 걱정과 생각이 많아진다. 또한 "아무도 나에게 관심을 가져주지 않는다."는 생각으로 심리적 박탈감을 갖게 되는데, 이는 실제상황이 그럴 수도 있고 본인만의 생각일 수도 있다. 본인이 실제로 고립되어 있는지 여부와 상관없이, 이들은 스스로를 고립되어 외로운 사람으로 여기며, 따스함과 애정의 감정을 부정한다.

마조람 오일은 편안함과 따뜻함으로 심리적 위로를 주며, 정신적 각 단계에 알맞은 효능을 발휘한다. 강박적 사고를 고요하게 하고, 정서적 갈망을 편안하게 하며, 자신의 내면을 풍요롭게 하도록 용기를 북돋는다. 그래서 고대에서 마조람은 장례용 허브로 사용하였는데, 로즈와 사이프러스를 블렌딩하여 사용하면 깊은 상실감을 받아들이는 데 도움이 된다. 사랑의 허브인 마조람은 욕구를 갖게 하고, 우리의 힘을 회복하는 데 도움이 된다. 대지의 자비로 증류해 얻은 마조람 오일은 우리에게 '산의 기쁨'을 보여주고 있다.

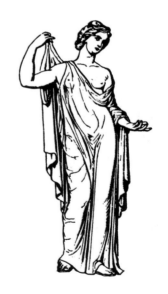

아프로디테, 사랑의 신
마조람은 사랑과 욕망의 여신 아프로디테에게 바쳐졌다. 아프로디테가 즐거움의 신이라고 불리는 것은 마조람 오일이 주는 즐거움과 만족감을 떠올리게 한다.

멜리사

부드러운 힘 & 두려움 없는 평온

'밤' 또는 '레몬밤'이라고 알려진 멜리사(Melissa)는 레몬처럼 달콤한 향이 나는 다년생 허브로 30~60 cm까지 자란다. 연두색의 타원 모양과 하트 모양의 잎, 작은 꽃잎이 여러 겹으로 이루어진 노란색, 흰색, 분홍색 꽃을 피운다. 지중해가 원산지인 멜리사는 현재 세계 각지의 정원에서 재배되고 있다. 고대부터 많은 찬사를 받아온 멜리사의 이름은 '꿀벌'을 의미하는 그리스어 멜리테나(melittena)에서 유래했는데, 디오스코리데스는 "꿀벌들이 멜리사에서 정말 큰 기쁨을 느끼기" 때문에 이러한 이름이 붙여졌다고 말했다. 멜리사의 풍부하고 달콤한 과즙은 꿀벌을 유인하며 가장 좋은 품질의 꿀을 만드는 데 큰 도움을 준다.

디오스코리데스와 로마의 약초 학자인 플리니(Pliny)는 멜리사의 진통, 진경, 그리고 상처 치유 효능에 주목하여 치통, 천식, 상처에 사용하도록 권하였다. 아랍 의사인 아비세나는 11세기경 약물학 저서에서 멜리사의 효능을 매우 높이 평가했다. 그의 저서인 『의학의 규범(The Canon of Medicine)』에서는 "멜리사가 마음을 기쁘고 행복하게 하고, 영혼을 생동감 있게 고양시킨다." 라고 쓰여 있다. 고대로부터 멜리사는 심장과 신경계 질환을 완화하는 것으로 알려져 있는데, 특히 우울감 완화로 잘 알려져 있다. 스위스 태생의 의사이자 연금술사 파라켈수스(Paracelsus, 1493~1541)는 많은 지역에서 장수를 돕는 것으로 알려진 멜리사를 "생명의 묘약"이라 불렀다.

멜리사 오일 중 상당수가 멜리사 식물 자체(학명: Melissa officinalis)에서 추출한 에센셜 오일이 아니다. 멜리사 오일의 이름으로 팔리고 있는 많은 오일들이 레몬그라스와 시트로넬라에서 멜리사의 구성 물질과 유사한 화합물을 추출하여 블렌딩한 것이다. 이렇게 블렌딩한 오일을 판매하는 이유는 신선한 멜리사 잎에서 추출되는 에센스의 양이 매우 적어 너무 비싸기 때문이다. 그래서 멜리사 오일을 구입할 때 구매자는 공급자나 소매업자에게 해당 오일이 Meliss officinalis에서만 추출된 것인지 확인해야 한다. 순수 오일이라면 절대 저렴하지 않을 것이다. 그럼에도 불구하고 독특한 멜리사 오일의 부드러운 힘은 투자할 가치가 충분하다.

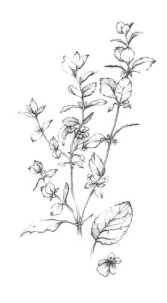

멜리사

Melissa officinalis
과: 꿀풀과 Labiatae (Lamiaceae)
추출 부위: 잎
향: 신선한 향, 풀 향, 허브 향, 시트러스 계열의 약간 달콤한 향
에너지: 시원함 & 건조함
주 요소: 불 & 나무
특성: 항우울, 항염, 항균, 진정, 구풍, 담즙, 소화 자극, 저혈압, 용혈, 혈관 확장
안전 정보: 임신 중이거나 수유 시 사용하지 말 것. 2세 미만의 어린이에게는 사용하지 말 것. 과민성, 질병, 손상된 피부 및 전립선 비대증 또는 녹내장이 있는 피부에는 사용하지 말 것. 1% 이상의 희석 농도로 사용하지 말 것.

에너지적으로 차갑고 건조한 멜리사 오일은 간과 심장의 열, 심란한 마음, 기의 정체 등에 처방된다.

정체된 기의 순환을 돕는 멜리사 오일의 효능은 잘 알려진 진경, 소화촉진 효능에 반영된다. 간과 위, 장의 기능을 향상시키는 멜리사 오일은 상복부의 경련, 신경성 소화불량, 메스꺼움과 헛배부름 등에 사용된다. 또한 폐의 기 흐름을 원활하게 하여 신경성 천식 증상에 처방되고, 황색 카타르를 동반한 기침과 기관지염을 완화시킨다. 라벤더 오일과 마찬가지로 진통 완화 효능이 있어, 편두통과 생리통을 완화한다.

심장의 열을 내리고 신경을 강장하는 멜리사 오일의 효능은 불안, 불면, 근심 등에 효과를 나타낸다. 혈관을 확장시키는 멜리사 오일은 고혈압에도 좋다.

마음과 혼(Ethereal Soul)을 조화롭게 하는 멜리사 오일은 우울증에 효과적인데, 특히 정서적으로 예민하지만 감정을 차단한 사람들에게 좋다. 멜리사 식물 자체가 부드러우면서 강한 성향을 갖는데, 구체적인 효과는 갈등으로 인해 정신적 충격을 받는 사람들에게 아주 잘 맞는다. 이런 사람들은 상처받은 마음과 분노를 표현하기보다는 억제하면서 강하게 보이려는 경향이 있다. 이러한 감정은 내면에 쌓여, 억압된 마음의 상태를 만들어낸다. 17세기 약초학자인 니콜라스 컬페퍼는 이를 '검은 담즙'이라고 표현했다.

컬페퍼에 따르면 멜리사는 황도의 네 번째 행성인 게자리와 관련되어 있다. 게자리는 심막, 가슴, 위를 다스리는 것과 더불어 감정의 뿌리 — 모성과 유아기를 상징한다. 멜리사는 우리의 정서적 존재를 규정하는 '내면 아이'인 정신의 가장 깊은 곳까지 도달한다. 멜리사 오일이 갖고 있는 레몬처럼 신선하고 꿀처럼 달콤한 향은 혼란스럽고 의존적인 영혼(soul)을 평온하고 명료하게 회복시켜 준다. 라벤더가 혼란스러운 감정을 평온하게 하듯, 멜리사 오일도 유사한 방식으로 긴장을 완화하고, 불신을 신뢰로 바꾸어 놓는다. 신맛과 떫은 맛을 가진 멜리사는 마음의 근원지인 심장에 다시 흡수되어 우울과 불안, 불길한 예감에 휩싸여 있는 사람들에게 가장 효과적인 오일이다.

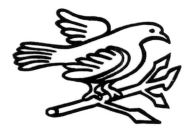

평화의 비둘기

비둘기는 여성성과 모성성뿐 아니라 평화, 온화, 순수의 고대 상징이다. 위의 기독교적 이미지는 우리에게 마음의 평온함과 단순함을 회복시키면서 영적인 힘의 원천을 제공하는 멜리사 오일의 능력을 상기시켜 준다.

미르

고요한 고독, 초월적 평화

미르(Myrrh)는 80여 종류의 콤미포라(Commiphora) 속(屬) 중 중동, 인도 북부 및 북아프리카에서 자라는 가시가 많고, 성장이 멈춘 관목에서 채취하는 수지이다. 3 m까지 자라는 미르는 수많은 옹이가 박힌 나뭇가지에 듬성듬성 달린 세 갈래로 갈라진 잎이 달리며 흰색 꽃을 피운다. 나무 껍질에 상처를 내면 옅은 노란색의 올레오레진(oleoresin) 성분이 흘러나오고 공기에 닿으면 반투명하게 단단해지고 적갈색의 '눈물'로 맺힌다.

'쓴'을 의미하는 아랍어 murr에서 파생된 미르는 거의 4천년 동안 중동, 북아프리카 및 지중해 전역에서 사용되었다. 미르는 향이 풍부하고 오래 지속되어 귀중하게 쓰여진 최초의 아로마 중 하나이다.

미르는 고대 이집트인들의 종교와 의학적 생활에 중요한 역할을 했는데, 그들은 이를 "punt" 또는 "phun"라고 불렀다. 이집트인들은 장례식용 허브로 미르를 태워 죽은 사람을 기리기 위한 향으로 사용했을 뿐 아니라 치료 연고로도 사용했다. 미르는 독수리 머리를 한 태양신 호루스의 눈물에서 나온 것이라고 전해진다.

미르는 고대 히브리인들도 매우 중요하게 사용했는데, 종교의식을 준비하는 과정에서 의식을 높이기 위해 미르를 포도주에 타서 마셨다. 미르는 동방 박사의 세 가지 선물 중 하나로 그리스도의 탄생에 바쳐졌을 뿐 아니라, 예수의 죽음에도 바쳐졌다. 성서의 요한복음에는 니코데모가 예수를 묻기 전, "유대인들의 매장 방식에 따라 미르와 알로에를 혼합한 후 예수의 시체에 바르고 린넨 천으로 감쌌다."라고 적혀 있다.

역사를 통해 치료의 가치를 인정받은 미르는 그리스 로마 시대부터 20세기에 이르기까지 모든 종류의 연고와 고약에 사용됐으며 살균, 상처 치유, 항카타르 효능 때문에 지금까지 지속적으로 사용되고 있다.

동양 의학의 관점으로 보면 미르는 에너지가 따뜻하고 건조하다. 이 오일은 비장과 췌장이 약해져 습한 기운이 축적되어 생기는 무기력하고 냉하며 울혈이 있는 사람들에게 도움이 된다.

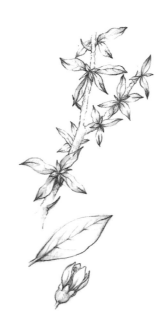

미르

Commiphora molmol
과: 감람과 Burseraceae
추출 부위: 수지
향: 수지 향, 발사믹 향, 풍부한 캠퍼 향
에너지: 따뜻함 & 건조함
주 요소: 흙 & 금
특성: 항균, 항카타르, 항우울, 항감염, 항염증, 항기생충, 항바이러스, 수렴, 진통, 안정, 가스 배출, 상처 치유, 거담
안전 정보: 무독성, 무자극

또한, 미르는 천연 수렴제로 만성 설사나 질 분비물 과다에 도움이 된다. 임상 연구에 따르면 미르는 혈중 콜레스테롤 수치를 낮추고 비만과 허혈성 심장 질환을 가진 사람들에게 도움이 된다고 알려져 있다.

미르는 항박테리아, 항진균 및 항염 작용이 있는 것으로도 알려져 있으며, 전통적으로 구강, 잇몸, 인후 감염, 질염 및 아구창 치료에 사용되었다. 거담과 진통 효능도 있어 후두염, 쉰 목소리, 기관지염 등에 좋고, 특히 유칼립투스, 티트리, 파인 에센셜 오일과 블렌딩하여 사용하면 도움을 받을 수 있다.

프랑킨센스 오일처럼 신경계에도 영향을 미치는 미르는 부드럽게 진정시키는 작용을 통해 마음에 깊은 평온을 준다. 베이스 노트이며 달콤한 수지 향과 흙 향의 미르는 비장에 영향을 미치는 흙 요소와 연결시킬 수 있다. 의(意)를 원활하고, 명확하게, 체계적으로 돕는 미르는 과도한 생각, 근심, 마음의 흐트러짐에 효과를 내는 주요 오일 중 하나이다.

프랑킨센스 오일과 마찬가지로 내적인 고요함과 평화를 가져오는 미르는 초조하고 세속적인 일에서 해방되도록 영혼(Spirit)에 영향을 미친다. 장례식에서 주로 사용되는 허브인 미르는 비탄과 슬픔을 경감시켜 평화를 가져다준다. 이런 면에서 금 요소와 연결시킬 수 있다. 상처를 치유하는 효능을 가진 미르는 식물이 상처를 입었을 때 스스로를 치유하듯 상실과 수용 받지 못해 생긴 상처를 치유할 수 있다. 식물에 담겨 있는 불멸의 사막 에너지가 추출되어 있는 미르 오일은 고독감을 달래는 힘을 가지고 있다.

고대에 비밀스럽게 전수되던 마법의 허브인 미르는 영혼(Spiritual)과 육체를 통합하여 하늘과 땅 사이에 다리를 놓는다. 미르는 머리 위쪽의 크라운 차크라와 척추 아랫부분에 위치한 마음의 중심, 베이스 차크라 사이의 연결을 강화한다. 그렇게 함으로써 영혼의 꿈과 비전을 구체적인 표현으로 드러낼 수 있는 통로를 찾게 되고 마법처럼 실현할 수 있는 힘이 생겨난다.

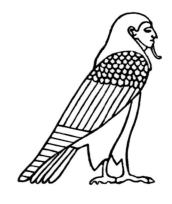

바(Ba), 자아

미르는 정신의 아주 깊은 곳까지 도달해서 물질적인 차원을 초월하고 변형시키는 효과를 줄 수 있다. 참된 자아에 대한 의식을 높이는데, 고대 이집트인들은 미르를 모양이 없고 자유로운 새처럼 생긴 바 영혼에게 바쳤다. 그것은 지적 능력과 자아의 바 영혼과 구분되었다.

네롤리

안도감, 회복, 재생

네롤리(Neroli)는 비터 오렌지 나무의 꽃에서 추출된다. 비터 오렌지 나무는 신 오렌지 나무 또는 세비야 오렌지 나무(Citrus aurantium var. amara 또는 Citrus bigaradia)로도 알려져 있다. 10 m까지 자라는 상록수에는 짙은 녹색을 띈 타원 모양의 잎, 흰 꽃과 작고 어두운 색깔의 열매를 맺는다.

동남아시아가 원산지인 오렌지 나무는 인도와 페르시아까지 퍼져 오늘날 지중해, 캘리포니아, 남아메리카 등지에서 재배되고 있다. 이 나무는 여러 종류의 에센셜 오일을 생산하는 몇 안 되는 식물 중 하나로 꽃에서는 네롤리, 잎과 나뭇 가지에서는 페티 그레인, 열매의 껍질에서는 비터 오렌지 오일이 만들어진다. 네롤리 오일의 주요 생산지는 튀니지, 이탈리아, 프랑스 등이다.

비터 오렌지는 10~11세기에 지중해에서 처음 재배되었다. 신대륙 발견 이후 서인도 제도에 소개되었고, 그 후 아메리카에도 오렌지 나무가 소개되었다. 그러나 꽃으로 오일을 추출한 것에 대해 기록을 남긴 최초의 사람은 1563년 이탈리아의 자연주의자 델라 포르타(della Porta)이다.

네롤리란 이름은 17세기 이탈리아에 오일을 소개한 로마 근교의 네롤리 공주 안나 마리아 데 라트레모유(Anna Maria de la Tremoille)의 이름을 따서 붙여진 것으로 추측된다. 안나 마리아 공주는 장갑, 스카프 등 대부분의 소지품에 이 오일의 향을 사용했다.

또한, 마드리드의 매춘부도 네롤리 향을 사용했는데, 이 아로마 향으로 매춘부를 구분해냈다고 한다. 반면에 이 꽃은 신부의 머리 화관과 부케로 쓰여 순수함과 순결함을 상징하기도 했다. 라벤더, 베르가못, 레몬, 로즈마리 오일과 함께 네롤리는 고전적인 향수 오 데 코롱의 주요 구성 성분이다. 의학적으로 네롤리는 신경계를 온화하게 강장하는 효능으로 귀하게 여겨졌다.

시원한 느낌의 온도와 적당한 습도를 지닌 네롤리 오일은 열을 제거하고 신경을 이완시키며 영혼(Spirit)을 고양시킨다.

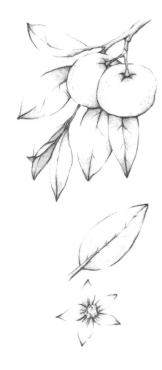

네롤리

Citrus aurantium var. amara
과: 운향과 Rutaceae
추출 부위: 꽃
향: 꽃 향, 달콤쌉싸름 향, 따뜻한 향, 풍부한 오렌지 향
에너지: 시원한 온도 & 중간 습도
주 요소: 불 & 나무
특성: 항박테리아, 항우울, 항감염, 항기생충, 약간의 수렴, 진정, 소화기 자극, 정맥 강장
안전 정보: 무독성, 무자극

로즈, 라벤더, 멜리사와 함께 심장과 마음을 진정시키고 안정시키는 최고의 에센셜 오일 중 하나이다. 네롤리는 특히 초조함, 불안감, 불면증 및 심계 항진 증상이 나타나는 뜨겁고 불안한 심장에 좋으며 고혈압에 도움이 된다. 신경계를 전반적으로 조절하는 네롤리 오일은 정신적, 정서적 긴장, 신경성 우울증, 만성 및 급성 불안감을 완화하는 데 도움이 된다.

오렌지 오일과 유사한 작용을 하는 네롤리는 간과 비장-췌장을 강하게 만들어주어 신경성 소화 불량, 복부 팽만 및 복통을 조절한다. 부드럽게 수축시키기 때문에 특히 어린이의 설사에 권장된다.

심리적 차원에서 네롤리는 심장과 마음에 진정 효과를 주는 불 요소와 관련이 있다. 네롤리의 섬세하고 풍부하며 달콤한 꽃향은 마음을 진정시키고 행복감을 주는 동시에 쓴 향은 현실에 발을 내딛도록 한다.

네롤리는 정서적으로 긴장되어 있어 불안정한 사람들, 쉽게 놀라고 동요하는 사람들에게 좋다. 이들은 스트레스에 대한 민감성과 반응이 높아짐에 따라 감정적으로 지쳐서 우울함을 느끼는 경향이 있다. 게다가 표현되지 못한 분노가 있거나 무의식적인 원망의 감정이 있다면 우울은 절망을 넘어 사방이 온통 막혀 있는 듯한 느낌으로 변하게 된다. 네롤리 오일은 편안함과 강한 힘을 마음속에 불어넣어 태양과 달(의식 및 무의식 세계)을 편안하게 하고 재결합함으로써 억압된 감정을 발산하도록 돕는다.

감각적이고 영적(Spiritual)인 것으로 묘사되는 네롤리는 단절된 몸과 마음을 다시 연결한다. 예를 들어, 신경성 우울증이 성적 욕망을 억누를 때, 네롤리는 성적인 긴장을 완화하고 정서적 조화를 이루도록 돕는다. 다른 한편으로, 불안한 감정이 의식 아래로 억압되어 몸이 경련과 통증으로 굳어질 때 네롤리는 부정적인 감정에서 생겨나는 우울감을 완화시키며 동시에 통증도 점차 경감시킨다. 이런 방식으로 네롤리 오일은 우리에게 희망과 기쁨을 빼앗아가는 깊은 감정적 고통을 완화하는 데 도움을 준다.

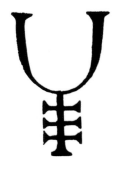

융합

'융합'을 상징하는 중세 연금술 기호는 네롤리 오일의 정서적 통합과 조화를 이루는 효과와 유사하며 그 의미를 같이한다.

오렌지

편안함, 적응, 낙관

오렌지(Orange)라는 이름은 열매를 의미하는 산스크리트어 naranj에서 유래했다. 스윗 오렌지 오일은 스윗 오렌지 나무인 Citrus sinensis의 열매 껍질에서 추출되며 냉압착을 통해 얻는다. Citrus 속(屬)은 주로 과즙이 많은 과일로 알려진 상록수 및 반 상록수와 관목의 여러 변종을 포함하고 있다. 오늘날 모든 오렌지 품종의 기원은 비터 오렌지(Citrus aurantium var. amara)일 가능성이 높으며, 비터 오렌지는 스윗 오렌지보다 더 크고 강하다. 만다린(Citrus reticulata)은 비터 오렌지와 스윗 오렌지 나무보다 크기가 작지만 더 넓은 지역에서 재배되고 있고, 잎이 더 작고 향이 은은하다.

아시아가 원산지인 스윗 오렌지는 1520년경 포르투갈 탐험가들이 마카오를 점령한 직후 중국 남부를 거쳐 유럽에 전한 것에서 유래되어, 처음에는 '포르투갈 오렌지'로 알려졌다. 오렌지는 레몬과 함께 콜럼버스에 의해 신대륙에 소개되었고, 서인도 제도 및 플로리다에서 재배되었다. 오렌지 오일의 최대 생산지는 브라질, 캘리포니아, 이스라엘, 플로리다이다.

오렌지의 치료적 효능은 고대 중국에서 처음 발견되었는데, 말린 오렌지 껍질은 수 세기 동안 전통적인 중국 의학에서 약재로 쓰였다. 잘 익은 과일과 덜 익은 과일 모두가 사용되지만 의학적으로 가장 효과가 있는 것은 덜 익은 비터 오렌지 껍질로, 주로 소화를 촉진하고 경련을 완화하는 데 사용됐다. 또한 오렌지는 행운과 번영을 상징하는 중국의 전통 상징물이기도 했다. 18세기 유럽에서 오렌지는 신경성 증상, 심장 문제, 복통, 천식, 우울을 완화하는 것으로 알려졌다.

에너지적 측면에서 스윗 오렌지 오일의 주 효능은 베르가못, 만다린처럼 간, 위, 장에 축적되어 정체된 기를 순환시킨다.

그러므로 스윗 오렌지 오일은 소화기 계통에 좋은 최고의 오일이다. 위에 작용하는 강장 효과와 기를 순환시키는 능력을 모두 갖고 있는 오렌지 오일은 복부 팽만감과 통증, 식욕부진, 소화불량, 헛배부름, 메스꺼움 및 구토에 도움을 주고 진경 작용

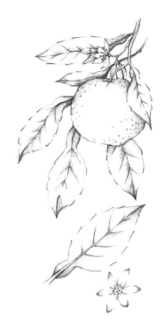

오렌지

Citrus sinensis
과: *운향과 Rutaceae*
추출 부위: *껍질*
향: *따뜻한 향, 신선한 향, 시트러스 계열의 달콤한 향*
에너지: *중간 온도 & 중간 습도*
주 요소: *나무*
특성: *항감염, 진경, 진정, 위장 내 가스 배출, 담즙분비, 소화 자극, 간 기능 자극, 건위*
안전 정보: *무독성, 무자극*

과 위장의 가스 제거에 효과적이다. 또한 변비와 과민성 대장증후군에도 도움이 된다.

스윗 오렌지가 가지는 효능의 대부분은 기의 원활한 흐름을 관장하는 기관인 간에 대한 작용으로 알려져 있다. 간 기능을 자극하여 담즙 분비를 촉진하는 오렌지 오일은 담즙의 흐름을 촉진하여 지방 소화를 개선할 뿐만 아니라 간에 기가 정체되어 나타나는 전반적인 문제들을 완화시킨다. 여기에는 구역질을 동반한 두통, 긴장, 불면증 등이 포함된다.

오렌지 오일은 베르가못과 만다린 오일처럼 오렌지 오일은 몸을 이완하게 하고 기를 움직이게 하며 신맛을 내는 특징을 갖고 있는데, 이는 나무 요소와 관련이 있다. 과도한 스트레스와 좌절감을 느낄 때 기(氣)가 막히고 정체되어 막히게 되면 간 기능에 부조화가 나타나고, 혼(Ethereal Soul)의 위축이 생겨난다. 스윗 오렌지 오일은 정체된 기를 순환시키고 긴장과 좌절을 완화시킨다. 오렌지 오일의 따뜻하고 밝고 달콤한 향은 기쁨과 긍정적인 마음을 주어 기가 정체될 때 나타나는 변덕스런 기분과 짜증을 없애 준다.

좀 더 구체적으로 말하면 스윗 오렌지 오일은 완벽함과 성취를 위해 열심히 일하지만 결함과 실수에 대해 용서를 하지 않는 사람들에게 적합하다. 훌륭한 기획자지만 권한을 위임하지 못하는 이들은 '너무 열심히 노력'하기 때문에 항상 긴장을 하고 짜증을 낸다. 이러한 긴장감과 다른 사람들의 도움과 조언을 받지 않으려는 태도는 종종 그들이 피하고 싶어하는 실패라는 문제를 불러일으킨다. 결국 그들은 '일이 잘못될 수밖에 없다'라고 생각하게 된다.

스윗 오렌지 오일은 매사에 긴장을 풀고 접근하도록 도와주어 모든 일을 능숙하고 원활하게 처리하도록 한다. 낙관성을 상징하는 별인 목성과 관련 있는 스윗 오렌지 오일은 어려움에 대해 긍정의 태도로 해결하는 관점을 갖게 하고, 삶에 대해 쉽고 능숙하게 접근하게 하여 진짜 '행운'을 누리게 한다.

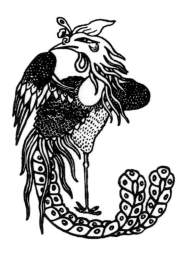

불사조
중국에선 새해에 오렌지를 선물하면서 그 해 동안 행복과 번영을 기원한다. 새들의 제왕으로 영광을 부여받은 신화 속의 불사조 역시 풍요와 행운을 상징한다.

팔마로사

안전, 유연, 적응

팔마로사(Palmarosa)는 3 m까지 자라는 야생 식물로, 길고 가는 줄기와 향기로운 연두색 잎이 있으며 줄기 끝에 꽃을 피운다. 꽃은 자라남에 따라 푸르스름한 하얀색에서 짙은 붉은색으로 변한다. 팔마로사는 레몬그라스, 시트로넬라 등과 함께 향긋한 열대성 풀인 Cymbopogon 속(屬) (전에는 Andropogon이라 불리던)에 속한다.

인도 대륙이 원산지인 팔마로사는 마다가스카르, 인도, 브라질, 코모로 제도 등에서 광범위하게 재배되고 있다. Cymbopogon martinii는 motia와 sofia 두 가지 품종으로 나뉜다. '진저그라스'인 sofia는 비와 안개로 습기가 높은 계곡이나 숲 등 고도가 낮은 지역, 습지와 배수가 잘 안 되는 토양에서 가장 잘 자란다. Motia 품종(팔마로사)은 이와 반대로 햇볕이 잘 드는 산비탈과 벌목된 후 건조하고 배수가 잘 되는 토양에서 잘 자라며, 상업적으로 가치 있는 질 좋은 에센셜 오일이 이러한 환경에서 생산된다. 인도에서 로샤(rosha)로 알려진 팔마로사는 갠지스강 유역에서 아프가니스탄에 이르는 지역까지 자생하고 있다.

팔마로사의 에센셜 오일은 18세기부터 증류되어 왔다. '인도산' 또는 '터키산 제라늄 오일'이라는 이름으로 봄베이에서 콘스탄티노플과 불가리아로 운송되었고, 로즈 오일에 섞여졌다. 인도산 팔마로사 오일은 대량으로 생산되지만, 최고의 품질로 알려진 것은 마다가스카르 섬에서 생산되는 오일이다. 상업적으로 이 오일은 담배, 비누, 향수, 화장품의 향을 내는 데 사용된다.

인도의 약학서에 기록된 팔마로사 에센셜 오일과 말린 팔마로사는 아유르베다(인도 전통의학)에서도 찾아볼 수 있다. 오일은 신경통, 요통, 좌골신경통, 류머티즘 통증에 추천되고 말린 허브는 열, 소화불량, 대장염 치료에 사용된다. 또한 탈모에도 좋다고 기록되어 있다. 동양 의학의 관점에서 팔마로사 오일은 에너지 측면에서 차갑고 습하다. 로즈와 제라늄 오일처럼 팔마로사도 열을 제거하고, 몸을 진정시키고, 수분을 공급하는 역할을 하여 음 에너지를 강화시킨다. 팔마로사 오일의 가장 일반적 용

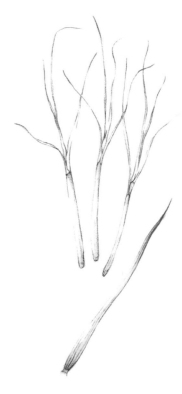

팔마로사

Cymbopogon martinii var. motia
과: 벼과 Gramineae (Poaceae)
추출 부위: 잎과 줄기
향: 부드러운 향, 신선한 향, 시트러스 향, 풀 향이 나는 로즈 향
에너지: 시원함 & 습함
주 요소: 불
특성: 항균, 항우울, 항감염, 항진균, 항염증, 항 바이러스, 수렴(경도), 진정제, 심장 강장, 세포 재생, 해열, 신경 강장, 자궁 강장
안전 정보: 무독성, 무자극

도는 피부질환 치료와 피부 관리에 있다. 음을 강화하는 팔마로사의 효능은 우수한 보습력을 제공하여 건조하고 영양이 부족한 피부 상태에 도움이 된다. 또 성질이 차갑고 항염 작용을 하는 팔마로사의 효능은 피부염, 습진, 건선에 도움이 된다. 또한 팔마로사 오일의 항박테리아, 항바이러스, 항진균 효능은 종기, 대상 포진 , 진균 감염을 포함한 다양한 피부 감염에 사용된다. 라벤더, 티트리, 제라늄 오일 등과 블렌딩한 팔마로사 오일은 방광염, 요도염, 질염과 같은 비뇨생식기의 감염에 사용될 수 있다.

심장을 강하게 하고 신경을 이완하는 팔마로사 오일은 심장과 신경계를 안정시키는 데 도움을 준다. 심장의 음 에너지를 강하게 하고 마음을 진정시키므로 심장의 두근거림, 불안 초조, 불면, 근심 등에 사용된다. 팔마로사 오일은 긴장과 탈진을 수반하는 흥분 상태에 아주 좋은 오일이다.

향기를 내는 팔마로사의 긴 줄기는 성장의 기본 법칙을 잘 보여주고 있다. 목질부 조직은 물과 영양분을 뿌리에서 식물의 지상부로 운반하고, 체관부 조직은 잎에서 만들어진 영양소를 다른 부분으로 전달한다. 줄기 조직은 물과 양분의 저장에 사용되는데, 이 모든 기능은 본질적으로 음의 속성을 띤다.

성장과 저장의 느낌을 전달하는 팔마로사 오일은 감정적 측면에서는 자유롭게 적응할 수 있고 안정감을 느낄 수 있도록 장려한다. 레몬 향의 로즈처럼 부드러운 향은 분산과 모음, 진정과 수렴의 역할을 동시에 한다. 로즈 오일처럼 심장과 마음을 바로잡아 편안하게 하는 한편 레몬 오일처럼 압박감을 없애주기도 한다.

팔마로사 오일은 초조함과 불안감으로 고통받고 있는 사람들, 사랑하는 사람이 자신의 곁에 있지 않을 때 견디지 못하는 사람들, 변화를 수용하기 힘든 사람들에게 적합하다. 이런 사람들은 집착과 소유욕이 강하고 질투가 심하여 자신이 사랑하는 사람을 떠나보내는 것을 어려워한다.

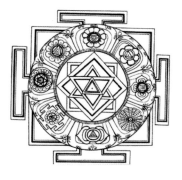

심장 차크라

요가를 형상화하는 도구인 여덟 겹의 얀트라(Yantra)는 가슴에 위치한 생명의 중심인 심장 차크라의 균형을 회복하는 데 사용된다. Yantra의 효능은 섬세하게 감정을 위안하는 팔마로사 오일의 효능과 닮아 있다.

패츌리

접지, 각성, 풍요

패츌리(Patchouli)는 다년생 관목으로, 1 m까지 자라며, 튼튼한 줄기와 털이 많고 부드러운 잎, 연보라색 꽃이 이삭의 끝에서 핀다. 동남아시아가 원산지인 패츌리는 해발 900~1,800 m 높이의 수마트라와 자바의 고원지대에서 야생으로 자란다.

농작물로 재배될 때는 1년에 2~3차례 수확하는데, 우기에 수확된 것이 가장 품질이 좋다. 강한 향이 나는 잎을 따서 증류하기 전 3일 정도 건조시킨다. 대부분의 패츌리 오일 생산은 인도네시아에서 하지만 중국, 말레이시아, 인도 등지에서도 생산되기도 한다.

패츌리 오일의 이름은 힌두어 'pacholi'에서 유래하였는데, 19세기 인도에서 직물과 숄의 향을 내기 위해 패츌리를 사용했기 때문이다. 프랑스 의류 제조업체는 판매량을 늘리기 위해 직접 만든 모조품에 패츌리 오일을 사용하였다. 베이스 노트 향이 지속되는 패츌리 오일은 탁월한 천연 향고착제였기 때문에 향수업계에서 중요한 역할을 하였다. 또한 패츌리 오일은 숙성될수록 더 좋아지는 오일 중 하나이다.

패츌리는 수 세기 동안 말레이시아, 중국, 일본에서 전통의학 체계의 한 부분을 차지했다. 항염, 수렴 효능을 가진 패츌리는 피부염, 장염, 설사 등에 사용되었다. 살균제와 훈증제로 쓰이고, 마사지 오일로 사용된 패츌리는 열병과 전염병의 확산을 막고 면역 체계를 강화하는 것으로 알려졌다. 또한 살충제로도 효능이 있어 뱀과 벌레 물린 곳에 중요한 치료법으로 처방되었다.

에너지적 측면에서 패츌리 오일은 자스민 오일처럼 따뜻하고 효능면에서는 항염 작용을 한다. 패츌리 오일은 진정시키고 부드러운 자극을 주는 특성이 결합되어 기분이 좋아지는 시너지 효과를 낳는다.

살균력과 피부를 부드럽게 하는 효능을 가진 패츌리는 다양한 피부 질환에 사용된다. 피부 재생의 효능이 있어 갈라지고 아픈 피부를 회복시켜주는 데 도움을 주므로 습진에 유용하다. 또한,

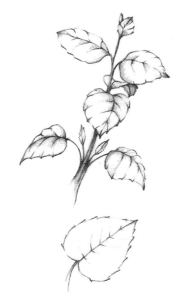

패츌리

Pogostemon cablin
과: 꿀풀과Labiatae (Lamiaceae)
추출 부위: 어린 잎과 새싹
향: 달콤한 향, 따뜻한 향, 흙 향, 사향, 매운 향
에너지: 중간 온도 & 건조함
주 요소: 흙 & 불
특성: 항박테리아, 항감염, 항염증, 항진균, 상처 치유, 울혈 제거, 소화 촉진, 해열, 면역 강화, 벌레 퇴치, 혈액 강화, 성 강장, 건위, 조직 재생
안전 정보: 무독성, 무자극

항박테리아 및 항바이러스를 가진 패촐리 오일은 여드름, 농가진, 헤르페스 등에도 쓰인다. 사이프러스와 제라늄과 함께 블렌딩하면, 혈관의 울혈을 풀어주고 수렴 작용으로 혈관을 강하게 하여 치질과 정맥류에 좋다.

그러나 패촐리 오일의 가장 가치 있는 치료적 효능은 주로 에너지적 측면, 심리적인 부분과 관련되어 있다. 흙 향의 따뜻하고 달콤한 패촐리 오일은 비장-췌장의 기가 부족한 사람들에게 적합하여 피로, 설사, 복부 팽만감에 효과가 있다. 또한 패촐리 오일은 면역력에 도움이 되어 과로와 만성 불안으로 면역력이 떨어진 사람들에게 좋다.

심리적으로 패촐리 오일은 흙 요소와 의(意)의 조화를 통해 작용하므로 과도한 생각, 근심이 일어나는 마음을 안정시킨다. 과도한 생각과 긴장감으로 인해 신체와 관능미에 '성불감증'을 느끼는 사람들에게도 좋다. 풍부한 사향 향으로 일랑일랑과 자스민처럼 심신을 이완시켜 성욕을 촉진하는 최음제로 작용할 수 있다. 이런 이유로 발기 부전, 성불감증, 성적 불안이 있는 사람들에게 적합하다.

바질과 다미아나(damiana) 오일처럼 패촐리 오일은 최음 효과와 항우울 효과를 함께 가지고 있다. 과하게 활동하고 있는 지성을 억누르고 감각을 부드럽게 자극하는 패촐리 오일은 마음을 고양하고, 맵고 따뜻한 향을 통해 기쁨과 영감으로 가득 차게 한다.

패촐리 오일은 정신적으로는 활동적이지만 긴장되어 있어 감각적인 기쁨과 창의적인 표현이 분리되어 있다고 느끼는 사람들에게 적합한 오일이다. 그러므로 패촐리 오일은 '욕구'에 대한 충동을 다시 깨워 풍부한 상상력을 발휘하게 하고, 정신을 자극하고 고양하는 데 사용된다.

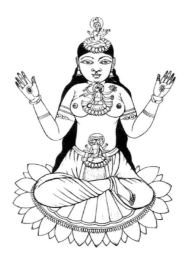

힘의 세가지 축

위의 그림은 신체에 작용하는 주요 세 가지 힘을 묘사하였다. 배꼽 중앙에 위치하는 것은 브라마(Brahma)의 창조적인 힘이다. 심장에는 비시뉴(Vishnu)의 균형과 영향력을 보존하는 힘이 있고, 왕관에는 시바(Shiva)의 초월적인 힘이 있다. 패촐리 오일은 이 세 가지 요소의 힘을 조화롭게 하는 효능이 있다.

페퍼민트

세심함, 관대함, 통찰력

페퍼민트(Peppermint)는 다년생 허브로 30~100 cm까지 자라고 끝이 뾰쪽한 창 모양의 잎과 흰색의 꽃이 피며, 드물게 자주색 꽃이 피기도 한다. Mentha piperita는 약 20종의 품종과 잡종으로 구성된 속(屬)에 속하며, 이들 모두는 줄기와 잎에 에센셜 오일을 함유하고 있다. 지중해와 서아시아가 원산지인 민트는 전 세계 온대 지역에서 재배되고 있다.

재배되는 많은 민트 중에서 페퍼민트가 상업적으로나 의학적으로 가장 중요하다. 다른 종류의 민트로는 스피아 민트(Mentha spicata), 워터 민트(Matherha acquatica) 필드 민트(Mentha arvensis), 베르가못 민트(Mentha citrata) 등이 있다. 페퍼민트는 스피아 민트와 워터 민트 사이의 잡종이라고 여겨진다.

에드푸 신전에서 발견된 이집트 상형문자에 따르면, 민트는 고대 이집트인들이 제례용 향수로 사용했으며, 신성한 향인 키피(kyphi)의 원료로도 사용했다. 고대 그리스와 로마에서 민트는 일상생활의 일부분으로 사용되었으며, 목욕물에 향을 내는 데 쓰였고, 침구에 향을 더할 때 가루 형태로 사용되기도 하였다.

위장 내의 가스를 배출하고 신경을 강장하는 효능으로 유명한 페퍼민트에 대해 플리니(Pliny)는 "페퍼민트 향만으로도 영혼(Spirit)이 회복되고 새로워진다"고 말했다. 14세기 초에는 페퍼민트 에센셜 오일을 치아를 하얗게 하고 담배 냄새 제거를 위한 목적으로 사용하였다.

이 오일의 속(屬)명은 질투심 많은 플루트의 아내 페르세포네가 플루트를 쫓는 요정 민테를 달콤한 향이 나는 약초로 만들어 버렸다는 그리스 신화에서 유래한 것으로 전해진다. 또 다른 문헌에 따르면 Mentha는 '생각'을 의미하는 라틴어 mente에서 유래되었다고도 한다. 페퍼민트의 톡 쏘고 자극적인 성질은 처음에는 몸을 따뜻하게 하는 효과를 내지만 궁극적 효과는 시원하고 상쾌하게 하여 뜨거운 성질과 관련된 문제를 완화하는 데 더 적합하다. 에너지적으로 차갑고 건조한 페퍼민트 오일은 기를 순환시키고 뜨거운 가래를 제거하며 신경과 뇌를 자극한다.

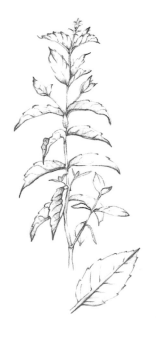

페퍼민트

Mentha piperita
과: 꿀풀과 *Labiatae (Lamiaceae)*
추출 부위: 잎
향: 신선한 향, 시원한 향, 맵고 달콤한 향, 깨끗한 박하 향
에너지: 시원함 & 건조함
주 요소: 흙 & 나무
특성: 진통, 항균, 항카타르, 항진균, 항감염, 항염증, 항경련, 항바이러스, 구충, 콜레라, 소화 자극, 거담, 해열, 간장 자극, 방충
안전 정보: 임신 중이거나 수유 시 사용하지 말 것, 2세 미만의 어린이에게는 사용하지 말 것, 간질, 열 또는 심장병이 있는 사람들은 사용하지 말 것, 2% 이상 희석하거나 24시간당 1 ㎖ 이상 사용하지 말 것.

또한 항감염 효능도 가지고 있다. 이런 측면에서 페퍼민트 오일은 강한 열, 인후염 및 두통을 수반한 감기와 독감에 유용한 오일이다. 이런 증상이 나타나면 사이프러스, 유칼립투스, 레몬 오일과 함께 캐리어 오일에 희석하여 어깨, 목, 관자놀이에 적용할 수 있다. 부드럽게 작용하는 거담 효능도 있어 끈적끈적하고 노란 가래를 제거하는 데에도 효과적이다. 그러므로 만성 기관지염 및 기관지성 천식에 좋으며 특히 이들 증상이 약해진 소화기와 결부되었을 때 효과가 더 뛰어나다.

위와 장의 기의 흐름을 자극하는 페퍼민트 오일은 소화기 계통에 가장 효과적인 오일이며, 소화 불량, 구역질, 상복부 팽창, 헛배 부름을 완화한다. 페퍼민트 오일이 가지는 진경 작용과 항염 작용은 장과 복부의 통증, 점액성 대장염, 간염 등에 도움이 된다.

페퍼민트 오일의 진경 효능은 신경계에도 작용한다. 신선하고 자극적인 성질을 가진 페퍼민트 오일은 신경과 뇌를 자극하고 각성시켜 집중력과 학습력을 향상시킨다. 만성 신경쇠약에 주로 사용하는 강장제는 아니지만 즉각적인 효과를 보아야 하는 정신적인 피로에 도움이 된다.

마음에 활력을 주고 위를 자극하는 페퍼민트 오일은 의(意)와 흙 요소에 직접적인 영향을 미친다. 집중력과 습득력을 향상시켜주는 한편, 새로운 아이디어와 느낌을 받아들이는 것도 용이하게 한다. 우리의 심리적 '소화'에 작용하는 페퍼민트 오일은 학습에 도움을 줄 뿐만 아니라, 인내심 발달에도 도움이 된다. 이런 상황을 잘 표현한 말은 "이건 내가 도저히 참을 수 없어."라는 생각이 들 때 필요한 오일이 바로 페퍼민트이다.

1597년경 존 제라드(John Gerard)는 "워터 민트의 맛과 향은 사람의 마음을 기쁘게 한다"고 믿었다. 전통적으로 예지력이 있는 허브로 분류된 민트는 영혼(Spirit)을 고양시킬 뿐만 아니라 예언의 꿈을 가져다 주는 것으로 여겨졌다. 확실히 페퍼민트 오일은 클라리 세이지와 라우렐처럼 정신과 영혼(Spiritual)의 수용력을 향상시켜 영감과 통찰력을 필요로 하는 사람들에게 도움이 된다.

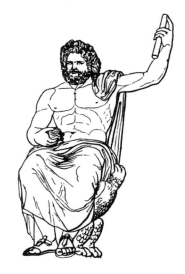

하늘의 신 제우스

고대 그리스인들은 신들의 제왕인 제우스에게 민트를 바쳤다. 페퍼민트 오일의 이상적인 잠재성 정신을 맑게 하고 직관력을 자극하는 오일의 효능은 하늘과 번개의 제왕인 제우스의 능력을 반영한다.

파인

뚜렷한 자기 정체성 & 활기찬 자아상

스콧 파인(Pine)은 40 m까지 자라는 키가 큰 상록수로, 나무껍질은 적갈색으로 깊이 갈라져 있고, 청록색을 띠는 두 쌍의 바늘 같은 잎, 뾰족한 갈색 솔방울을 가지고 있다. Pinus 속(屬)은 100여종 이상의 침엽수로 구성되어 있으며, 모두 테레빈유(turpentine oil)를 추출할 수 있는 수지를 생산한다. 스콧 또는 노르웨이 파인(Pinus sylvestris)은 가장 널리 퍼진 품종이고 치료적으로도 가장 안전하고 쓰임새도 많다. 또한, 마리타임 파인(Pinus pinaster)과 테레빈스 파인(Pinus mugo)도 중요하다. 북유럽과 러시아가 원산지인 스콧 파인은 현재 북미에서도 광범위하게 자라고 있다. 증류 과정에서 잎, 어린 가지, 솔방울을 모두 사용하지만 가장 좋은 품질의 에센셜 오일은 잎에서만 증류한 것이다.

곧고 쭉 뻗은 줄기는 수 세기 동안 귀중한 목재로 쓰였으며, 한 때는 범선들이 즐겨 찾는 돛대로 쓰이기도 했다. 고대 이집트인들은 소나무의 열매를 빵에 넣어 먹었고, 미국 인디언들은 괴혈병을 예방하기 위해 꼭대기 어린잎들을 먹었다. 그들은 또한 영혼(Spirit)을 정화하기 위해 스윗 롯지(sweat lodge, 기도 준비를 하던 신성한 곳)에 파인의 잔가지들과 시더우드, 주니퍼를 같이 태워 의식을 거행했다. 또 이들은 스위스에서처럼 파인의 마른 잎을 매트리스 속에 채웠다.

디오스코리데스와 칼렌은 '오래된 기침'과 '가슴과 폐의 정화'를 위해 솔방울과 쓴 박하, 꿀을 같이 넣고 끓여 먹을 것을 권장했다. 나중에 류머티즘 통증과 신경의 피로를 완화하기 위해 어린 새싹을 우려내어 목욕물에 넣는 방법이 전통적으로 활용되기도 했다.

동양 의학적 관점에서 파인 오일은 따스하고 건조한 성질을 가지고 있으며 기를 강장한다. 거담, 진통 완화, 항균 작용이 있어 다양한 폐 질환에 사용되기도 하고, 특히 류머티즘과 같은 상태에도 도움이 된다.

파인은 폐에서 차가운 가래를 제거하고 호흡기 감염에 가장

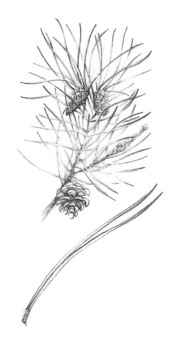

스콧 파인

Pinus sylvestris

과: 소나무과 Pinaceae
추출 부위: 잎
향: 강한 향, 신선한 향, 침엽수 향, 발사믹 향, 나무 향
에너지: 따뜻함 & 건조함
주 요소: 금
특성: 진통, 항균, 항감염, 항염증, 항류마티스, 울혈 제거, 거담, 혈압 상승, 결석 용해, 신경 강장, 발진
안전 정보: 무독성, 무자극

좋은 오일 중 하나이며, 부비동, 기관지 울혈, 기침, 천식, 기관지염 등에 사용된다. 타임, 유칼립투스, 티트리와 함께 블렌딩하면 오한, 피로, 투명하거나 흰 콧물이 흐르는 감기와 독감에 좋다.

파인 오일은 살균과 항염 효능이 있어 비뇨 생식기 계통의 방광염과 신우염에 적용할 수 있다. 신장을 자극하고 혈액 속의 요산을 줄여주고, 진정과 진통 작용을 하는 파인 오일은 류머티즘 통증과 관절염 완화에 도움이 된다.

폐, 신장, 신경을 강장하는 파인 오일은 로즈마리와 타임처럼 피로와 신경 쇠약에 강력한 효과를 준다. 특히 피로를 느끼고 호흡이 얕으며 가슴에 그르렁거리는 느낌, 요통이 있는 사람에게 적합하다.

에너지 측면에서 파인 오일은 심리를 강하게 하는 오일이다. 파인 오일의 신선하고 톡 쏘는 대기의 향은 폐에 영향을 미치며 금 요소와 연관된다. 우리의 '생기 있는 영혼(spirit)'의 근원인 백(Bodily Soul)을 강하게 하는 파인 오일은 '가슴을 열어' 긍정적인 사고를 심어 주고 자신감을 회복하도록 돕는다. 히숍과 타임에 센셜 오일처럼 우울을 없애고 비관주의에 대응하여 삶에 대한 우리의 본능적인 연결을 되찾을 수 있게 한다.

파인 오일의 사용법에 대한 에드워드 바흐 박사(Dr Edward Bach)의 경우를 살펴보면, 파인 오일을 자신의 행동뿐만 아니라 다른 사람들의 실수와 고통에 대해 책임감을 느끼는 '자신을 비난하는 사람들을 위해' 처방했다. 보호의 허브인 파인은 '경계'와 자기 정체성이 약화되어 금 요소의 균형이 깨진 사람에게 적합하다. 자신이 처한 환경의 힘을 변화시킬 수 없는 사람들은 스스로가 쓸모없고 무가치하다고 느끼는 경향이 있다.

긍정성과 '경계'를 회복하고 경험을 통해 성장할 수 있는 능력을 회복시켜주는 파인은 부정적인 자아상과 후회의 감정을 없애고 용서와 자기 수용으로 과도한 죄책감에서 벗어나게 한다.

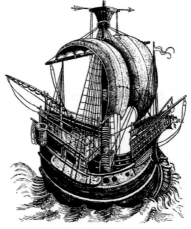

선박의 돛대
잔가지 없이 우뚝 솟은 스콧 파인은 범선의 돛대에 아주 귀하게 사용되었다.

로즈

사랑 & 신뢰 & 자기 수용

다마스크 로즈(Rose)는 옆으로 퍼지면서 단단하게 자라며 2 m 까지 되는 덤불 관목으로 낙엽이 많이 진다. 회녹색 잎을 가지 고 있으며 꽃봉우리일 때는 분홍색을 띠었다가 흰색으로 변하는 향이 나는 두 겹의 꽃이 핀다. 대부분의 로사 다마스세나(Rosa damascena)는 불가리아 남쪽의 발칸 산맥에 위치한 장미 계곡에 서 재배된다.

아시아가 원산지인 로즈는 약 250종의 로즈와 10,000종 이상 의 다양한 잡종 품종이 있다. 'Odorata'로 묘사된 30종 중에서 프 렌치 로즈(Rosa gallica), 캐비지 로즈(Rosa centifolia), 다마스크 로 즈(Rosa dam ascena) 3종만이 향수를 위해 증류된다. 16세기부터 재배된 불가리아 산 다마스크 로즈는 최고 품질의 증류 에센스, 즉 '오또'를 생산한다. 프랑스에서 생산되는 대부분의 로즈 오일 은 캐비지 로즈에서 추출한 솔벤트 방식으로 '앱솔루트'를 생산 한다. 28 g의 로즈 오또를 만들기 위해서 60,000송이의 장미(57 kg)가 필요하기 때문에 향수 업계에서는 솔벤트 방식으로 얻은 저렴한 로즈 앱솔루트를 선호한다. 순수 에센셜 오일이 아닌 앱 솔루트는 소량이지만 용매제의 잔여물이 남아 독성을 가질 수 있어 치료용으로 권장하지 않는다.

그리스 시인 사포(Sappo) 로즈를 '꽃의 여왕'이라고 불렀다. 부 드럽고 섬세하며 달콤한 향과 빼어난 치유적 효과를 같이 가지 고 있는 로즈는 고대 페르시아, 이집트, 인도, 그리스, 로마 문 명의 의학과 향료 산업에 특별한 위치를 차지하였다.

로사(rosa)라는 단어는 '빨간색'을 의미하는 그리스어 로담 (rodom)에서 유래되었다. 로즈의 진홍색은 젊어 아네모네 꽃이 되어버린 젊은 목초의 신 아도니스가 흘린 피에서 비롯되었다고 한다.

동양 의학적 관점에서 로즈는 차갑고 습한 성질을 가져 열과 염증을 제거하고 신체의 음 에너지를 회복하도록 돕는다. 그래 서 로즈는 염증이 생기고 독성이 생긴 감염된 상태와 불안 및 우울증에 사용된다.

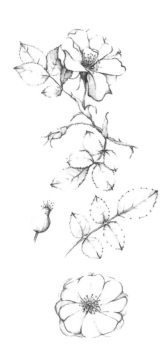

로즈

Rosa damascena
과: *장미과 Rosaceae*
추출 부위: 꽃 선단부
향: 풍부한 꽃 향. 부드럽고 달콤한 향. 약간 시큼하고 떫은 향
에너지: 시원함 & 습함
주요: 불
특성: 항균, 항우울, 항감염, 항염증, 수렴, 진정, 담즙 분비 촉진, 상처 치유, 지혈, 신경 강장, 성적 강장, 일반 강장, 자궁 강장
안전 정보: 무독성, 무자극

간을 식히고 조절하는 로즈 오일은 간에 열이 생기고 정체된 상태에 나타나는 긴장, 화, 두통, 변비에 좋다. 또한, 로즈 오일은 담즙의 흐름을 개선하고 구역질을 줄여 담낭염을 완화하는 데 도움이 된다. 기와 혈이 정체되어 나타나는 불규칙하거나 고통스러운 생리에도 좋다. 오랫동안 자궁의 강장제로 알려진 로즈 오일은 수렴성과 지혈 효능을 가지고 있어 사이프러스와 제라늄 오일을 블렌딩하여 사용하면 과도한 생리 출혈에 도움이 된다. 로즈 오일은 피부를 위한 로션과 연고에 아주 좋은 재료 중 하나이다. 특히 염증성 피부나 건성 피부, 뾰루지나 종기가 났을 때 좋다. 로즈 워터 역시 민감하고 건조한 피부를 진정시키고 강하게 하는 데 탁월하다.

심장을 부드럽게 강장하는 로즈 오일의 심리적 효능은 우리 정서적 존재의 중심인 마음에 로즈 오일이 미치는 영향과 주로 관계되어 있다. 로즈 오일은 마음을 진정시키는 동시에 강하게 하여 심장의 음 에너지를 충분하게 채우고 웰빙 감각을 회복하게 한다. 그러므로 신경 불안, 불면증, 두근거림에 좋다.

좀 더 살펴보면 로즈 오일의 힘은 전통적으로 사랑의 허브로 분류되어 상징화된 것에서 찾아볼 수 있다. 그리스의 사랑, 미, 다산의 여신인 아프로디테에게 바친 로즈 오일은 관능적인 향으로 탁월한 최음 효과가 있다. 반면에 다마스크 로즈는 신성한 로즈로 세상을 향한 신의 사랑을 상징한다. 성모 마리아가 루드르 지역의 성 베네틱트(St. Bernadette)에게 나타날 때 종종 로즈도 성모 마리아 주위에 나타나곤 했다.

꽃이 가진 사랑의 힘은 마음의 상처를 치유하는 능력을 통해 드러난다. 사랑을 거부당했거나 사랑을 잃어 자신에 대한 사랑과 자신을 풍요롭게 하는 능력을 잃었을 때, 로즈 오일은 달콤하고 부드러운 위안을 주어 마음을 새롭게 한다. 학대나 상처로 차가워진 영혼(soul)에 따뜻함을 주는 로즈 오일은 깊은 절망을 어루만져 신뢰를 회복시켜 주고 다시 사랑할 수 있도록 해준다.

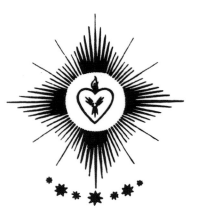

빛나는 심장
초기 기독교 심볼의 상징은 믿음, 희망, 사랑이다. 이것은 로즈 오일이 인간 존재의 중심에 복원하려는 상징과 같다.

로즈마리

자기 정체성 & 헌신 & 운명

로즈마리(Rosemary)는 상록수 다년생 관목으로 80~180 cm까지 자라며 바늘 모양의 은녹색 잎과 작은 통 모양의 연자주색 꽃을 피운다. 지중해가 원산지인 로즈마리는 현재 유럽, 북아프리카, 중동 및 캘리포니아 전역에서 자란다. '로즈마리'라는 이름은 '바다의 장미'를 의미하는 라틴어 로즈 마리누스(ros marinus)에서 유래되었다.

로즈마리는 아주 강한 향을 지닌 식물 중 하나로 의료용 식물로 널리 사용되고 있다. 고대 이집트에서는 로즈마리의 잔가지들을 의식용 향으로 태웠고 파라오들이 전생을 기억할 수 있도록 파라오의 무덤에 놓기도 했다. 고대 그리스인과 로마인에게 로즈마리는 충성, 죽음, 기억, 학문적 배움의 상징으로 신성하게 여겨졌다. 결혼식이나 엄숙한 맹세가 이루어지는 중요한 행사에서 신뢰와 영원의 상징으로 로즈마리 화관과 머리 장식으로 이용했다. 이 전통은 유럽에서 수 세기 동안 지속되어 부유한 가정에서는 금박을 입힌 로즈마리 장식을 사랑과 우정의 표시로 손님들에게 선물을 하기도 했다.

장례식에서는 죽은 자를 존중하고 기억하기 위해 로즈마리를 향으로 태웠다. 고대인들은 로즈마리가 집중력을 강화하는 힘을 발휘한다고 여겼는데, 이에 대한 가장 유명한 증거는 비극적인 인물, 오필리아(Opheli)의 독백 "여기 로즈마리예요. 저를 기억해 주세요."라는 구절이다.

사람들은 로즈마리가 행운을 가져다 주고 마술과 마녀로부터 자신을 보호해 준다고 믿었다. 이러한 믿음은 로즈마리가 전염병을 피하게 하고 건강을 회복할 수 있게 한다고 믿었는데, 이 믿음에는 의학적 효능이 반영되었을 것이다. 윌리엄 랭햄(William Langham)은 "가능한 많은 로즈마리를 구하여 목욕을 하세요. 그러면 훨씬 더 건강하고 활기차게, 즐겁고 건강한 젊음을 가지게 될 것입니다."라고 조언했다.

로즈마리 에센셜 오일은 13세기에 처음으로 증류되었다. 가장 귀중하고 활력을 주는 오일 중 하나로, 기와 혈액의 순환을 촉진할 수 있는 신체의 양 에너지를 탁월하게 강장한다. 따뜻하고 톡 쏘는 자극적인 로즈마리 오일은 정신적·육체적 불편함을 바

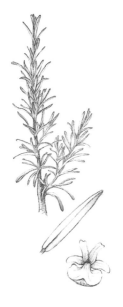

로즈마리

Rosmarinus officinalis
과: *꿀풀과 Labiatae (Lamiaceae)*
추출 부위: *잔가지*
향: *강한 향, 신선한 향, 캠퍼 향, 발삼 향, 나무향*
에너지: *따뜻함 & 건조함*
주 요소: *불*
특성: *항박테리아, 항카타르, 항진균, 항감염, 항류마티스, 진경, 심장 강장, 위장 내 가스 배출, 대뇌 강장, 담즙 분비 촉진, 이뇨, 통경, 거담, 간 강장, 고혈압, 결석 용해, 신경 강장, 성적 강장, 일반 강장*
안전 정보: *임신 기간 수유 기간에는 사용하지 말 것, 2세 미만의 아이에게 사용하지 말 것, 뇌전증이나 열이 있는 사람에게는 사용하지 말 것, 2% 이상의 희석으로 사용하지 말 것.*

로잡는 데 도움이 된다. 심장의 기를 강하게 하는 로즈마리 오일은 심장 박동을 강화하고 동맥혈의 흐름을 촉진한다. 이런 이유로 심장 피로, 심장의 두근거림, 저혈압, 수족냉증에 도움이 된다. 뇌에 혈액 공급을 증가시키기 때문에 집중력 저하와 신경쇠약에 도움을 주는 대뇌 강장 오일로 분류된다.

기와 혈액을 순환시키는 로즈마리 오일은 근육에 뛰어난 강장 효과를 주어 근육 경직, 경련, 통증에 도움이 된다. 또한 최고의 항류머티즘 오일 중 하나로 차갑고 굳어지면서 경련이 일어나는 관절통에 처방된다.

거담 효능이 있는 로즈마리 오일은 감기, 카타르 기침, 기관지염에 사용되며, 위장 내의 가스 배출과 담즙 분비를 촉진하여 소화 불량, 헛배 부름, 복부 팽만감 등을 완화하는 데 도움이 된다.

로즈마리는 전통적으로 즐거움의 허브이자 점성학적으로 태양의 지배를 받는 허브로써 활력과 개성을 상징한다. 또한 열정을 되살리고 자신감을 키울 수 있는 허브로 오래전부터 무감정과 우울함을 치료하는 치료제였다. 로즈마리는 자존감이 낮아 (세상에서 자신의 위치를 소중히 여기며 자신의 성취를 추구하는 자여) 자아성취감을 갖고 있지 않은 차갑고 쇠약해진 사람들에게 알맞은 오일이다. 이런 사람들은 자신의 행동에 대해 지나치게 많이 생각하고 의심하는 경향이 있어 굳은 결심을 흐리게 하고, 자신의 '생명력의 불'을 약화시킨다.

심장을 강하게 하고 마음에 힘을 실어주는 로즈마리 오일은 자신의 잠재력에 대한 믿음이 부족한 사람들의 자신감과 사기를 높이는 데 도움이 된다. 이 오일은 영혼(Spirit)을 따뜻하게 하고 담대하게 만든다.

로즈나 네롤리처럼 부드럽게 마음을 끄는 에센셜 오일은 아니지만 로즈마리 오일은 달콤하고 영감을 불어넣는 신선한 향으로 강렬한 믿음과 사랑의 기쁨을 일으킨다. 캐러웨이 오일처럼 로즈마리 오일은 낭만적인 황홀감의 경험보다는 사랑의 영적(Spiritual) 헌신을 강화한다. 또한 기억력의 허브인 로즈마리는 사랑하는 사람들을 기억하게 할 뿐만 아니라 우리 자신의 진정한 길을 기억하게 한다.

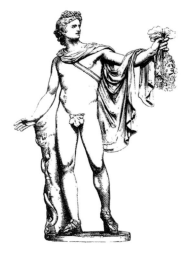

빛의 신 아폴로

고대 그리스인들은 로즈마리를 의학, 음악, 시, 예언의 신이자 태양신인 아폴로에게 비쳤다. 아폴로는 인간 본성의 영웅적인 면을 상징하는 동시에 로즈마리 오일이 불러일으키는 의식의 자기결정력을 상징하기도 한다.

샌달우드

고요 & 통일 & 존재

샌달우드(Sandalwood)는 상록수에 기생하는 나무로 9 m까지 자라고 털이 난 잎과 작은 보라색 꽃을 피운다. 에센셜 오일은 나무의 심재에서 추출한다. 남아시아가 원산지인 Santalum album 대부분은 인도 동부의 마이소르 지역에서 재배된다. Santalum rubrum과 같은 다른 품종은 호주와 태평양 제도에서 자라지만 Santalum album과 같은 의학적 가치는 없다.

아시아인들의 오랜 역사 안에서 샌달우드는 문화와 영적(spiritual)인 삶에 큰 역할을 담당해왔다. 이 나무는 가구와 성전에 종교적 상징으로 조각되기도 했고, 불교와 힌두교의 사원에서는 향으로 태웠으며, 아유르베다, 티베트, 그리고 전통적인 중국 의학에서 중요한 위치를 차지했다. 장례식용 허브로 사용하기도 했던 샌달우드는 영혼(soul)을 다음 생으로 데려가도록 죽은 사람의 몸에 샌달우드를 발라 미이라로 만들었다. 요가를 수행하는 사람들에게 샌달우드는 명상 상태를 쉽게 들어가게 하고, 신에 대한 헌신의 마음을 강하게 하는 것으로 믿어졌다.

인도 전통 의학인 아유르베다에서 샌달우드는 항염, 해열, 항감염 효능을 가진 것으로 높이 평가했다. 감염된 피부에 반죽형태로 바르는 샌달우드는 아유르베다에서는 피타(pitta), 즉 불의 상태를 위한 약재로 분류된다.

열을 내리고 울혈을 해소하는 샌달우드 오일은 주로 뜨거운 열을 동반한 감염과 카타르의 문제, 특히 장, 비뇨·생식기계통, 폐에 관련된 문제에 주로 처방되었다. 가벼운 진통과 진정 효과를 가진 샌달우드는 통증을 줄이는 데 사용되었다.

샌달우드 오일은 열을 내리며, 수렴 작용이 필요한 대장과 비뇨생식기 문제인 설사, 점막 대장염, 노란색의 질 분비물에 큰 효능을 보인다. 약간의 항감염 효능도 있어 라벤더, 티트리, 제라늄 오일과 함께 뜨겁고 타는 듯한 증상의 방광염 연고를 만드는 데 쓰인다. 또한, 샌달우드 오일은 호흡기의 점액과 감염에 도움이 되며, 특히 진정과 자극 완화 효능이 필요할 때 유용하다. 심한 기침을 동반한 기관지염의 경우, 샌달우드를 유칼립투

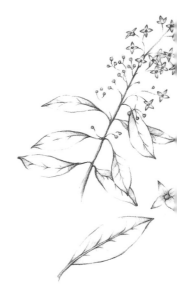

샌달우드

Santalum album

과: *단향과(Santalaceae)*

추출 부위: *나무 심재*

향: *나무 향, 발삼 향, 달콤한 향, 머스키한 향*

에너지: *시원함& 습함*

주 요소: *흙 & 물*

특성: *항우울증, 항진균, 항염증, 항감염증, 수렴, 거담, 지혈제, 진정제, 심장 강장, 위장 내 가스 배출, 림프 울혈 제거, 성 강장제, 일반 강장,*

안전 정보: *무독성, 무자극*

스, 제라늄과 블렌딩하여 적용하면 좋다. 또한, 목이 아플 때 아주 낮은 농도로 희석하여 가글링하면 도움이 된다. 피부에 좋은 오일인 샌달우드는 건조함, 피부 자극, 가려움, 염증 등에 사용되며 습진과 건선에도 도움이 된다.

마음과 영혼(Spirit)에 영향을 미치는 샌달우드 오일은 기본적으로 신경계를 시원하고 안정되며 강하게 하는 효과도 있다. 이런 이유로 두통, 불면증, 신경쇠약으로 이어지는 뜨겁고 흥분된 마음 상태에 효과적이다.

샌달우드의 섬세한 특성은 명상, 기도, 영적(Spiritual) 수행을 돕는 전통적인 역할과 관계된다. '신성하고 달콤한 향'과 부드러운 발삼 향, 베이스 노트의 특징을 가진 샌달우드는 가장 감각적이면서도 깊고 고요한 흙 요소를 떠올리게 한다. 마음을 명료화하고, 고요하게 하면서 과열된 몸을 시원하게 하는 샌달우드 오일은 근원적인 존재와 우리를 다시 연결시켜 준다. 끊임없이 생각을 강요하는 폭압적인 지성을 줄이게 하는 샌달우드는 몸, 마음, 영혼(Spirit)이 하나로 다시 조화를 이룰 수 있는 상태를 그 자리에 심어준다.

샌달우드가 가진 역설은 '더 높은' 의식의 상태로 나아가도록 하면서 초월적인 세계에 다다를 수 있게 하는 반면 우리를 다시 본질적인 자아, 현실의 삶을 인식할 수 있는 상태로 이끈다는 것이다. 그러므로 샌달우드는 과도한 근심과 세속적으로 지나치게 집착하는 상태에서 사용하면 유용하다. 원하는 결과를 얻기 위해 너무 과하게 노력할 때, 특히 안정을 위한 강박적 욕구로 자신을 몰아붙일 때 현실을 있는 그대로 받아들일 수 있도록 돕는다.

끊임없는 분석과 기대로 가득 찬 마음을 진정시키는 샌달우드는 창조력을 발휘할 수 있도록 정신을 자유롭게 하여 언제나 현재, 지금 이 순간에 머무르게 한다. 이런 이유로 샌달우드는 타로의 상징 중 여제(모든 징후와 조짐을 품고 있는 우주적 자궁, 사상의 위대한 어머니)와 연관을 맺고 있다.

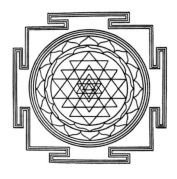

스리 얀트라(SRI YANTRA)

스리 얀트라는 영적(Spiritual) 변화의 시각적 도구인 요가 얀트라 중에서 가장 잘 알려져 있고 강력한 도구이다. 위로 향하는 삼각형들의 조합인 시바와 아래로 향하는 샤키의 삼각형들은 영혼(Spirit)과 감각을 통합하는 샌달우드 오일의 능력에서 보여준다.

스파이크나드

안정 & 믿음 & 항복

스파이크나드(Spikenard; '나드'라고도 불림)는 부드러운 향기를 내는 허브로 1 m까지 자라며, 큰 창 끝 모양처럼 생긴 잎과 작고 푸르른 꽃, 향긋한 뿌리와 줄기를 가진다. 부드럽고, 가느다란 연갈색의 잔뿌리로 뒤덮인 뿌리줄기에서 이 식물의 에센셜 오일이 생산된다. 쥐오줌풀과에 속하는 스파이크 나드는 향과 효능이 인도발레리안(Valeriana wallachii)과 비슷하여, 실제로는 "유사 인도발레리안(false Indian valerian)"이라고 언급되기도 했다. 히말라야 산맥이 원산지인 스파이크나드는 네팔, 부탄, 인도 동부의 시킴지역 등 3,000~5,000 m 높이에서 야생으로 자라며 중국과 일본에서도 발견된다.

스파이크나드는 고대 이집트, 히브리 문명, 힌두 문명에서 제례용과 의료용으로 귀하게 여겨진 가장 오래된 향초이다. 솔로몬의 노래에도 언급된 스파이크나드는 성 요한복음서에도 나온다. 여기에서는 막달라 마리아가 최후의 만찬에 앞서 예수에게 스파이크나드를 발라주는 것이 기록되어 있다. "마리아는 매우 비싼 향유를 1파운드에 사서 한 근을 가져다가 예수의 발에 오일을 붓고, 그녀의 머리카락으로 그의 발을 닦으니 집안은 향유 냄새로 가득 찼다(요한복음 12장 3절)." 프랑킨센스와 미르처럼 스파이크나드도 예수와 함께 연관되어 있어 신비하고 오랜 의미를 보여주고 있다.

고대 그리스의 향수를 만들던 여성들과 로마의 고약을 만드는 사람들은 가장 유명한 향유인 운구엔타리(ungentarii)를 만드는 데 스파이크나드를 사용했다. 1세기경 디오스코리데스는 『치료적 물질에 대하여』에서 스파이크나드를 '따뜻하고 건조하며, 이뇨작용을 가진' 것으로 구역질, 헛배부름, 자궁경부염, 결막염에 유용하다는 고전적인 견해를 밝혔다. 1652년 니콜라스 컬페퍼는 스파이크나드가 "뇌를 평안하게 하고 심장의 울화증과 쇠약증"을 돕는다고 쓰고 있다.

실제로 현대 아로마테라피에서 스파이크나드는 신경계와

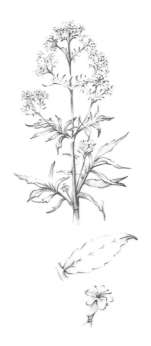

스파이크나드

Nardostachys jatamansi
과: 쥐오줌풀과(Valerianaceae)
추출 부위: 뿌리줄기와 뿌리
향: 따뜻한 향, 흙 향, 토탄 향, 달콤쌉싸름한 나무 향
에너지: 중간 온도/건조함
주 요소: 불 & 나무
특성: 항염증, 진정, 진경, 심장 강장, 소화 자극, 위장 내 가스 배출, 이뇨, 신경 강장, 혈관 보호
안전 정보: 무독성, 무자극

심장을 조절하기 위해 주로 사용된다. 동양 의학적으로 보면, 스파이크나드는 심장을 평온하게 하고, 마음을 안정시키며, 감정을 진정시킨다. 발레리안처럼 스파이크나드도 신경성 긴장, 불안, 불면증에 사용될 수 있고, 빈맥과 부정맥에도 쓰인다. 전반적인 기의 흐름과 간의 기를 조절하는 스파이크나드 오일은 진경, 소화촉진 효능을 가지고 있어 구역질, 변비, 장의 복통 등에 처방된다. 간과 혈액을 순환시키고 강화시키기 때문에 치질과 하지정맥류, 난소기능부전증과 빈혈에 추천된다.

간과 혈액(혈액과 간 사이의 기능적 관계)은 피부의 적당한 영양 상태와도 관련이 있다. 간과 혈액을 강장하고 염증을 제거하는 스파이크나드 오일은 피부에 영양을 공급하고 진정시켜 피부염과 건선에 도움이 된다.

스파이크나드의 에너지적 효능이 심장과 간을 중심으로 작용하듯이, 심리학적인 효능도 주로 마음과 혼(Ethereal Soul)에 영향을 미친다. 따뜻하고 흙의 향이 나는 스파이크나드 오일의 신경 안정 효과는 미르와 같아서 잠재된 불안감을 진정시키는 데 도움을 주며 내면 깊은 곳에 평화로운 감정을 심어준다. 달콤쌉싸름한 톡 쏘는 향은 기와 혈액의 정체를 풀어주어 혼(Ethereal Soul)을 자유롭게 한다. 헬리크리섬 오일처럼 스파이크나드 오일도 분노와 낙담으로 가득찬 마음을 수용과 자비로 채워준다.

신성한 성유로도 소중히 다뤄져온 스파이크나드는 군주와 고위 성직자들을 위한 신성한 오일로 사용되었다. 그것은 환상과 고통을 초월하여 존재하는 우리의 영적인 부분과 관련이 있다.

그러므로 스파이크나드 오일은 영적 확신을 찾아 신앙의 안정된 기반을 찾기 위해 애쓰는 사람들에게 적합한 오일이다. 감정적인 상처, 지속적인 불안, 그리고 세속적인 어려움 등이 수행의 길에 방해가 된다. 마음과 영혼(soul)에 희망을 키워주는 스파이크나드는 우리가 어려움을 수용할 수 있게 해주고, 평온함과 겸손함을 가지고 자신이 선택한 길에 헌신할 수 있는 힘을 준다.

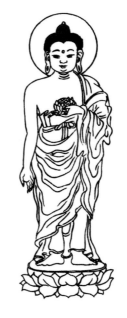

아미다 부처님

아미다 부처는 5세기 이후에 경배의 대상으로 많은 사람들에게 영향을 미쳤다. 영적인 평화와 자비의 상징인 그의 자애로운 힘은 신앙에 대한 믿음과 평온을 회복하도록 해주고 있으며, 스파이크나드 오일도 이러한 특성을 갖고 있다.

티트리

강함 & 저항 & 확신

티트리(Tea Tree)는 7 m까지 자라는 작은 나무로 잎이 좁고 부드러우며 한 줄에 교대로 잎이 나는데, 병을 닦는 솔 모양의 노란 꽃이 핀다. 티트리는 호주에서 자라는 30여 종의 'paperbark' 나무 중 도금양과에 속하는 것으로, Melalleuca leucadendron (cajuput oil의 근원지)과 Melalleuca Quinquenervia (나이아울리유를 생산지)와 밀접한 관련이 있다. '멜라루카'라는 이름은 고대 그리스어 melas (검은색)와 leukos (흰색)에서 유래되었는데, 이는 검게 보이는 녹색의 잎과 종이처럼 얇게 달려 있는 매우 하얀 나무껍질 사이의 대비를 나타낸다.

물에 강한 'paperbark'는 나무에서 벗겨내기 쉽기 때문에 호주 원주민들은 작은 카누, 칼집, 피난처 지붕 등을 만드는 데 광범위하게 사용했다. 톡 쏘는 잎은 뜨거운 물에 우려내어 감기, 기침, 두통 등의 치료제로 복용하거나 나무에서 잎을 따서 씹기도 했다.

Melaleuca alternifolia는 홍수 발생 가능성이 높은 하천을 둘러싼 습지 저지대인 뉴 사우스웨일즈 지역에서 자란다. 티트리는 사람의 발길이 닿지 않는 습지대를 좋아하기 때문에 에센셜 오일을 얻기 위해 티트리를 채취하는 것은 어렵다.

제임스 쿡 선장과 그의 일행은 1770년 보타니 만에 H.M.S. Endeavour호를 정박시킨 후, 끈적끈적하고 향기로운 잎들이 무성한 나무숲을 우연히 발견했고, 그들이 발견한 향기로운 잎들로 차를 끓여 먹었다. 쿡 선장에 의해 이름 붙여진 '티트리(Tea Tree)'는 초기 유럽 정착민들이 귀중하게 여기던 치료제 나무였다.

그 후 제1차 세계대전 이후가 되어서야 티트리가 가진 특정한 의학적 효능이 주목받기 시작했다. 1923년 호주 정부 과학자 A. R. 펜폴드 박사는 티트리 에센셜 오일 연구를 실시했고, 티트리 에센셜 오일이 페놀(carbolic acid)보다 살균과 항박테리아 성분이 12배 더 강하다는 것을 밝혀냈다. 연구가 계속되어 1933년 『브리티시 메디컬 저널』에 발표된 논문에서, 티트리는 "강력한 살균성을 가지면서 무독성, 무자극"인 것으로 인정받았다. 강력한

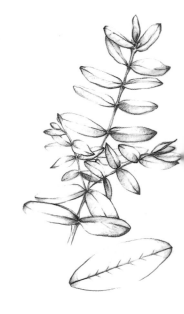

티트리

Melalleuca alternifolia
과: 도금양과(Myrtaceae)
추출 부위: 잎
향: 강한 향, 약초 향, 캠퍼 향, 발사믹 향, 달콤 쌉싸름 향
에너지: 따뜻함 & 건조함
주 요소: 금 & 불
특성: 진통, 항박테리아, 항진균, 항감염, 구충제, 항바이러스성, 심장강장제, 신경강장제, 면역력 증강, 혈관 보호
안전 정보: 무독성, 무자극

항생제 — 문자 그대로 '생명체에 반하는' 성분을 가진 오일이면
서도 신체의 생명력과 면역 체계에 도움이 되며, 다양한 범위의
박테리아, 바이러스, 곰팡이 감염에 안전하게 사용할 수 있다.
티트리 오일은 방어하는 기를 강화시켜 주기 때문에 해로운 균
을 차단하는 데 그치지 않고 감염 재발 방지를 돕는 데에도 활
용된다.

티트리 오일은 감기, 독감, 기관지염, 부비강염, 중이염, 농루
증, 칸디다증, 바이러스 장염, 방광염, 자궁 내 칸디다증에 사용
된다. 니아울리 오일처럼 농가진과 어우러기 같은 박테리아성
피부 감염과 곰팡이성 피부염에도 사용된다.

티트리 오일은 항감염과 면역 향상뿐 아니라 폐, 심장, 신경
계를 강화시키는 것으로도 유명하다. 타임 오일처럼 티트리도
만성 무기력, 얕은 호흡, 심장 두근거림, 혈액순환이 원활하지
않은 경우에 기를 강하게 한다. 신경을 안정시키고 뇌 혈류 공
급을 촉진하는 티트리 오일은 특히 면역력이 약한 사람들의 정
신적인 피로와 신경 쇠약에 좋은 효과를 낸다.

면역 관련 질환인 만성피로증후군(myalgic encephelo-myelitis, ME)
이 가끔 '우울증'으로 잘못 진단되는 경우에서 보듯이, 우울감이
면역력을 떨어뜨리는 것은 깊은 연관이 있다. 이런 경우 티트리
오일은 질병에 대한 저항뿐 아니라 용기를 북돋우는 데에도 매
우 유용하다.

자극적인 캠퍼향의 티트리 오일은 폐와 육체적 백(Bodily Soul)
을 강화시켜 긍정적인 시각과 치유하고자 하는 의욕을 함께 고
양시킨다. 동시에 달콤 쌉싸름한 매콤함이 심장과 마음에 활력
을 불어넣어 영혼(Spirit)을 고양시키고 자신감을 갖게 한다.

그러므로 티트리 오일은 신체적 질병과 더불어 만성적으로 건
강 상태를 악화시킬 수 있는 희생되었다는 느낌, 비관적 운명
에 대해 고통 받고 있는 예민한 사람들에게 특히 중요한 오일
이다.

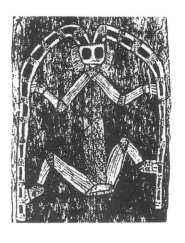

빛의 신
*호주 원주민이 나무껍질에 그린 빛의
신 그림은 감염 및 질병과 싸우는
티트리 오일의 빛처럼 빠른 효능을
연상시킨다.*

타임

용기 & 추진력 & 의욕

타임(Thyme)은 10~40 cm까지 자라는 단단한 다년생 관목으로 털이 많고 끝이 뾰족한 회녹색 잎과 작고 흰색, 연보라색 꽃을 피운다. 지중해 지역이 원산지인 타임은 오늘날에는 전 세계 온대 지방에서 재배된다. 타임 에센셜 오일의 최대 생산국은 스페인이다.

타임의 종류는 가든(garden)이나 커먼(common) 타임(Thymus vulgis), 향이 약한 와일드(wild) 또는 마더(mother) 타임(Thymus serpyllum), 레몬 향을 내는 레몬 타임(Tymus limonum) 등을 포함하여 300여 종으로 다양한 종이 존재한다.

약 3,500년 전에 고대 수메르인들은 타임을 태워서 훈증을 했다고 한다. 고대 이집트인들은 타임을 tham이라고 부르며 방부 처리에 사용했고, 그리스인들은 요리에 사용했다. 그들은 또한 공기 중의 감염을 차단하여 질병의 확산을 막기 위해 타임을 사용했다.

타임이란 이름은 '훈증하다'를 의미하는 그리스어 thymon에서 유래하였으며 그만큼 타임 허브 향이 중요했기 때문이라고 풀이된다. 다른 한편으로 타임은 용기와 관련되어 있기 때문에 '용기'를 뜻하는 그리스어 thumon과도 연관되어 있다. 실제로 로마 병사들은 전투에 나가기 전에 타임으로 목욕을 했고, 중세 시대에는 타임의 잔가지들을 엮어 십자군 원정을 향해 떠나는 기사들의 견대에 달아주기도 했다.

타임은 에너지적으로 가장 뜨겁고 활력을 주는 오일 중 하나로, 1597년 약초학자 존 제라드가 '가장 뜨겁고 건조한 3등급'으로 분류했다. 그것은 신체의 양 에너지를 강력하게 강화시켜주는 오일로, 폐, 심장, 신장, 신경계의 기능을 강화한다. 강한 항박테리아 성분을 가진 타임 에센셜 오일은 다양한 감염에 폭넓게 사용된다.

호흡기계의 강장, 살균, 거담 효능을 지닌 커먼 타임 에센셜 오일은 쇠약함, 울혈, 폐의 감염과 관련된 모든 종류의 감기에 쓰인다. 또한, 만성피로, 얕은 호흡, 가래 섞인 기침, 기관지염 특히 많은 양의 콧물과 맑은 가래가 있을 때 사용된다. 또한 오한과 근

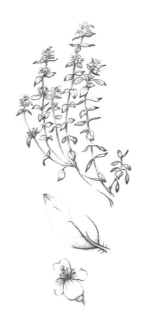

타임

Tymus vulgaris thymoliferum
과: *꿀풀과(Lamiaceae)*
추출 부위: *잎과 꽃 선단부*
향: *따뜻한 향, 허브향, 톡 쏘는 향, 풀향, 약초 향*
에너지: *뜨거움 & 건조함*
주 요소: *물 & 금*
특성: *항균성, 항감염, 구충, 항류머티즘, 진경, 위장 내 가스 배출, 상처 치유, 소화촉진, 이뇨성, 거담, 혈압 상승, 성적 강장, 신경 강장, 건위, 발한*
안전 정보: *2세 미만의 어린이에게는 사용하지 말 것. 과민성, 질병성 또는 손상된 피부를 가진 사람에게는 사용하지 말 것. 1% 이상의 희석 농도로 사용하지 말 것.*

육통을 동반한 감기와 독감 증상을 완화시키는 데 도움이 된다.

　로즈마리 오일처럼 타임은 심장의 양 에너지를 강장시켜 심장 박동을 강하게 하고 순환을 돕는다. 모세 혈관을 강하게 하는 타임 오일은 빈혈과 탈모에 사용된다. 또한 타임 오일은 류머티즘 통증과 골관절염을 완화되는데, 주로 수축되거나 경련하는 성질의 통증에 쓰인다. 소화를 촉진하고 위장 내의 가스 배출을 돕는 타임 오일은 식욕을 증진하고 복부 팽만과 헛배부름을 완화시킨다. 강한 항박테리아와 항진균 작용으로 장의 독소, 위장염, 칸디다증 등 치료에 도움이 된다. 항감염 효능도 가져 방광염 같은 생식·비뇨기계의 감염에도 유용하다.

　타임 오일이 신체의 역동적인 양 에너지를 강력하게 강화시켜 준다는 사실은 정신과 정서에도 활력을 불어넣어 준다는 것을 통해서도 알 수 있다. 강장시키고 고양시키는 타임 오일은 신경쇠약과 만성적인 불안감 등에 처방되는 신경 강장 오일이다. 실제로 18세기 타임은 프랑스의 표본 바움 트랭퀼(baume tranquill)에서 신경질환 처방에 포함되었다. 좀 더 구체적으로 분류하면, 타임 오일의 심리적인 작용은 두 가지로 볼 수 있는데, 폐를 자극하여 허탈감을 없애고, 신장에 에너지를 공급하여 추진력을 가지게 한다.

　영혼(Spirit)을 활기차게 하는 타임 오일의 명성은 고대에서 현대에 이르기까지 역사를 통해 유지되어 왔다. 전통적으로 우울증 치료제였던 타임 오일은 '가슴을 활짝 열어' 백(Bodily Soul)을 살리는 효능은 위축되고 비관적이며 자기 자신을 의심하는 것이 특징인 우울 상태에 도움을 준다.

　용기와 담대함을 불어넣는 타임 오일의 효능은 물 요소 및 지(志)와 관련되어 있다. 이런 면에서 타임 오일은 낮은 자신감, 무감각, 두려움에 사용된다. 가장 깊은 곳에서 의욕을 북돋는 타임 오일은 영적인(spiritual) 의지와 신체적 용맹에 영향을 미친다. 의기소침하고 근심에 차 있거나 소외되었을 때 우리는 따뜻하고 강한 힘을 얻기 위해 타임 오일을 기억해야 한다.

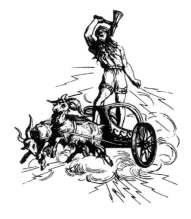

천중의 신 토르

토르는 부드럽고 관대한 게르만 거인 신이었지만 그가 화를 냈을 때는 번개와 같은 분노를 터뜨렸다. 그래서 토르는 풍요와 전쟁의 신이라 일컬어졌다. 마술 망치를 손에 들고 있는 토르는 타임 오일이 가져오는 강직함과 용맹함에 부합하는 상징이다.

베티버

자양 & 회복 & 재연결

베티버(Vetiver)는 키가 크고 촘촘한 다년생 풀로 2 m까지 자라며, 길고 가느다란 잎과, 연노란색에서 적갈색을 띄는 부드러운 잔뿌리를 가진 식물이다. 점성이 있는 호박색의 베티버 오일을 추출하는 부위는 향이 강한 뿌리 줄기로, 씻어 말린 다음 얇게 썰어서 증기로 증류한다. 팔마로사, 레몬그라스, 시트로넬라와 함께 베티버는 벼과에 속하고 다른 식물군의 조합보다 식용(곡물을 포함하여)에 적합한 종들이다.

야생에서 베티버는 히말라야 산맥, 인도 남부, 스리랑카, 말레이시아의 비탈진 곳에서 자란다. 가장 좋은 품질의 베티버 오일은 위니옹 섬에서 생산되는 'Bourbon vetiver'이지만, 대량 생산되는 곳은 아이티와 자바이다.

베티버 이름은 뿌리가 채취되는 방식을 묘사한 '쳐서 자르다'를 의미하는 타밀어 이름인 vetiverr에서 유래했고, 자바에서 베티버는 향기나는 뿌리를 의미하는akar wangi라 불린다.

실제로 베티버는 뿌리에서 나는 풍부한 흙 향 때문에 수세기 동안 인도 가정에서는 집안의 가장 중요한 위치에 놓여지곤 했다. 인도에서는 끈적끈적하고 강한 베티버 뿌리가 타는 듯이 더운 여름 오후에 블라인드와 스크린처럼 창문을 가려주곤 하였다. 계속 물을 적셔주면 시원하고 달콤한 베티버 향이 나면서 건조하고 뜨거운 공기를 촉촉하고 따뜻한 공기로 바꿔준다. 베티버 향이 벌레를 퇴치하기 때문에 베티버로 만든 부채는 인도와 자바의 여성들에게 유용하게 사용되었다.

베티버는 샌달우드나 패촐리 에센셜 오일과 함께 향수 원료를 쓰이는 주요한 오일이다. 베티버의 풍부하고 묵직한 베이스 노트 향은 동양적인 분위기를 갖고 있는 향수의 조향에서, 쉽게 향이 날라가지 않도록 고착시키는 역할을 한다. 산스크리트어 문서에서 보면 베티버는 섬유를 바르는 신부에게 연고 형태로 사용되기도 했다.

인도 전통 의학인 아유르베다의 고대 치료제로 베티버 뿌리와 에센셜 오일은 갈증, 열사병, 열, 두통 등을 완화하는데 사용되

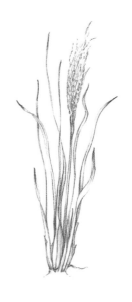

베티버
Vetiveria zizanoides
과: *벼과(Poaceae)*
추출 부위: *뿌리*
향: *달콤하고 따뜻한 향, 풍부한 수지향, 나무향, 스모키향*
에너지: *시원함 & 습함*
주 요소: *흙*
특성: *항감염, 항우울, 항류머티즘, 항경련, 진정, 소화 촉진제, 통경, 간 강장제, 면역 향상, 비장 자극제, 혈관보호, 전반적인 강장*
안전 정보: *무독성, 무자극*

었다. 또한 베티버 오일은 관절과 피부의 염증을 완화하기 위해 바르는 약에 사용했고, 류머티즘 관절염과 습진에도 사용되었다.

동양 의학 관점에서 베티버 오일은 에너지적으로 차갑고 습하다. 베티버 오일은 열을 제거하고, 자양분을 주며, 진정 작용과 고양 작용을 한다. 생명주의 관점에서 볼 때, 식물의 뿌리는 마음의 풍요로움, 강함, 현실 수용 등의 속성을 가지고 있다. 식용 곡물인 벼(科)과에 속하는 베티버의 뿌리는 특히 이러한 속성을 많이 가지고 있고, 이는 오일의 풍부한 향에도 잘 반영되어 있다.

식물의 자양 성분은 신체의 회복, 흡수, 동화 작용 기능을 담당하는 음을 지지하는 효능을 가진다. 이러한 이유로 베티버 오일은 식욕부진, 체중 감량, 빈혈, 소화 불량에 처방된다. 신체의 결합조직의 힘을 새롭게 하고 강하게 하는 베티버 오일은 관절의 약화와 건조하고 영양이 부족한 피부에 사용될 수 있다. 그리고 분비샘을 강장하기 때문에, 에스트로겐과 프로게스테론 부족에 도움이 되고 생리 전 긴장과 폐경기 문제에 처방될 수 있다.

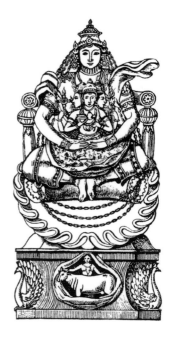

몸을 식히고 영양을 공급하는 베티버 오일의 효능은 심리적인 차원에서도 잘 반영된다. 과하게 흥분되어 있어 지나치게 활동적인 정신을 이완시켜 불안정한 자아 정체성을 풍요롭게 가꿔주는 베티버 오일은 우리에게 대지의 힘과 안정된 존재감으로 회복하게 한다. 과로로 인해 정신적으로 지치거나, 자신의 신체적 욕구에서 유리되어 지친 경우, 베티버 오일은 진정시키고 회복시켜주며, 영혼(spirit)과 물질 사이의 괴리감을 줄여 중심을 회복하고 우리를 다시 연결시켜준다.

따라서 베티버 오일은 완벽해지고자 끊임없이 노력하지만, 이상을 추구하는 과정에서 자양분을 흡수하고 채우는 능력을 상실해 완벽을 유지하기에 어려운 유형의 사람들에게 적합하다. 베티버가 사람들에게 주는 희망은 우리가 본질적으로 현존하고 있다는 감각을 본능적으로 알아차리는 경험에서 비롯된다.

프라크리티(Prakriti), 현시의 힘

인도 베단타 철학에 따르면 프라크리티는 우주 에너지와 현시의 힘을 상징이다. 우리를 생명의 근원에 다시 연결하는 능력을 가진 베티버 오일은 프라크리티의 영성감과 부합된다.

야로우

보호 & 진정 & 치유

야로우(Yarrow)는 10~60 cm까지 자라는 여러해살이풀로, 줄기는 곧게 서 있고, 깃털처럼 생긴 잎사귀와 무수히 작은 데이지 모양의 꽃들이 흰색과 분홍색으로 촘촘하게 피어난다. 유럽이 원산지인 야로우는 전 세계 온대 지방의 야생에서 자란다. 야로우 오일의 대부분은 알바니아, 헝가리, 불가리아 등 동유럽에서 생산된다.

이 식물을 칭하는 야로우라는 이름은 앵글로색슨족 이름인 gearwe에서 왔으며, 반면 종의 이름인 millefolium은 잘게 갈라진 잎 모양에서 유래되었다. 이러한 이유로 야로우는 milfoil과 thousand leaf라고도 불린다.

야로우의 치료적 효능을 잘 드러내는 것은 속명인 Achillea이다. 상처를 치유하는 특성으로 오랫동안 귀하게 평가되어온 야로우 오일은 호머의 일리아드에 나오는 기세등등한 전사 아킬레우스(Achilles)에게 바쳐졌다. 신화에 따르면, 아킬레우스는 트로이 전쟁에서 그의 동료 텔레포스(Telephus)가 입은 창상을 치유하기 위해 이 식물을 사용했다고 한다. '군사들의 상처를 치유하는 풀', '지조의 풀', '목수의 풀'로 다양하게 불리는 야로우는 역사적으로 십자군 기사단과 조각을 하는 목수들에게 믿을 수 있는 상처 치유제였다.

야로우를 둘러싼 옛이야기에 사랑과 충성이 관련되어 많이 등장한다. 코피가 흐를 때 콧속에 야로우를 넣으면 지혈이 되지만 정절을 시험할 때는 야로우로 콧속을 후벼 피가 나게 했다. "야로웨이, 야로웨이 흰 꽃을 피워라! 내 사랑이 나를 사랑한다면 내 코에서 피가 흐르리" 미래를 보여주는 야로우는 고대 중국의 예언서인 주역에서 점을 칠 때 사용되는 막대기로도 잘 알려져 있다. 동양 의학적 관점에 따르면 야로우의 속성은 시원하고 건조하며, 캐모마일처럼 진경 작용과 항염 작용이 있는 것으로 알려져 있다.

진경 작용이 있는 야로우는 간을 자극하고 기의 흐름을 조절하는 능력이 있어 소화불량, 장염과 복통, 과민성대장증후군,

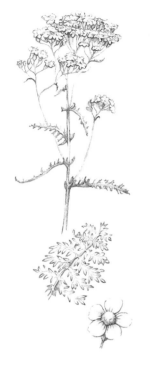

야로우

Achillea millefolium
과: 국화과(Compositae, Asteraceae)
추출 부위: 허브 전체
향: 허브 향, 달콤쌉싸름 향, 따뜻한 캠퍼 향
에너지: 시원함 & 건조함
주 요소: 나무 & 금
특성: 진통, 항염증, 진경, 수렴, 담즙 분비 촉진, 소화 자극, 상처 치유, 통경, 거담, 이뇨제, 해열, 간 강장, 외상 치유
안전 정보: 임신 중이거나 모유 수유 중 사용하지 말 것. 2세 미만의 어린이에게는 사용하지 말 것. 뇌전증이나 열이 있는 사람에게는 사용하지 말 것. 2% 이상의 희석 농도로 사용하지 말 것.

담즙 생성이 약한 경우 처방된다. 진통 효능도 있어 염좌, 류머티즘, 신경통을 완화한다. 월경을 촉진하는 야로우 오일은 생리통 완화에도 도움이 된다.

열을 제거하는 오일인 야로우에는 항염 작용을 하는 카마줄렌 분자를 포함하고 있어 신경염, 전립선염, 관절염 등에 효과적이다. 라벤더, 사이프러스, 레몬 오일과 블렌딩하면 고열과 두통을 동반한 독감에도 사용될 수 있다. 그리고 비뇨기계의 감염을 막아주는 야로우 오일은 방광염과 요도염에도 사용된다.

야로우 오일은 심장과 신장까지 미쳐 부드러운 강심작용을 하여 혈액 순환을 돕고 저혈압에 처방되며 이뇨를 도와 조금씩 자주 소변을 보는 증상에도 처방된다.

'상처 치유'로서 야로우의 오랜 명성은 아우라를 통합하는 능력뿐만 아니라 보호하는 역할도 해왔다. 이런 점에서 야로우는 금 요소와 연관이 있는데, 이는 생리학적으로 야로우가 신체적 경계인 피부의 모공을 조절하는 능력을 가진 것에서도 명백하게 드러난다.

동시에 야로우는 간과 혼(Ethereal Soul)에도 심오한 작용을 일으켜 정체된 기와 막힌 감정을 발산하게 도와준다. 헬리크리섬 오일처럼 야로우도 깊게 억눌린 분노와 씁쓸한 감정과 관계하면서 아킬레스의 복수심에 대한 분노를 상징적으로 드러내고 있다.

심장의 검

심장을 관통하고 있는 검은 가장 깊은 슬픔과 원형적 상처를 나타내는 전통적인 상징이다. 이런 상처를 치유하고 넘어갈 수 있게 하기 위해서 고통을 모두 수용하는 데 도움을 주는 야로우 오일이 필요하다.

야로우 오일은 화와 분노의 감정들이 무의식적으로 감정적인 상처나 심적 연약함에 연관을 맺고 있는 사람들에게 적합하다. 그들은 쉽게 분노를 표출하기 때문에 어떤 희생을 치루더라도 자신의 상처와 취약점을 감추고자 하는 결심에서 나를 향한 공격에 분노로 대응한다. 반면에, 이런 근본적 문제들이 분노와 괴로운 심경들을 억눌러 과거의 상처로 인한 고통에서 빠져나오지 못하게 한다. 감정에 영향을 미치는 야로우 오일의 효능은 우울감에 빠진 사람들의 습관적인 방어적 자세를 완화시켜주고 감춰진 분노를 발산하도록 돕고, 그 감정에서 벗어나 스스로를 다독여 우울함에서 벗어나게 한다.

일랑일랑

이완 & 유혹 & 도취감

일랑일랑(Ylang Ylang)은 열대 상록수로, 20 m까지 자라며, 크고 빛나는 타원형의 잎을 가지고 있으며 연녹색에서 진녹색으로 변하는 가늘고 길게 늘어진 꽃을 피운다. 에센셜 오일이 함유된 부위는 채취한지 얼마 지나지 않은 싱싱한 꽃 부분이다.

동남아시아가 원산지인 일랑일랑 오일은 대부분 코모로 섬, 마다가스카르 제도, 레위니옹 섬 등지에서 생산된다. 향기의 질과 관련한 다섯 가지 등급이 있는데, '일랑일랑 엑스트라 슈페리어'가 최고의 품질을 자랑하며 가격도 가장 비싸다. Cananga odorata의 macrophylla 변종인 카낭가 에센셜 오일은 때때로 일랑일랑(var. genuina)으로 둔갑해 팔리기도 하지만, 향이 거칠고 섬세하지 못해 가격이 저렴하다.

일랑일랑이라는 이름은 꽃이 바람에 흔들거리는 모양에서 '흔들리다'를 의미하는 필리핀의 'alang-ilang'에서 유래되었다. 섬 주민들은 이 꽃들을 따서 코코넛 오일 속에 담가 부리부리라고 불리는 포마드를 생산했다. 이것은 특히 우기에 열과 감염을 예방하고 피부에 영양을 공급하여 생기를 불어넣기 위해 사용했다. 또한 바다에 들어갈 때 바닷물의 염분으로부터 머리를 보호하기 위해 머리카락에 바르기도 했다.

인도네시아인들은 신혼부부의 침대에 일랑일랑 꽃을 펼쳐 놓기도 했다.

일랑일랑 오일은 자칫 지루하고 단조로울 수 있는 탑 노트의 꽃향 조합에 이국적이고 그윽하며 달콤한 향을 더해줄 수 있기 때문에 오랫동안 향수업계에서 가장 중요하게 생각한 오일 중 하나였다. 프랑스 향수업계의 걸작들 중 일부는 일랑일랑, 로즈, 베르가못, 바닐라의 익숙한 블렌딩에 의존해 왔다. 일랑일랑의 의학적 효능은 20세기 초 프랑스의 화학자 가르니에(Garnier)와 레츨러(Rechler)에 의해 처음 발견되었다. 이들은 레위니옹 섬에서의 연구를 통해 일랑일랑이 말라리아, 장티푸스, 장내 감염에 효능이 있음을 발견했다. 이들은 또한 심장을 진정시키는 효과도 알게 되었다.

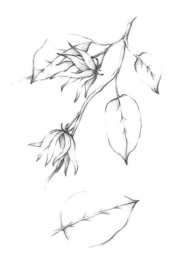

일랑일랑

Cananga odorata var.genuina
과: 번려지과(Annonaceae)
추출 부위: 꽃
향: 꽃 향, 달콤한 향, 발삼 향, 강렬하고 약간 매운 향
에너지: 시원함 & 습함
주 요소: 불
특성: 항우울, 항당뇨, 항감염증, 항염증, 구충, 진경, 진정, 혈압 강하, 최음
안전 정보: 무독성, 무자극

동양 의학적 관점에서 일랑일랑 오일의 치유 효능은 심장을 진정시키고 강하게 한다.

에너지적으로 차고 습한 일랑일랑 오일은 심한 신경 긴장으로 심장의 두근거림, 고혈압, 심계항진으로 이어질 때 심장의 열을 제거해준다. 동시에 마음을 조화롭게 하고, 신경계를 진정시켜 초조함과 마음의 동요를 가라앉혀 잠을 잘 수 있게 한다. 영국 버밍햄대학의 신경정신 클리닉 의사 팀 베츠(Tim Betts) 박사에 따르면, 뇌전증 발작이 일어나기 전에 일랑일랑 향을 맡으면 뇌전증을 조절하는 효과를 나타낸다고 한다: "뇌전증 환자의 대다수는 4~5가지 오일 중에 변함없이 일랑일랑 오일을 선택한다." 또한 일랑일랑은 두피를 자극하여 탈모를 예방할 뿐 아니라 당뇨병의 보조 치료제로 추천된다.

일랑일랑의 성적인 강장 효능은 긴장을 이완시키고 기분을 고양하는 효능과 도발적 향에서 기인한다. 발기부전과 성불감증에 처방되는 일랑일랑 오일은 두려움, 불안감으로 위축되어 있어 성적인 감정을 차단한 사람들에게 사용하면 좋다.

자스민 오일처럼 일랑일랑 오일은 우리의 감정과 성적인 본능을 다시 만나게 해 둘을 하나로 통합되게 한다. 이 둘이 유리되었을 때 심장과 마음이 생생한 감각들과 유리되어 음으로부터 쉽게 멀어진다. 우리를 진정시키고 안정되게 하는 습한 음 에너지가 고갈되면, 초조함과 흥분이 일어나게 된다. 또는 감정이 흐르지 못하고 메말라서 소외감과 우울증으로 이어지는 경향이 있다. 어떤 경우든지 마음은 기쁨과 즐거움을 표현하고 경험하는 자연스러운 능력을 상실하게 된다.

우리에게 평화로운 낙원의 달콤함과 열대 태양의 향취를 동시에 맛보게 하는 일랑일랑 오일은 우리를 진정시키는 동시에 유혹하면서, 마음을 열게 하고, 중심을 지키게 한다. 일랑일랑은 우리가 내적으로 조화를 이루어 밖으로 자연스럽게 표출하도록 돕는다.

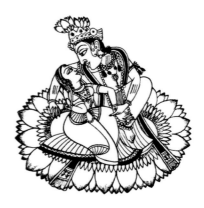

라다와 크리슈나
한두교 신 크리슈나의 우유를 짜는 여인 라다에 대한 사랑은 남성적이고 여성적 결합뿐 아니라 정신과 물질의 결합을 상징한다. 이 이미지는 일랑일랑 오일 속에 내재된 결합의 황홀감을 잘 보여준다.

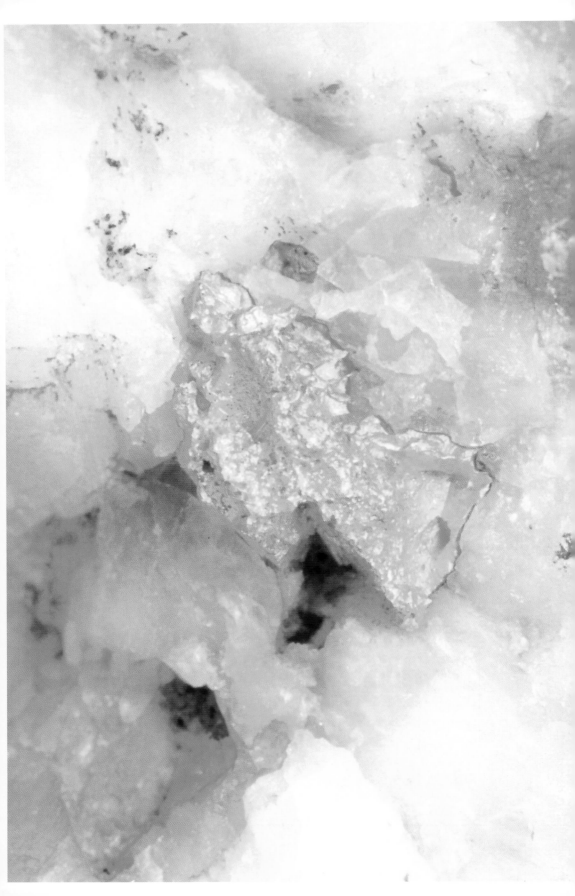

제 3 부
균형감 회복하기

광석의 경계, 잠복과 노출

"흙이 금을 만든다"

이제까지 우리는 마음과 영혼(spirit)을 동양 의학적 관점에서 분석했고, 40가지 에센셜 오일 들의 에너지론을 살펴보았다. 3부에서는 이러 한 이해를 바탕으로 감정과 정신의 균형을 회복 하는 데 적용하는 방법에 대해 알아볼 것이다. 여기 소개된 심리적인 문제들은 일상생활에서 흔히 접하게 되는 것들이다.

균형을 회복하기 위해 할 수 있는 방법들은 전통적인 방법에서 현대적 방법에 이르기까지 다양하다. 여기에는 심리치료와 상담, 명상과 요가, 휴식, 운동, 영적(spiritual) 치유, 그리고 타이치(태극권) 등이 포함된다. 또한 동양 의학에 서는 건강한 식단의 중요성을 강조하기도 한다.

아로마테라피에서 가장 좋은 결과를 얻기 위 해서는 에센셜 오일의 사용과 더불어 위의 방법 들 중 하나 이상의 방법들과 결합하는 것이 필 요하다. 두세 가지의 다른 방법, 즉 목욕, 버너 나 디퓨저로 발향, 아로마테라피 마사지, 손목, 관자놀이, 목덜미에 크림을 바르는 것 등 여러 방법을 혼합하여 적용할 때 최고의 효과를 얻을 수 있다.

또한 이 책에 나와 있는 지압점들을 자극하면 오일의 효과가 더욱 배가 된다는 것을 알게 될 것이다. 경혈점을 자극하는 것은 전체 아로마 테라피 마사지에 부분적으로 적용될 수 있다. 오일 사용과 마찬가지로 지압점들은 다른 사람 들의 치유에 사용될 수도 있고, 자가 치료를 위 해 사용할 수 있다.

그러나 여기서 다뤄지는 많은 심리적인 문제 들은 심각성의 정도에 따라서 전문가들의 도움 이 필요한 경우도 있다. 경우에 따라서 자격을 갖춘 심리치료사나 동양 의학 시술자에게 도움 을 구할 필요도 있다.

진정한 치유는 시간이 걸리므로 가장 최적의 오일을 사용했다 하더라도 단기간에 좋은 결과 를 기대해서는 안 된다. 비록 에센셜 오일이 즉 각적인 효과를 낼 수 있다 하더라도 만성적 불 균형의 문제에 대해서는 영혼(spirit)에 변화가 일어나기까지 인내심을 가지고 기다려야 한다.

균형을 위한 블렌딩

블렌딩의 세 종류

오일을 선택하는 사람의 목적에 따라 에센셜 오일을 블렌딩하는 방법과 접근하는 방법은 다양하다. 우리는 세 가지로 블렌딩하는 방법을 나눌 수 있는데, 각각 고유의 구체적인 목적을 가지고 있으며, 미적, 임상적, 그리고 심리적 영적(spiritual)인 세 가지 블렌딩 방법이 있다.

미적 원리에 따라 오일을 블렌딩하는 것은 향수 업계에 중요한 기술로, 향기로운 향을 만드는 것을 목표로 한다. 향기로운 향기를 내는 오일을 선택하여 블렌딩하는데, 조화를 이루며 서로 보완할 수 있을 것인지를 고민하여 오일들을 블렌딩하면 된다.

감각적 수준에서 잘 어울리는 오일들을 선택하기 위해서는 향기의 개별 특성을 구별할 수 있도록 후각을 잘 단련해야 한다. 에센셜 오일에서 향의 주요 특성을 구별할 수 있으면 다른 에센셜 오일과 블렌딩을 통해 강도를 강조하거나 조절할 수 있다. 예를 들어, 로즈 오일의 풍부하고 끈적거리는 듯한 향은 패촐리 오일과 잘 어울리며, 팔마로사 오일과 블렌딩되면 좀 더 가벼운 꽃향기를 낸다.

임상적 가치로서의 블렌딩은 오일들이 가진 치료적 가치를 기준으로 선택한다. 여기에서의 목표는 개인의 건강에 최대한 도움이 될 블렌딩을 만드는 것이다. 전통적 중국 의학에서는 황제, 신하, 보조, 전달자 등의 치료적 역할을 수행하도록 개별 치료법을 정한다.

가래가 생기고 호흡곤란이 주로 문제가 되는 천식 증세가 있는 사람의 경우를 예로 들어보자. 이 경우 마조람 오일은 이 증상에 아주 좋은 효과를 나타내기 때문에 아주 훌륭한 치료제(황제)로서의 역할을 수행할 수 있다. 파인 오일은 마조람 오일의 거담 효능을 더욱 강화시켜주는 보조(신하) 역할을 하는 오일로 적합하다. 추가적인 보조 오일로는 오일 조합에 있어 진정 효능을 보조하고 향상시키는 클라리 세이지를 선택한다. 마지막으로 유칼립투스는 블렌딩된 다른 오일들 중에서 블렌딩된 오일이 폐를 향하도록 집중하는 작용을 지시하는 능력 때문에 효과적인

개인을 위한 블렌딩

모든 에센셜 오일은 우리에게 심리적 정신적으로 영향을 미칠 수 있는 힘을 가지고 있다. 각 개인에게 알맞은 오일은 인생에서 직면한 문제에 알맞은 오일을 선택해야 변화를 만들어 낼 수 있는 힘을 가진다.

전달자 오일로 선택한다.

임상적인 목적에서 블렌딩을 할 때에도 미적인 측면을 고려해서 블렌딩하는 것이 가능하고 더 효과적이다. 치료적인 효능에 맞는 오일을 선택하면서, 서로 잘 어울리는 향취를 강조할수 있다. 이와 같은 원칙이 심리적, 영적(spiritual) 접근에도 적용될 수 있다. 이 블렌딩은 감정과 정신적 균형을 회복하는 데 중점을 둔 것으로, 가장 높은 수준의 통찰력과 분별력을 필요로한다. 이러한 맥락에서 블렌딩 오일 개수를 세 개 이하로 제한하는 것이 바람직하다. 블렌딩이 비교적 단순할 때 각 오일들의독특하고 미묘한 영향이 나타나기 때문이다. 다음은 그 예이다.

압박감이 심한 업무 환경에 놓인 사람은 초조함과 불안감에시달린다. 실직에 대한 걱정으로 지칠 정도로 자신을 몰아붙이고, 심지어 휴식을 취하려고 해도 긴장을 풀지 못한다. 또한 그들이 극도로 긴장이 되어 예민하게 분노를 표출하고, 일이 계획대로 되지 않을 때는 깊이 좌절하고 만다.

이 사례에서는 오행 중 두 개의 요소에서 부조화가 보인다. 개인의 초조함과 불안감, 극단적인 행동, 그리고 두려움은 모두근본적인 차원에서 의지의 부조화, 즉 물 요소의 불균형을 나타낸다. 또한 이러한 긴장, 과민, 좌절은 또한 정체된 기와 나무요소와 관련된 문제를 나타낸다. 제라늄과 오렌지 오일의 조합은 의지를 회복하고 좌절감을 완화하기 위해 필요하다.

미적인 블렌딩은 우리의 '코', 즉 감각적 분별력과 재능에 달려 있는 반면, 임상적 블렌딩은 오일과 질병에 대한 우리의 지식에 달려 있다. 반면에 심리적 영적인(spiritual) 블렌딩은 영혼(spirit)의 상태를 '감지'할 수 있는 '직관'을 요구한다. 그러나 여기서 '직관'이란 말은 정신적인 선택을 의미하는 게 아니라 각 오일의 특성에 대한 구체적인 지식과 오일의 치유 효과를 필요로하는 마음의 상태를 정확히 파악하고 알아차리는 것에서 오는지혜를 의미한다.

식물 과(科)에 따른 조화

일반적으로 같은 식물군에 속하는 에센셜 오일의 향은 서로 조화를 이루고 효능을 더욱 높이는 경향이 있다. 예를 들어 운향과에 속하는 오렌지, 네롤리, 그리고 베르가못 오일은 매우 쉽게 잘 블렌딩된다.

신경성 긴장 & 동요

조절하고 이완시키는 오일

신경성 긴장은 모두에게 가장 흔한 심리적 문제일 것이다. 물론 긴장도 창의적 힘을 발휘할 수 있고, 일과 생산성 면에서 필수적인 요소라고 생각하는 사람들도 많다. 그렇지만 심리적으로 동요되어 진이 빠지거나 참기 어려운 정도의 높은 긴장 상태라면 긴장을 줄일 필요가 있다.

본질적으로 긴장을 이완하는 속성을 지닌 에센셜 오일이 많기 때문에 신경성 긴장과 동요에 효과적으로 사용될 수 있다. 긴장과는 반대로, '동요'라는 말은 좀 더 심각하고 구체적인 정신적 감정적인 장애 요소를 의미하는데, 극도로 긴장되고 초조한 감정을 보이는 것이 특징이다.

다른 모든 심리적인 문제와 마찬가지로 신경성 긴장 상태에 접근하는 가장 좋은 방법은 그러한 상태에 처한 명확한 이유와 부조화의 특징들을 고려하는 것이다. 문제들에 대한 포괄적인 접근 방식은 좋은 결과를 내지 못한다.

동양 의학적 관점에 따르면, 신경 긴장 및 동요감은 심장과 간에서 가장 빈번하게 발생하는데, 이는 불이나 나무의 요소 내에서의 불균형을 나타낸다. 이 외에도 흙, 물, 그리고 금 요소와 더 밀접하게 연결되어 효능이 있는 오일들도 있으므로 이런 특성들을 기억해 두어야 한다.

심신의 긴장된 상태는 그 속성상 기의 정체로 나타난다. 기의 정체란 생명 에너지가 순환하지 못하고 모여 고착된 것으로, 긴장되고 위축된 느낌을 가지게 한다. 이 상태는 기의 원활한 흐름을 책임지고 있는 간이 제 기능을 수행하지 못하여 발생한다. 이때 도움이 되는 오일은 부자연스럽게 정체된 생명 에너지를 방출하고 조화롭게 순환시킴으로써, 감정적인 스트레스와 정신적인 스트레스로 인해 생겨난 압력을 감소시킨다.

로만 캐모마일, 저먼 캐모마일, 오렌지, 베르가못 에센셜 오일은 모두 간의 기를 조절함으로써 신경성 긴장을 완화시키는 작용을 한다. 특히 직장에서 문제가 발생할 때나 자신이 통제할 수 없는 상황에 직면하였을 때 쉽게 화가 나는 사람들에게 처방

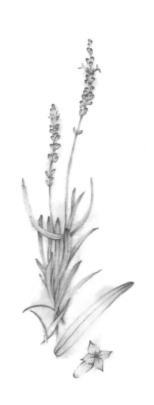

라벤더

시원하고 진정시키는 특징을 가진 푸른 라벤더 꽃은 마음을 진정시키고 염증을 줄이는 효능과 관계되어 있다. 잎사귀 끝에 높이 솟아 있는 꽃들과 회녹색의 여러 겹의 잎들은 사람들이 불안과 동요의 혼란스러움으로부터 벗어나도록 해주는 에센셜 오일의 효능을 보여준다.

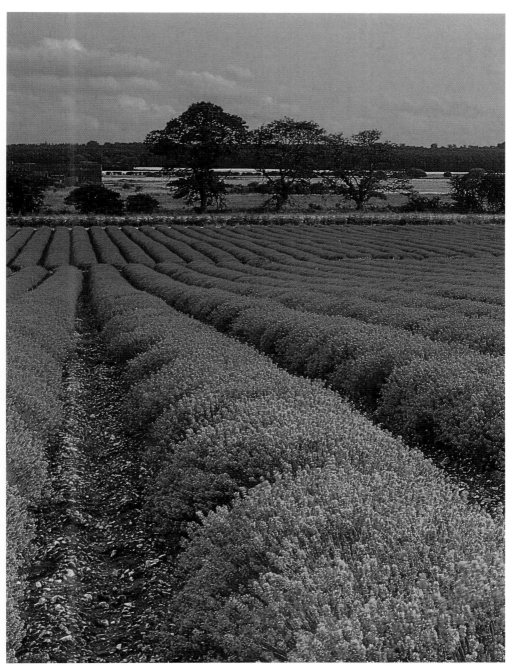

라벤더 들판

트루 라벤더(*Lavandula angustifolia*)는 태양빛이 안개에 방해받지 않는
비교적 고지대의 척박한 땅에서 잘 자라는 경향이 있다. 맑은 공기에서
잘 자라고, 토양이 나쁜 곳에서 더 잘 자란다. 라벤더 오일은 가장 불리한
상황에 있을 때 침착함과 명료함을 회복하게 해준다.

된다. 캐모마일은 지나치게 긴장하고 통제해서 생기는 긴장감과 장애물이 있을 때 쉽게 좌절하는 완벽주의자 또는 일 중독자와 같은 신경이 예민한 사람들에게 적합하다. 베르가못 오일 역시 우리에게 여유를 갖게 하고, 오렌지처럼 여유와 유머감각을 회복하는데 도움을 준다. 라벤더와 멜리사 오일 또한 기의 흐름을 원활하게 하고 간을 조화롭게 하는 동시에 심장과 마음을 진정시키는 작용을 한다.

심장은 마음의 안정적인 거주지로서 영혼(프시케, Psyche)의 전체적인 균형을 유지하는 역할을 한다. 따라서 정신적 감정적인 속성에 가해지는 모든 압력은 심장에 강력한 에너지적 영향을 미칠 것이다. 자연에서 진정작용을 하는 것으로 분류되는 대부분의 에센셜 오일은 신경계를 이완시켜 결과적으로 심장과 마음을 조화롭게 하는 데 도움이 된다.

라벤더와 멜리사 오일은 특히 심장의 열과 관련된 긴장과 동요에 처방된다. 심장의 열은 마음을 어지럽혀, 초조감과 때로는 과잉행동 상태를 만들어 불면증을 초래하기도 한다.

라벤더와 멜리사 오일은 정서적으로 매우 예민하고 내성적이어서 스트레스적 상황에 직면하는 것을 어려워하는 사람들에게 적합하다. 이 오일은 신경성 긴장을 완화하는 데 도움이 될 뿐만 아니라 공포와 히스테리의 감정을 진정시키는 데 도움을 준다.

네롤리, 자스민, 일랑일랑 오일은 심장을 진정시켜 자신의 감각과 감정에서 소외감을 느끼는 사람들의 긴장을 완화시켜준다. 이들은 이완이 몸의 긴장이 완화되는 것과 동일하다고 생각하는 사람들이다.

시원하고 촉촉한 심장의 음 에너지를 강장하는 로즈와 팔마로사 오일은 갈증, 건조함, 밤에 흘리는 식은 땀, 불면 등을 수반하는 긴장과 동요를 진정시킨다. 이들은 특히 정서적 불안에서 오는 긴장감과 관련이 있다. 토탄 향(수목질의 유체가 분지에 두껍게 퇴적하여 물의 존재 하에서 균류 등 생물화학적인 변화를 받아 분해, 변질된 것에서 나오는 향)은 모든 사람에게 매력적이지는 않지만, 스파

추천 블렌딩
(캐리어 오일 20 ㎖/ 1 큰 스푼)

■ 동요 & 압박감
캐모마일(2), 베르가못(2),
오렌지(2)

■ 신경과민 & 동요
라벤더(3), 네롤리(2), 베르가못(1)

■ 갑작스러운 트라우마
라벤더(3), 프랑킨센스(2),
스파이크나드(1)

■ 긴장되고 지친 상태
클라리 세이지(3), 사이프러스(2),
라벤더(1)

참고할 오일
베르가못 p. 54~55
캐모마일 p. 62~63
사이프러스 p. 68~69
프랑킨센스 p. 76~77
제라늄 p. 78~79
자스민 p. 86~87
라벤더 p. 92~93
마조람 p. 96~97
멜리사 p. 98~99
네롤리 p. 102~103
오렌지 p. 104~105
팔마로사 p. 106~107
로즈 p. 114~115
샌달우드 p. 118~119
스파이크나드 p. 120~121
일랑일랑 p. 130~131

이크나드 또한 마음의 동요된 상태에 처방될 수 있고, 이와 유사하게 '영성(spiritual)'을 일깨우는 샌달우드와 프랑킨센스 오일도 의(意)를 진정시켜 신경을 이완시킨다. 프랑킨센스는 특히 시험 등의 과도한 정신적 스트레스로 생겨난 긴장에 사용될 수 있다.

마조람 오일의 달콤한 허브향과 편안함은 흙 요소를 보완할 필요가 있는 사람들에게 적합하다. 마조람은 신경성 긴장과 피로 사이에서 줄타기를 하고 있는 상태, 긴장할수록 점점 피곤해지는 사람들에게 사용된다. 클라리 세이지 오일도 동일한 에너지 특성을 가지고 있어 마조람과 마찬가지로 본질적으로 균형을 잡는 작용을 한다. 가장 효과적인 진경 작용을 지닌 오일 중 하나인 클라리 세이지는 정체된 기를 분산시킴으로써 긴장을 제거하는 것이다. 사이프러스 오일처럼 생리 전 긴장증후군에도 도움이 된다.

음 에너지를 강장시키는 오일에는 제라늄 오일이 있으며 로즈, 팔마로사 오일과 유사한 특성이 있다. 지(志)를 안정시키고 중심을 잡아주는 제라늄 오일의 능력은 피로감에도 불구하고 계속 일을 추진해나가는 사람들의 긴장에 아주 중요한 역할을 한다.

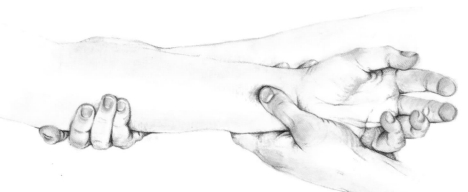

지압 요법: 심포경 6번 내관(內關)혈

팔뚝의 전면에 위치한 내관 혈은 손목 주름 위 두 힘줄 사이에 손가락 두 마디 위에 위치해 있다. 내관 혈은 심장의 기의 흐름을 부드럽게 하고, 심장의 조화를 이루며 기운을 북돋아 준다. 한 손으로 클라이언트의 손목을 받치고, 다른 손가락과 손바닥은 팔뚝 뒤쪽을 움켜쥔 상태에서 다른 엄지손가락으로 내관 혈을 작은 원을 문지르며 혈자리를 자극한다. 간경 3번 태충(太衝) 혈도 자극하면 신경성 긴장에 도움이 된다.

과도한 생각 & 근심

정신을 안정시키는 오일들

다른 심리적인 문제와 달리 지나친 생각과 근심은 비장 — 췌장과 관련이 있다. 의(意)를 담고 있는 비장은 사고 과정을 제어하고, 마음에 개념화할 수 있는 능력을 부여한다.

근심, 긴장, 또는 정신적인 피로 등으로 인해 의(意)가 과도한 압력을 받으면 근심 걱정이 많아지기 쉽다. 이런 상황이 되면 생각이 지나치게 항진되어 서로 뒤섞이게 되고 혼란스러워져 헤어나지 못하게 된다. 정신이 끊임없이 명확한 결론을 찾느라 뒤흔들리고 있는 상태이기 때문에 의(意)가 명확한 결론을 도출하기 어렵게 된다. 이런 상태는 흙 요소의 근원 정서인 '감정'의 불균형에서 기인한다.

과도한 생각에 도움을 주는 오일들은 모두 흙 요소를 조화롭게 하는 데 도움을 주지만, 마음을 안정시키는 방식에는 서로 다르게 작용을 한다. 어떤 것들은 생각을 현실로 끌어내려 편안하게 하지만, 다른 것들은 생각을 조절하여 명확히 하는 데 도움을 준다.

주로 생각을 차분하게 끌어내리는 에센셜 오일은 벤조인과 베티버 오일이 있다. 달콤한 수지 향으로 편안함을 주는 이 오일은 머리 위쪽으로 상기되어 온갖 불필요한 생각으로 가득 찬 마음을 아래로 끌어내린다. 그러므로 이 오일들은 단순하게 살아가는 법을 잃은 사람들에게 적합한 오일이다.

샌달우드 역시 존재 원칙을 구현하는 오일로 정신을 어루만져 깊이 진정시키는 오일이다. 열과 울혈된 상태를 회복하게 하는 샌달우드는 정신적인 강박관념으로 이어지는 고정적이고 동요된 정신을 가라앉힌다. 샌달우드 오일은 삶의 문제에 걱정스러운 시각을 거두고 차분하게 심사숙고할 수 있는 태도를 가져다 준다. 프랑킨센스와 미르 오일은 고요함을 가져다주는 효능에서 샌달우드와 비슷하다. 신체적, 영적(spiritual) 차원에서 프랑킨센스는 세속적인 일로 인해 후회가 되고 걱정으로 고민할 때에 마음을 편안하게 해준다. 라벤더가 과민한 사람들에게 적합하듯, 프랑킨센스는 정신적으로 힘든 사람들에게 적합하다.

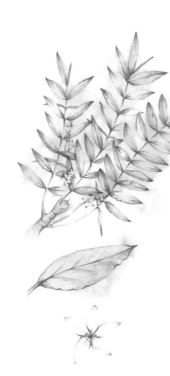

프랑킨센스

프랑킨센스 나무의 기둥 안에 있는 체관부에서 형성되는 올레오검 레진은 공기와의 접촉을 통해 액체 상태에서 고체 상태로 변화하는 성질이 있다. 프랑킨센스 오일은 무형의 상태에서 형태를 갖추는 자아의 변모 과정과 관련이 있다.

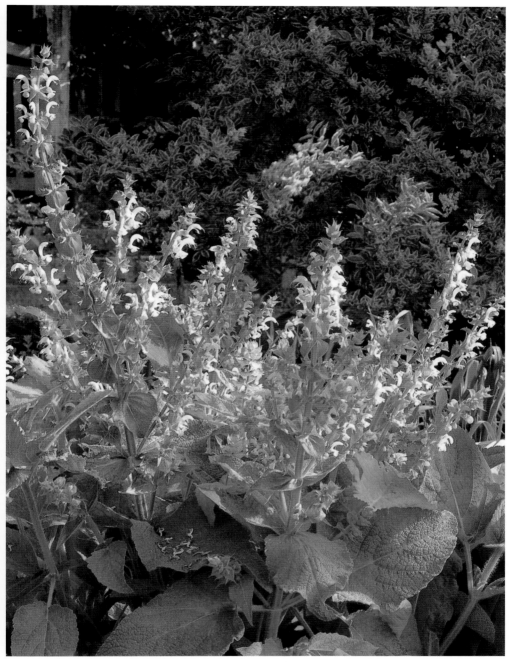

클라리 세이지

클라리 세이지는 나무 줄기를 갖지 않은 식물이면서 상당한 높이까지 자라고 땅 가까이에서는
잔털이 난 하트 모양의 큰 잎을 달고 있다. 이와 대조되게 잘 보호받고 있는 작은 꽃들을 보면
우리는 극단을 클라리세이지 오일이 가진 두 가지의 능력 — 상반되는 것을 포용하는 능력과 이로
인해 우유부단함을 떨칠 수 있게 하는 능력을 생각하게 한다.

마조람과 캐모마일 에센셜 오일은 압박감에 시달려 위안이 필요한 마음의 걱정을 잠재우는 데 도움을 준다. 캠퍼 향으로 명확하면서도 달콤하게 위안을 주는 마조람 오일은 성격이 급하고 초조한 것에서 오는 정신적인 피로에 도움이 된다. 이 오일은 누구에게도 털놓을 수 없어 혼자서만 고민을 하는 사람들을 안정시킨다. 결과적으로 그들 스스로 걱정과 싸워야 한다. 또한 다른 사람들에 대해 끊임없이 걱정하는 경향이 있는 사람들에도 적합한 오일이다. 로만 캐모마일과 저먼 캐모마일 오일은 항상 긴장된 상태로 완벽함을 추구하느라 지나친 생각과 일에 대한 강박적 생각에서 벗어나기 어려운 사람에게 적합한 오일이다.

클라리 세이지는 캐모마일 오일과 함께 기의 흐름을 원활하게 하는 효능을 가지고 있다. 클라리 세이지는 특히 이상적인 해결책을 찾기 위해 긴장하여 끊임없이 생각을 바꾸는 사람들에게 적합하다. 그런 사람은 실제로 결단을 내렸을 때도 그 결정이 옳은가를 근심하면서 마음을 바꾸어야 할지 고민한다.

자기표현을 잘 할 수 있게 도와주는 펜넬 오일은 의사소통의 어려움을 느껴 근심이 깊어가는 사람들에게 도움이 된다. 이런 사람들은 바람직하게 표출하는 통로가 부족하여 많은 생각과 근심에 사로잡혀 있다. 패촐리 오일은 베티버 오일과 마찬가지로 풍부하고 기를 끌어내려 몸과 감각에 대한 인식을 회복하게 한다. 흙 향으로 달콤한 패촐리 오일은 비장을 보하고, 과도한 정신적 긴장으로 인해 생기는 걱정을 덜어준다. 코리앤더 오일처럼 패촐리 오일도 맵고 따뜻한 향을 통해 마음을 고양하고 자극한다. 패촐리 오일과 코리앤더 오일은 우울하고 냉담해진 사람들에게 적합하다.

클라리 세이지 오일과 프랑킨센스 오일이 맑고 차분해지는 데 도움을 주지만, 마음을 새롭게 하는 데 뛰어난 오일은 레몬과 그레이프프룻 오일이다. 특히 레몬은 정신적인 정체 — 마음을 막아버리는 생각의 과잉상태를 해소한다. 의(意)에 미치는 영향은 비교적 덜하지만, 그레이프프룻은 간의 기를 조절하는 능력

추천 블렌딩

(캐리어 오일 20 ㎖/ 1 큰 스푼)

■ **강박증**
샌달우드(4), 베티버(2)

■ **사소한 것에 집착하는 것**
프랑킨센스(3), 베티버(2), 레몬(1)

■ **다른 사람에 대한 지나친 근심**
마조람(3), 캐모마일(1),
팔마로사(1)

■ **생각이 지나치게 많거나 시시비비를 지나치게 따질 때**
제라늄(3), 샌달우드(2), 패촐리(1)

참고할 오일

벤조인 p. 52~53
카다멈 p. 58~59
캐모마일 p. 62~63
클라리 세이지 p. 64~65
코리앤더 p. 66~67
펜넬 p. 74~75
프랑킨센스 p. 76~77
그레이프프룻 p. 82~83
레몬 p. 94~95
마조람 p. 96~97
미르 p. 100~101
패촐리 p. 108~109
샌달우드 p. 118~119
베티버 p. 126~127

을 통해 긴장감과 좌절감에서 오는 걱정을 분산시킨다.

　제라늄 에센셜 오일은 패촐리와 베티버 오일처럼 감각에 대한 인식을 높인다. 달콤한 꽃 향이며, 수렴 효과를 가진 제라늄은 음 에너지와 비장의 기운을 강하게 하고, 초조하고 산란한 마음을 가라앉히도록 도와준다. 그것은 지나친 생각이 감정을 억누르고 무시하게 하는 사람들에게 적합하다. 이 오일은 과도한 분석을 멈추고 수용력과 직관력을 가질 수 있도록 돕는다.

　카다멈 오일은 다양한 효능을 갖고 있기에 모든 형태의 근심에 효과적이다. 달콤하고 따뜻하며 발사믹한 향을 갖고 있는 카다멈은 본질적으로 과도하게 상승한 기를 끌어내려 안정되게 하고, 의(意)를 흡수하여 만족과 평온함을 준다. 동시에 카다멈의 맵고 톡 쏘는 향은 정신을 고양시키고 명확하게 한다. 그러한 심리적 효능을 두루 가진 카다멈 오일은 흙 요소의 균형감을 일깨워 걱정이 많아 불안하고, 혼란스러워 우울한 사람들에게 도움을 준다.

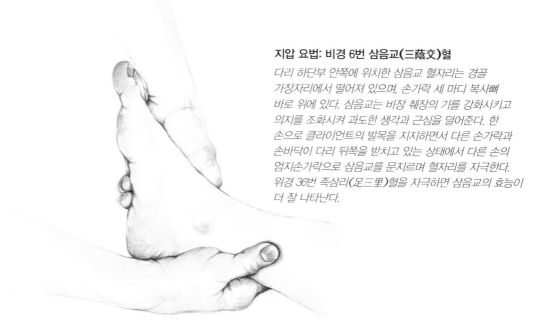

지압 요법: 비경 6번 삼음교(三蔭交)혈

다리 하단부 안쪽에 위치한 삼음교 혈자리는 경골 가장자리에서 떨어져 있으며, 손가락 세 마디 복사뼈 바로 위에 있다. 삼음교는 비장 췌장의 기를 강화시키고 의지를 조화시켜 과도한 생각과 근심을 덜어준다. 한 손으로 클라이언트의 발목을 지지하면서 다른 손가락과 손바닥이 다리 뒤쪽을 받치고 있는 상태에서 다른 손의 엄지손가락으로 삼음교를 문지르며 혈자리를 자극한다. 위경 36번 족삼리(足三里)혈을 자극하면 삼음교의 효능이 더 잘 나타난다.

걱정 & 불안

평온하게 진정시키는 오일

동양 의학에서 불안, 걱정과 관련된 신체 기관은 신장과 심장이다.

신장은 의식이 거주하는 곳이다. 생존 본능의 근원인 공포 감정은 정신에 영향을 미친다. 분노가 건강하게 표현될 때 긍정적인 자기표현과 창조적인 힘이 생기는 것처럼, 두려움도 잠재적으로는 깊은 목적의식을 갖게 한다. 공포와 두려움의 감정이 없다면, 자기 보호에 대한 욕구가 약해지고 유한한 생명에 대한 알아차림에서 얻게 되는 지혜를 갖지 못할 것이다.

의식이 불안정해져서 두려움이 과도해지면 심리적 불균형으로 이어진다. 두려움은 자신감 부족, 걱정, 불안감으로 표현될 수 있다. 이것은 물 요소의 불균형 신호이다. 불안감을 진정시키는 오일들은 신장의 기와 의식을 강화한다. 타임, 주니퍼베리, 사이프러스가 이런 오일들에 포함된다.

타임 오일은 외부 요인 또는 원인을 알고 있는 두려움에 가장 효과적으로 사용되며, 우리 안에 존재하는 전사를 깨운다. 주니퍼 오일도 걱정과 후회, 실패에 대한 내면의 두려움을 완화시킨다. 시더우드 오일도 실패에 대한 내면의 두려움을 완화하고, 사이프러스 오일은 일어나지 않은 일을 걱정하고 원인을 알 수 없이 두려워하는 것을 완화한다.

불안 상태는 일반적으로 마음의 고향인 심장의 에너지 불균형과 관련 있다. 심장의 기, 혈액, 음 에너지가 부족하면 마음의 불균형이 생기며 안정감을 잃게 되어 그 결과 정서적 불안감이 생긴다. 마찬가지로, 만성적인 불안감을 초래하는 장기적인 정서적 압박감은 실제로 에너지 결핍을 유발할 수 있고, 이로 인해 추가적인 생리적 문제들이 나타날 수 있다. 따라서 불안은 심장과 불 요소의 부조화 원인 또는 증상일 수 있다. 두 경우 모두 동일한 오일이 도움이 될 수 있다.

신장의 차가운 음 에너지가 지속적으로 심장의 음 에너지에 영양을 공급하지 못하면 걱정, 불안, 식은 땀, 불면증이 발생할

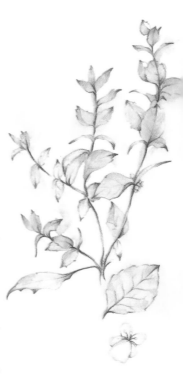

멜리사

"위로와 상쾌함, 뇌에 유용함, 기억력 강화, 우울감 해소 등… 무더운 여름, 갓 꺾은 가지를 모아 와인이나 음료에 담그면 놀랄 만큼 빠른 효능을 선사한다." John Evelyn, 1699

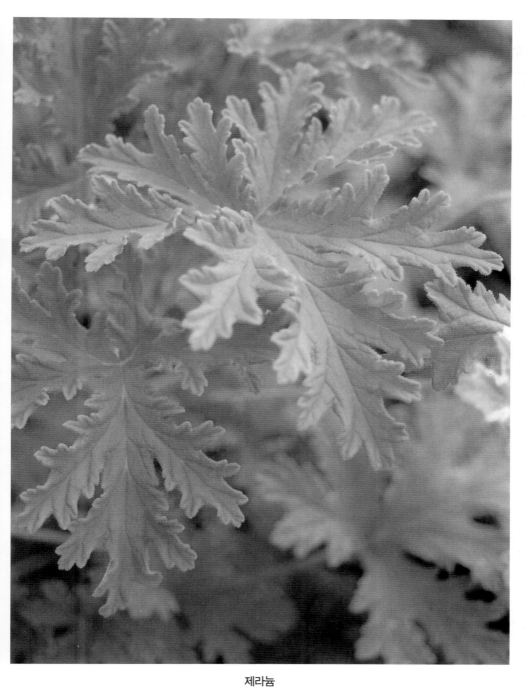

제라늄

제라늄은 산형과 식물로, 에센셜 오일을 추출하는 부위는 잔털이 난
갈라진 잎이다. 꽃이 아닌 잎에서 '풀 향'이 아닌 장미향과 유사한 꽃 향을
내는 것은 드문 일이다.

수 있다. 베티버 오일도 이와 유사하며 '육체와 분리된' 듯한 느낌을 느끼는 사람들에게 근본적인 안정감을 회복하도록 돕는다. 두 오일은 모두 두려움과 공황 증상에 도움이 될 수 있다.

로즈 오일과 팔마로사 오일은 심장의 음 에너지에 '영양'을 공급해서 열을 내리고 진정시키며 균형을 유지하게 돕는다. 특히 로즈 오일은 감정적 스트레스로 인해 깊은 불안감을 느끼며 홀로 남겨지는 것을 두려워하는 사람들에게 효과적이다. 로즈 오일은 '통제력 상실'의 두려움으로 인한 걱정과 불안을 완화시킨다. 멜리사 오일처럼 로즈 오일의 약간 시고 떫은 향은 심장에 정신이 다시 깃들 수 있게 도와준다.

자스민 오일은 진정 효과와 기분을 고양시키는 효과가 함께 있어 불안과 우울이 번갈아 나타날 때 유용한 오일이다. 일랑일랑 오일은 향과 에너지 면에서 자스민 오일과 비슷하지만 '진정' 시키는 효과가 훨씬 더 뛰어나 극심한 불안과 경쟁심에 도움이 된다.

라벤더와 멜리사 오일은 심장의 열을 식히고 기의 흐름을 원활하게 하며, 마음을 가장 편안하게 하는 오일이다. 로즈와 팔마로사가 상실감에 도움이 된다면, 라벤더와 멜리사는 상황이나 타인으로 인해 억압받고, 숨 막히는 불안감을 완화하는 데 도움이 된다. 이 오일들은 책임감과 욕망으로 인한 깊은 갈등, '방향감을 잃은 듯한' 혼란스러움으로 야기되는 불안감에 효과적인 오일이다.

불안이 강박 행동으로 나타날 때 사이프러스, 네롤리, 라벤더 오일을 블렌딩해서 사용하면 특히 효과적이다.

네롤리 오일은 수치심, 죄책감, 무의식적인 상처와 분노로 인한 고통스럽고 불안한 감정들에 직면할 수 없는 사람들에게 유익하다. 무엇보다 마음의 평화를 잃은 사람들의 불안감을 완화하는 데 도움이 된다. 네롤리는 마음을 진정시키고 위로하며 혼 (Ethereal soul)이 희망을 되찾도록 돕는다.

추천 블렌딩
(캐리어 오일 20 ㎖ / 1 큰 스푼)
■ 광장공포증
주니퍼(2), 사이프러스(2), 트루
멜리사(1)
**■ 갑작스런 공포, 특히 밤에
일어나는 공포감**
제라늄(2), 베티버(2), 로즈(1)
■ 불안감으로 인한 자포자기
라벤더(3), 로즈(2)
■ 건강염려증
라벤더(3), 사이프러스(2)

참고할 오일
네롤리 p. 102~103
라벤더 p. 92~93
로즈 p. 114~115
멜리사 p. 98~99
베티버 p. 126~127
사이프러스 p. 68~69
시더우드 p. 60~61
스파이크나드 p. 120~121
일랑일랑 p. 130~131
자스민 p. 86~87
제라늄 p. 78~79
주니퍼 p. 88~89
타임 p. 124~125
팔마로사 p. 106~107

로즈, 자스민, 일랑일랑처럼 네롤리 오일은 성과 관련된 불안
감에 도움이 되고, 몸에 대한 부끄러움을 덜어주어 자신의 몸을
받아들이는 데 도움이 된다. 라벤더 오일은 건강염려증이 있는
사람에게 도움이 된다. 스파이크나드 오일은 믿음을 상실한 사
람들의 영적인 불안감에 사용될 수 있다. 모든 것이 불안정하게
느껴질 때 마음과 영혼을 안정적으로 뿌리내리게 하면, 삶에 대
한 신뢰가 생기게 된다. 다른 불안 완화 오일과 블렌딩해서 사
용하면 수용력과 초연함을 갖게 한다.

지압요법: 심장 7번, 신문(神門)혈

*손목 앞 부분에 위치한 신문혈은 손목 주름 위, 두상골 바로 안쪽에
위치한다. 신문혈은 심장의 기를 안정시키고 마음을 진정시키며 위로한다.
한 손으로 클라이언트의 손을 감싸 지지하며, 다른 손 엄지로 신문혈을 앞.
뒤로 조금씩 문지르며 혈자리를 자극한다. 신장 6번 혈을 함께 자극하면
걱정과 불안을 완화하는 데 도움이 된다.*

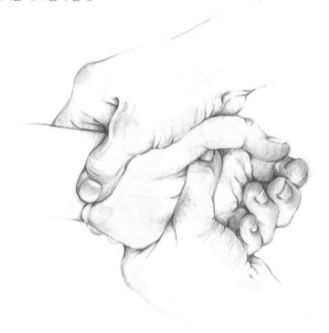

집중력 & 기억력 저하

정신을 맑게 하는 오일

동양 의학에서 집중력과 기억력에 영향을 미치는 오일은 많다. 혈액순환, 심장, 비장—췌장 및 신장의 상태는 모두 의식에 영향을 미친다. 부조화로 인한 집중력과 기억력 저하를 향상시키는 에센셜 오일은 많다.

로즈마리는 이것들 중 가장 대표적인 오일 중 하나이다. 기를 활성화시키고 동맥 순환을 촉진하는 로즈마리 오일은 대뇌 활동을 자극하는 가장 강력한 두뇌 강장 에센셜 오일 중 하나이다. 집중력과 침착함을 모두 향상시키는 로즈마리 오일의 효능에 버금가는 오일은 바질(Ocinum basilicum)뿐이다. 그러나 유럽이나 프랑스의 바질(Ocinum basilicum var. album)조차도 안전 사용량을 넘는 메틸 차비콜(methyl chavicol, estragole) 성분을 함유하고 있다.

로즈마리처럼 라우렐 오일은 심장의 기를 강화하고 침착함을 향상시킨다. 로즈마리는 전반적으로 집중력 저하, 특히 신경 쇠약과 관련된 상태를 개선하는 반면, 라우렐 오일은 연구나 학습과 같은 두뇌 활동이 많은 사람들에게 가장 효과적이다.

티트리는 심장 및 신경 강장제이며 로즈마리처럼 뇌혈류를 활성화한다. 주로 활력이 떨어지고 건강이 좋지 않아 집중력이 저하된 사람에게 적합하다.

로즈마리, 라우렐, 티트리 오일은 정신적 피로 회복뿐만 아니라 기억력 향상에도 도움이 된다. 오래 전부터 기억력의 허브라 불리는 로즈마리는 특히 높은 효능으로 유명하다. 동양 의학에서 로즈마리는 심장 강장제로 장기 기억 상실을 예방한다.

불 요소에서 흙 요소로 전환하면 비장·췌장의 중요한 역할을 고려하게 된다. 지성을 담고 있는 비장은 사고, 집중, 논리, 분석을 담당하고 있다. 음식의 분해와 소화를 돕는 비장은 정보의 소화, 즉 정신적 자극의 흡수 및 분석을 담당한다.

비장의 지적 기능을 강화하는 가장 좋은 에센셜 오일 두 가지는 카다멈과 코리앤더 씨앗이다. 소화 자극과 신경 강장에 도움을 준다. 카다멈 오일은 호기심과 기억력을 활성화시키고, 코리앤더 오일은 창의력을 높인다.

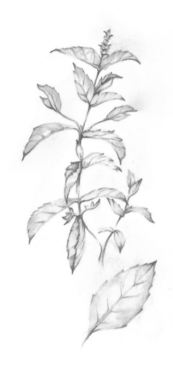

페퍼민트

"가든 민트를 만지면, 향만으로도 영혼이 회복되고 상쾌해지며, 맛 또한 식욕을 돋운다. 민트 주스는 목을 시원하게 뚫어주어 목소리를 맑게 하고, 합창단, 무대, 바 등에 서기에 앞서 긴장될 때 도움이 된다."
Pliny, AD 77 (translated by Holland, 1601)

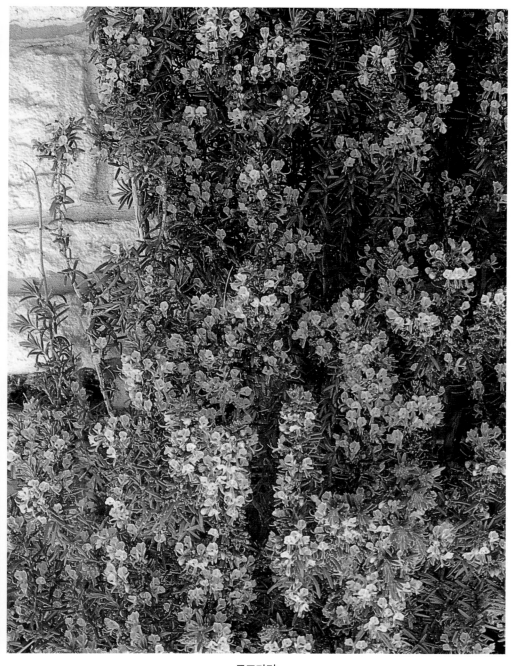

로즈마리

"나는 정원 전체에 로즈마리를 심었는데 꿀벌들도 로즈마리를 사랑하고,
로즈마리는 기억력과 우정을 상징하는 허브이기도 하다. 로즈마리는
우정의 상징으로 장례식에서 사용되고, 묘지에 심기도 한다" *Sir Thomas
Moore, 16세기*

마조람도 전통적인 두뇌 강장 오일로, 디오스코리데스(역주: 디오스코리데스 Pedanium Dioscorides는 서기 50~70년경, 600여종 이상의 식물, 35종의 동물성 약물, 90종의 광물성 약물 등을 수록한 약학 전집을 펴낸 약학 분야 권위자이다)는 신경을 따뜻하게 하고 보강하는 데 사용했다. 그리고 클라리 세이지 오일처럼 지치고 긴장된 사람들의 집중력을 높여준다.

클라리 세이지는 명석함을 높여주는 오일로 유명하고, 커먼 세이지(Salvia officinalis)와 같이 판단력을 높여주는 효능도 갖고 있다. 전통적으로 예언의 허브로 잘 알려져 있는데, 이것은 더 '높은' 차원의 사고를 촉진하고 직관적인 지혜를 돕는 것을 의미한다. 이런 면에서 고대 명상 오일인 프랑킨센스 오일과 유사하다. 프랑킨센스 오일은 이완과 동시에 활기를 되찾게 하고 의식을 확장하며 영혼을 고양시킨다. 평온하게 한 지점에 집중해서 명상 상태에 들고 그 경험을 지속하는 것을 도와준다. 또한 침착하고 명료한 상태를 유지하도록 돕기 때문에 시험을 볼 때 향기를 맡으면 도움이 된다.

지혜를 위한 가장 확실한 오일 중 하나는 레몬이다. 가볍고 상쾌한 속성으로, 머리가 무겁고 '혼란스러워' 집중력이 떨어지고 우둔한 사람에게 적합하다. 세부 사항을 잘 기억하게 해주기 때문에 학습 능력을 최대화하는 데 도움이 된다.

아마도 학습 과정에서 가장 효과적인 자극제는 페퍼민트일 것이다. 지금까지 설명한 오일들이 심장과 비장에 관련이 있었다면 페퍼민트는 위와 더 관련이 있고, 특히 '흡수력'을 촉진한다. 페퍼민트는 지성을 증폭시키는 신경 자극제로서 우리가 듣고, 받아들이고, 소화할 수 있도록 돕는다.

히솝, 타임, 파인 에센셜 오일은 양 에너지로 따뜻하게 하고 탄력을 주어 집중력을 향상시킨다. 각각의 오일 모두 신경 강장 효능이 있어, 소진 상태일 때 마음의 활기를 불어 넣는다.

타임과 파인 오일은 신장의 기를 강화하기 때문에 단기 기억

추천 블렌딩
(캐리어 오일 20 ml/ 1 큰 스푼)
■ **학습 보조용**
로즈마리(4), 라우렐(1), 페퍼민트(1)
■ **우유부단 & 멍함**
클라리세이지(3), 로즈마리(2)
■ **초조 & 산만**
프랑킨센스(3), 제라늄(2)
■ **건망증**
파인(3), 레몬(1), 로즈마리(1)

상실에 도움이 된다. 로즈마리 오일과 함께 사용하면 선천적 정기(essence)가 쇠퇴하여 뇌기능 저하로 나타나는 노인의 기억력 감퇴에 도움이 된다. 어떤 사람의 체질이 뜨겁고 건조하며 안절부절 못하면 신장의 음 에너지를 활용한 강장제가 필요하다. 이 경우 제라늄 오일로 대신할 수 있다.

지압 요법: 담경 20번, 풍지(風池)혈

목 뒤쪽. 두개골 바로 아래 위치한 담경 20번 풍지혈은 귀 뒤 뼈의 돌출부 밑의 빈 공간에 위치한다. 풍지혈을 자극하면 정신이 맑아지고 집중력이 향상되며 기억력이 강화된다. 한 손으로 이마를 받치고, 다른 손의 엄지로 혈자리에 원을 그리면서 자극한다. 소장경 3번 후계(後銘)혈을 자극하면 담경 20번 풍지혈의 효능이 더 강력해진다.

자신감 & 자존감 부족

사기를 북돋우는 오일

자아에 초점을 맞추는 정신이 거주하는 심장은 자신감과 사기를 유지하는 가장 중요한 기관이다. 불 요소의 핵심 기관인 심장은 자기 표현력, 마음의 존재, 정서적 조화를 지배한다.

의지가 거주하는 신장은 심장의 역할을 보조한다. 의지는 영혼을 도와 결단력과 자기 확신을 북돋우고 자신의 내적인 힘에 대한 믿음을 준다. 물 요소의 주 기관인 신장이 부조화 상태면 두려움이 커지고 소심해지며 어려운 상황에서 결단력이 약해진다.

마지막으로, 폐는 우리의 심리적 '경계'를 유지하여 자신감을 갖도록 도와준다. 이 경계감이 약해지면 자신이 취약하게 노출되었다고 느끼며, 다른 사람과의 접촉을 꺼리게 된다. 금 요소와 관련된 폐는 조화로운 상태일 때 자존감의 원천으로 생기 발랄하고, 낙관적인 특징을 보인다.

자신감을 높여주는 가장 효과적인 아로마 중 하나는 로즈마리 오일이다. 심장, 폐, 신장의 기, 강장제로 몸과 마음을 따뜻하게 하고 활력을 불어 넣어 정신을 고양시키고 영감을 불러일으킨다. 로즈마리의 깊고 섬세한 작용은 정신의 불 요소와 관련 있다. 이런 맥락에서 로즈마리의 자아 정체성 강화 효능은 목표와 자존감 부족 모두에 적용 가능하다.

오랫동안 고귀한 성취의 상징으로 알려진 라우렐은 지적, 예술적 자신감이 부족한 데서 기인하는 낮은 자존감에 효과적이다. 라우렐은 심장의 불 요소에 직접 영향을 미쳐 창조성에 영감을 불러일으킨다.

자스민 역시 창의력을 북돋우며, 부드럽고 감각적인 방법으로 마음을 고양시킨다. 따뜻하고 위안을 주는 향과 효능을 가진 자스민은 불필요한 제약에서 벗어나 마음을 편안하고 조화롭게 한다. 자스민 오일은 일관되게 자신에게 진실할 때 갖게 되는 자신감과 연관되어 있다. 로즈 오일도 자스민과 비슷한 방식으로 작용해서 심리적 소외감을 위로한다. 정서적 고통으로 자기애가 손상된 자존감 상실에 권장한다.

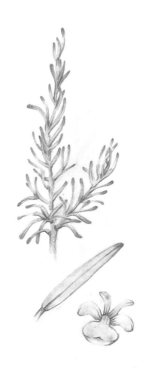

로즈마리

로즈마리는 모두 위를 향한다. 높고 곧은 줄기, 길고 가느다란 가지, 위를 향한 잎. 강하고 신선한 향의 톡 쏘는 고귀함조차 우리 영혼을 하늘로 끌어올리고, 정수(essence)의 중요한 작용 또한 기와 혈액을 뇌로 끌어올린다.

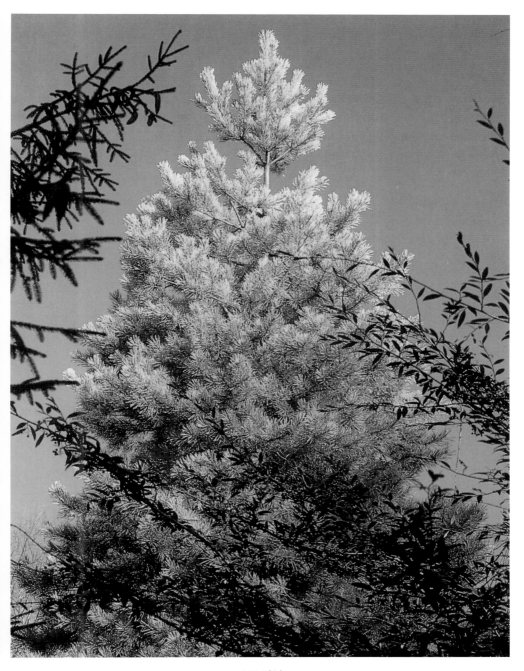

스콧 파인

스콧 파인(*Pinus sylverstris*)은 '숲의 소나무'를 의미하고, 북부 지역의
비탈진 고산 지대에 서식하며, 햇빛이 부족한 환경과 추운 날씨를
꿋꿋하게 견뎌낸다. 스콧 파인은 영원한 생명 나무처럼 뾰족한 잎사귀에
내면의 빛과 따뜻함을 모아 주위를 상큼하고 향기롭게 한다.

펜넬 오일은 자신을 충분히 표현하지 못해서 자신감이 떨어져 있는 사람에게 도움이 된다. 반면 진저 오일은 추진력이 부족한 사람에게 자신감을 갖게 해줄 수 있다. 그리고 신장의 주 요소인 의지를 불러일으킬 뿐만 아니라 맵고 상쾌한 따뜻함으로 사기를 높여 준다.

사기가 저하되어 있을 때 가장 강력한 오일은 커먼 타임이다. 강력한 신경 강장 효능을 지닌 타임 오일은 전통적으로 우울감을 없애고 용기를 북돋우는 오일로 알려져 있다. 의지를 강화하고 '가슴을 여는' 용기를 북돋우는 타임은 자기 의심과 패배감을 극복하도록 돕는다. 커먼 타임(Thymus vulgaris thymoliferum)보다 차갑고 부드러운 제라늄 향의 타임(Thylmus vulgaris geranioliferum)도 심리적으로 비슷한 효능을 갖는다.

로즈마리와 라우렐이 점성학적으로 자신의 상징인 태양의 영향을 받는 반면, 타임과 주니퍼베리는 자기주장과 강한 자신감의 상징인 화성과 관련이 있다.

커먼 타임 오일처럼 주니퍼베리는 신장의 의지를 강화시켜 심리적으로 '위축'된 상태에서 벗어나도록 도와준다. 특히, 너무 지치고 위축되어 기본적인 회복력과 낙관성을 상실하고 자신감을 잃은 사람들에게 도움이 된다.

파인과 히솝 오일도 영혼에 영향을 미쳐 자신감을 회복하게 돕는다. 타임 오일처럼 '가슴을 열어' 영혼을 회복하게 하고, 부정적인 전망으로 가득 찬 암울함을 없애준다. 미래에 대한 부정적인 생각으로 마음이 우울할 때 도움이 된다. 전통적인 보호 허브인 파인과 히솝은 억압적인 환경에 쉽게 영향 받는 사람에게 효과적이다.

파인과 히솝은 야로우 오일과 함께, 금 요소를 강화하여 상처받기 쉬운 감정을 위로하는 데 도움이 된다. 야로우는 심리적, 신체적 학대로 인해 자존감이 손상된 경우 회복을 도울 수 있다.

또한 폐의 기능과 보호의 기를 북돋우는 티트리 오일의 효능

추천 블렌딩

(캐리어 오일 20 ㎖/ 1 큰 스푼)

■ **낮은 지적 자신감**
로즈마리(3), 라우렐(2)

■ **자존감 부족**
로즈(2), 자스민(2)

■ **사기 저하**
타임(2), 파인(2), 시더우드(2)

■ **위축, 패배감**
주니퍼(2), 타임(2)

참고할 오일

라우렐 p. 90~91
로즈 p. 114~115
로즈마리 p. 116~117
야로우 p. 128~129
자스민 p. 86~87
주니퍼베리 p. 88~89
진저 p. 80~81
캐러웨이 p. 56~57
시더우드 p. 60~61
타임 p. 124~125
티트리 p. 122~123
파인 p. 112~113
펜넬 p. 74~75
히솝 p. 84~85

또한 금 요소와 관련이 있다. 심장의 양 에너지도 강화하는 효능을 지닌 티트리는 자신의 병과 싸우느라 지쳐 자신감을 잃은 사람들에게 적합한 오일이다.

　티트리는 건강이 좋지 않을 때 견딜 수 있는 지구력을 강화시켜주고, 시더우드는 심리적 인내력을 강화시켜준다. 신장의 기를 강화하고 의지를 다지는 것은 어떤 고난에서도 자신감과 사기를 유지하게 한다. 캐러웨이는 약속을 지키려는 의지를 강화시킨다. 포기하고 싶은 마음이 들 때 초심을 더욱 굳게 지키게 한다.

지압 요법: 신경 3번, 태계(太谿)혈

발목 안쪽에 위치한 신경 3번 태계(太谿)혈은 발목뼈와 아킬레스건 뒤쪽 가장자리 사이의 중간에 위치한다. 태계혈은 신장의 기를 지원하고 의지를 강화하여 자신감과 용기를 회복하도록 돕는다. 한 손으로 뒤꿈치를 감싸 지지하고, 다른 손의 엄지손가락으로 태계혈을 문지르며 자극한다. 심경 5번 통리(通里)혈을 자극하면 마음을 고양시켜 자신감 부족을 완화할 수 있다.

분노 & 좌절

정신을 평온하게 하는 오일들

좌절, 과민 반응, 분노를 완화시키는 대부분의 에센셜 오일은 간에 영향을 미친다. 동양 의학에 따르면, 간과 나무 요소의 근본 감정은 분노이다. 분노는 일반적으로 부정적인 느낌으로 여겨지지만, 동양의 관점에서 보면 나름대로 필요하고 잠재적으로 창조적인 힘을 담고 있는 것으로 간주한다. 분노는 적극적으로 주장하는 간의 능력이 에너지적으로 과도한 형태로 나타난 것이다. 분노가 과하거나 '부족한' 경우처럼, 불균형 상태일 때 '부정적'으로 느껴진다.

좌절감과 같이 과도한 분노가 쌓이면 그 분노가 정당한 것이라 할지라도 기의 정체가 일어난다. 아로마테라피를 통한 '치료'의 목적은 부적절한 분노를 진정시키고, 극도로 민감한 사람들의 긴장을 완화시키는 것이다. 심리적 불균형을 치료하는 힐러/테라피스트들은 선입견 없이 온전히 중립적인 입장을 유지하는 것이 중요하다.

분노를 진정시키는 궁극적인 목표는 관용과 친절함을 되살리기 위해 간이 담고 있는 혼(Ethereal Soul)을 회복시키는 것이다.

간을 조절하고 기의 흐름을 원활하게 돕는 오렌지, 베르가못, 그레이프프룻, 이 세 가지 시트러스 계열 에센셜 오일의 효능은 다음과 같다. 따뜻한 햇살과 같은 과일향이 나는 스윗 오렌지 오일은 긴장되고 좌절된 상태, 특히 늘 어려움을 예견하고 걱정하는 경향이 있는 사람에게 탁월하다. 기계 등이 제대로 작동하지 않을 때 '분노를 터뜨리는' 사람들에게 이상적인 오일이다. 베르가못 오일의 효과도 매우 유사하며 타협을 할 수 있도록 도와, 화가 난 상태를 완화하는 데 도움이 된다.

그레이프프룻은 오렌지나 베르가못처럼 이완하는 오일은 아니지만, 맑고 상쾌한 오일이다. 특히 오랫동안 억눌리고 지속된 분노의 감정이 원한이나 과식 등으로 표현되는 사람에게 적합한 오일이다.

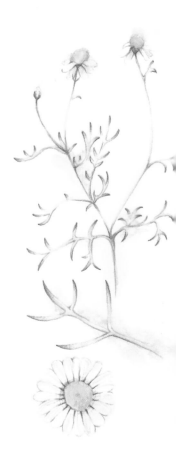

캐모마일
"캐모마일은 그대가 짓밟혔을 때 다시 일어날 수 있는 인내심을 가르쳐 줄 것이다." 고대 속담

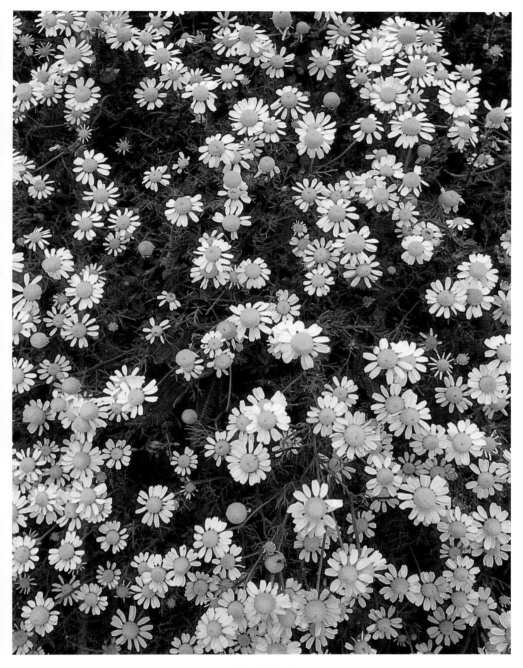

캐모마일 꽃들
데이지와 비슷한 모양의 저면 캐모마일은 순수한 마음의 넓은 관용과 만족감을
회복시켜주는 효능을 상기시켜준다. 수많은 작은 꽃들이 모여 하나의 꽃송이를 이루는
캐모마일 꽃은 통합과 조화를 이루는 캐모마일의 능력을 보여주기도 한다.

페퍼민트 오일도 좌절감과 관련된 과식에 사용되나 주로 관대함이 부족할 때 사용된다. 간의 기가 정체된 것을 해소하고 '흡수'력을 향상시키는 페퍼민트는 어려운 일을 '받아들이고', 완고함과 저항을 '떠나 보내도록' 하는 데 도움이 된다.

또 다른 유익한 에센셜 오일은 국화과에 속하는 오일들이다. 로만 & 저먼 캐모마일, 야로우, 헬리크리섬 등은 간의 기 흐름을 원활하게 하고 간의 열을 식혀 화난 영혼을 진정시키는 데 도움이 된다.

저자의 생각에는 두 가지 캐모마일 오일은 분노 문제에 가장 중요한 에센셜 오일이며, 거의 모든 상황에서 화를 진정시키는 데 도움이 된다. 특히 무시당했다고 생각해서, 자신이 도움이 필요하거나 도움을 기대했다는 것도 부인하며 화가 난 사람에게 도움이 된다. 이들의 분노는 종종 쉽게 화내고 잊어버리는 '변덕스러운' 기분파처럼 보여진다.

야로우 오일도 비슷한 심리 상태에 도움이 될 수 있다. 조금이라도 비난받는다고 느껴지면 쉽게 위협받는 것으로 여겨서 방어적으로 되는 사람들에게 적합하다. 또한 내면 깊숙한 상처에 묻혀 있는 분노, 즉 표현되지 못한 분노에 사로잡힌 마음에도 도움이 된다. 이로 인한 낙담과 절망은 스스로 자신의 분노를 '인정'하기 시작할 때 사라질 수 있다.

헬리크리섬 오일 또한 오랫동안 지속된 분노로 인해 억압된 형태의 분노로 나타날 때 적합하다. 풀리지 않는 원한을 품고 있는 사람의 비통함을 해소하고 용서와 연민의 능력을 회복하는 데 도움이 된다.

일반적으로 라벤더 오일은 긴장 및 좌절에 도움이 된다. 기의 흐름을 원활하게 해서 심장을 고요하게 하는 라벤더는 참을 수 없는 짜증에 가장 효과적인 오일 중 하나다. 또한 갑작스러운 분노 표출 후 신경을 안정시키는 데 효과적이다.

추천 블렌딩
(캐리어 오일 20 ㎖ / 1 큰 스푼)

■ **좌절감 & 과민함**
오렌지(2), 베르가못(2),
캐모마일(2)

■ **성급함 & 편협함**
베르가못(3), 라벤더(2),
페퍼민트(1)

■ **예민함 & 화를 잘 냄**
야로우(4), 캐모마일(1)

■ **상처받음 & 비통함**
로즈(2), 라벤더(2), 헬리크리섬(1)

참고할 오일

그레이프프룻 p. 82~83
라벤더 p. 92~93
로즈 p. 114~115
베르가못 p. 54~55
스파이크나드 p. 120~121
야로우 p. 128~129
오렌지 p. 104~105
헬리크리섬 p. 72~73
캐모마일 p. 62~63

로즈 오일은 상처 받은 사람들의 분노에 탁월한 효과를 발휘
한다. 특히 냉정함, 거절, 배신으로 인해 생긴 분노에 효과적이
다. 화를 내고 나중에 후회하면서 고통스러워하는 사람들에게
간과 심장의 열을 내려주는 로즈 오일이 도움이 된다.

우리가 어찌할 수 없는 분노로 가득 찼을 때, 헬리크리섬처럼
스파이크나드 오일도 정신 깊숙한 곳까지 영향을 미쳐 영혼을
부드럽게 달래준다. 치유 과정은 좀 느릴 수 있지만, 스파이크
나드 오일은 분노가 영적 성장과 행복을 가로막고 있는 마음 깊
숙한 곳까지 도달하여 영혼의 깊은 괴로움을 달래준다.

지압 요법: 담낭 34번 양릉천(陽陵泉)혈

*다리 상단 바깥쪽에 위치한 담낭 양릉천혈은 비골두의
앞쪽 약간 아래쪽에 있는 움푹 들어간 곳에 위치하고 있다.
담낭은 간의 기를 원활하게 하고 신경과 근육의 긴장을
완화하며 혼(Ethereal Soul)을 조화롭게 한다. 한 손으로
다리를 지지하고, 다른 손의 엄지로 양릉천에 원을 그리며
혈자리를 자극한다. 간경 3번 태충(太衝)혈을 지압하면
좌절감, 과민함, 분노 완화에 도움이 된다.*

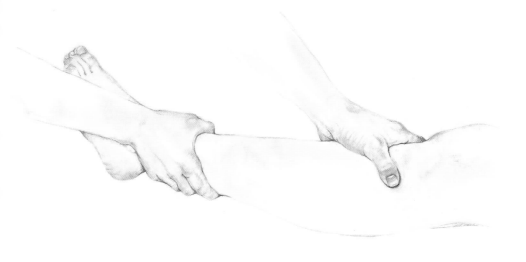

무력감 & 우유부단

정신을 강화하는 오일들

무력감에 도움이 되는 에센셜 오일은 의지력을 향상시키고 인내심을 강화하며 영혼의 생동감을 불러 일으키는 오일들이다. 자신감 저하와 불안감에 처방되는 오일과 마찬가지로 전체적으로 몸/마음의 양 에너지 강화에 초점을 맞추는 따뜻한 오일들이다.

오행의 관점에서 보면 물 요소를 강화하는 오일로 진저 에센셜 오일을 들 수 있다. 진저는 신장의 양 에너지를 따뜻하게 하고, 의지를 강화해서 신속하고 긍정적인 행동을 취할 수 있는 능력을 갖게 한다. 심장과 마음에도 똑같이 작용해서 무감각한 상태에 이상적인 오일이다

주니퍼베리의 효능도 비슷하지만 좀 더 광범위하다. 어려움에 처하면 스스로 자신을 더 힘들게 하는 사람들에게 알맞은 주니퍼베리 오일은, 의심을 없애고 패배감을 해소하며 굳게 결심하고 강한 의지로 삶의 장애물을 넘어서게 한다. 이와 반대로 시더우드 오일은 원기를 북돋아 안정적으로 체력을 강화하여 의지를 굳건하게 한다. 영적 회복력을 더해주는 시더우드 오일은 희생당했다는 생각을 버리고 쉽게 동요하지 않는 강함을 유지하게 한다.

타임 에센셜 오일은 여러가지 방법으로 힘을 실어준다. 타임은 자신감과 사기를 높이는 데 도움이 될 뿐 아니라 자기주장을 잘 하지 못하는 사람들, 그리고 남들이 '상황을 지배'하게 허용하여 나중에 자신의 타협을 후회하게 되는 사람들에게도 도움이 된다.

타임 에센셜 오일처럼 히솝과 파인 오일도 백(Bodily soul)에 활력을 불어 넣어 방어력의 기를 강화한다. 이런 점에서 금 요소의 약한 부분과 생명력 부족으로 인한 취약성, 회피하고 싶은 마음을 완화한다. 히솝과 파인은 우리가 세상 속에 온전히 존재하며 거리와 경계를 유지하도록 돕는다. 부정적이고, '소모'적인 환경에 민감하게 반응하며 쉽게 지치고 스트레스를 받는 사람들에게 도움이 된다.

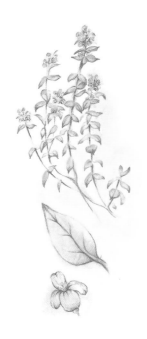

타임

"타임은 좌골 신경통, 옆구리와 가슴 통증, 옆구리와 복부의 풍(wind, 風)에 좋은 효능을 발휘하고, 두려움, 우울함, 마음이 괴로운 사람에게 유익하다." John Gerard, 1597

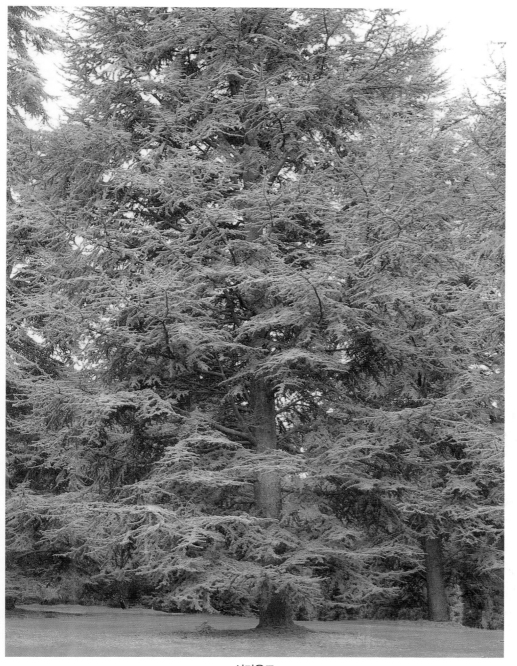

시더우드

튼튼하고 평화로운 시더우드의 웅장한 모습은 자신감이 필요한
사람들에게 유용하다. 당당하게 우뚝 솟아 있는 시더우드 앞에 서면
현명하고 인정 많은 노인 앞에 선 것 같은 느낌이 든다. 시더우드는 아주
깊고 오래된 지혜의 힘을 우리에게 제공한다.

유칼립투스 오일 역시 톡 쏘는 느낌의 '확장시켜주는' 효능이 있어, 갇혀 있는 느낌과 '답답해 하는' 사람들에게 힘을 실어준다. 자유로운 의식을 심어주고, 영혼을 활성화시켜 더 넓은 삶의 경험을 하고픈 욕망을 불러일으킨다.

금 요소와 관련된 모든 에센셜 오일은 낡은 것을 떠나보내는 능력을 키워준다. 일반적으로 머리를 맑게 하고 명확하게 하는 효능은 그 순간에 온전히 존재하고, 각각의 새로운 경험을 기꺼이 받아들이게 한다. 이런 면에서 가장 뛰어난 에센셜 오일은 사이프러스이다.

백(Bodily soul)과 의지가 정체되어 있는 상태를 풀어주는 사이프러스 오일은 과거는 흘려 보내고 지금 필요하거나 피할 수 없는 변화를 시작하거나 수용하게 돕는다. 특히 상실과 실망, 강박성, 두려움에 적합한 사이프러스 오일은 변화하고 새롭게 하는 능력을 향상시킨다. 또한 억압되어 있는 복잡한 감정들을 겉으로 드러내고, 이러한 감정을 자기 파괴적인 방식으로 표현해서 무기력해지는 사람에게 도움이 된다.

벤조인 역시 변화의 시기에 도움이 되는 오일이지만 사이프러스와는 다르게 작용한다. 따뜻하고 안정된 벤조인은 걱정과 긴장된 피로감을 덜어주며 안정감을 강화시켜준다. 이와 반대로 캐러웨이는 원기를 북돋아 자신이 선택한 목표를 달성할 수 있도록 돕는다. 이 오일들이 사용되는 경우는 다를 수 있지만, 두 오일은 모두 내적 안정감을 높이고, 대지의 힘을 통해 우리의 길을 안정되게 개척해 나아갈 수 있게 한다.

클라리 세이지 오일은 흙 요소의 현실감과 금 요소의 생동감 있는 힘을 모두 갖고 있다. 클라리 세이지는 통찰력, 결단력, 명쾌함, 직관적인 확실성을 높여준다. 혼란스럽고 흐트러진 마음으로 인해 자신의 문제에 대한 답을 찾지 못한 채 긴장하고 피곤해 하는 사람에게 도움이 된다. 길을 '잃어버린' 듯하고 '안개 속에 갇힌' 느낌에 있는 이들은 명확하고 확실하게 행동으로 옮기는 것을 두려워한다.

추천 블렌딩
(캐리어 오일 20 ㎖ / 1 큰 스푼)

■ **결정력 부족**
시더우드(4), 진저(2)

■ **취약 & 단호하지 못함**
파인(3), 타임(2)

■ **변화에 저항**
사이프러스(3), 주니퍼(2), 벤조인(1)

■ **만성적 우유부단함**
클라리 세이지(3), 베르가못(2), 오렌지(1)

참고할 오일

우유부단함에 도움이 되는 다른 에센셜 오일은 간과 담낭의 기를 조절하는 오일들이다. 동양 의학에 따르면 간은 몸/마음의 '계획자'이고, 담낭(쌍을 이루는 기관)은 '의사 결정자'이다. 나무 요소의 기관이 정체된 기로 어려움을 겪게 되면 혼란스러움과 우유부단함이 나타난다. 이 경우 베르가못, 오렌지, 그레이프프룻과 같은 시트러스 계열 오일이 특히 도움이 된다. 이들은 에너지적 충돌뿐 아니라 신체적 경련을 완화시키는 것처럼, 지속적인 마음 변화로 인한 '충동적인' 행동을 조절한다.

자아 인식을 강화하는 로즈마리는 우리에게 힘을 갖게 하는 오일 중 하나이다. 의지를 강하게 하고 마음을 고양시켜 자신의 운명에 대한 자신감과 믿음을 갖게 한다. 그리고 활력의 강력한 요소인 간과 혼(Ethereal Soul)에 영향을 주어 명확하고 달성 가능한 목표를 세우고 부적절한 상황에 휘둘리지 않도록 도와준다.

지압 요법: 소장경 3번 후계(後谿)혈

손 바깥쪽에 위치한 후계혈은 새끼손가락의 중수지절관절 (metacarpo-phalangeal joint) 바로 아래에 위치한다. 후계혈은 정신을 맑게 하고, 의지를 강하게 하며 결단력을 강화한다. 한 손으로 클라이언트의 손을 지지하고, 다른 손의 엄지손가락으로 후계혈을 앞뒤로 문질러 혈자리를 자극한다. 신장-3번 태계(太谿)혈을 자극해도 우유부단함에 도움이 된다.

우울 & 부정적

정신을 고양시키는 오일들

우울과 부정적인 감정을 일으키는 심리적 이유는 다양하다. 감정의 원인과 특성을 분석하면 우울감의 속성이 오행 중 어느 요소와 관련있는지 구별해 낼 수 있다. 문제와 연결된 오행의 요소를 밝혀내면 이와 관련된 개별적인 감정들을 명확하게 연결할 수 있다. 예를 들어, 두 가지 요소의 부조화가 발견되면 각각의 정서적 문제와 관련된 두세 가지 오일을 블렌딩하면 된다. 또한 하나 이상의 요소에서 작용하는 여러 에센셜 오일이 있으며, 이런 경우 특히 유용하다.

나무(木) 요소의 우울감

간은 기의 원활한 흐름을 책임지기 때문에 느긋하고, 평온한 상태에 이르게 한다. 기의 조화로운 흐름은 감정이 밀려오고 사라지며 자연스럽게 흘러야 우리의 정서적 삶이 안정적으로 유지된다. 압박감이 심해지면 긴장이 고조되고 기는 정체되어 영혼(Spirit)에 좌절감을 느끼게 한다. 이것이 장기적인 스트레스로 인해 나타나는 우울감 패턴이다. 이것은 흔히 의욕적으로 열심히 일하던 사람이 갑자기 의욕과 추진력을 상실해버리는 것과 같다. 이것은 스스로 가하는 압박감이 너무 커서 갑자기 내면이 '붕괴'되고 소중한 일을 포기하게 되며, 삶의 의미를 잃게 되는 것과 같다. 두 경우 모두 우울감은 목표와 '비전'이 사라져버린 데서 생겨난다.

확고한 목적과 비전은 혼(Ethereal Soul)의 핵심적인 능력이다. 만성적인 긴장, 좌절, 분노가 혼의 자유롭고 편안한 움직임을 방해할 때, 혼은 포부를 갖고 동기 부여하며, 추진해가는 능력을 잃게 된다. 혼은 조화로운 상태에서 희망을 갖는 능력이 있지만, 정체 상태에서는 절망의 근원이 된다.

베르가못 오일은 간의 기 흐름을 원활하게 하고, 부드럽게 고양시키는 효능으로 잘 알려져 있다. 신경을 이완시키고 정신을 맑게 하는 베르가못은 스트레스와 억눌린 감정에서 비롯되는 우

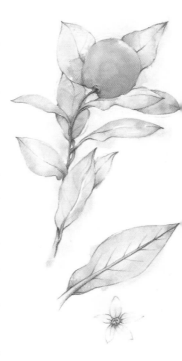

베르가못

"베르가못 오일은 비터 오렌지 오일에서 추출한 오일 중 가장 쓴 맛이 난다. 이런 점에서 베르가못은 간, 위, 비장에 특히 두드러진 자극을 주는 효과가 있다. 허약함과 결핍으로 인한 위의 정체감이 풀리고 무거운 느낌과 팽만감이 완화되며, 이런 상태에 일반적으로 생겨나는 낙담, 우울감 등이 사라진다." Peter Holmes, The Energetics of Wesstern Herbs

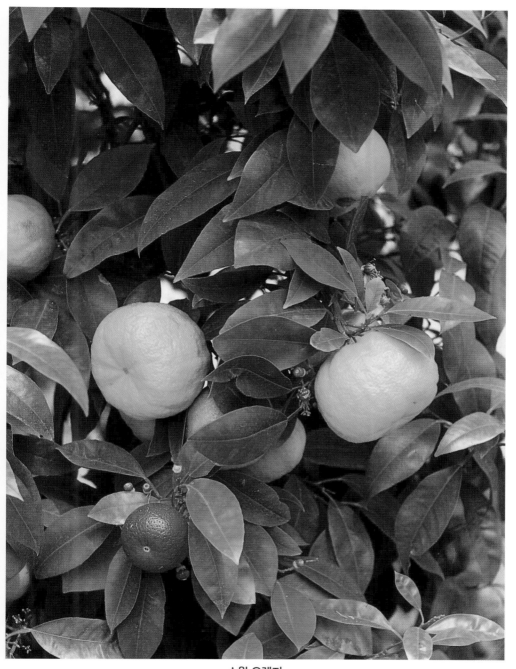

스윗 오렌지

달콤함과 풍부한 과즙을 가진 오렌지는 중국에서 행운의 상징이다. 기쁨을
상징하는 오렌지색도 이런 견해에 영향을 주었다. 태양의 따스함과 같은
오렌지 에센스는 행복과 웰빙을 우리에게 전달한다.

울함에 알맞은 오일이다. 스윗 오렌지와 만다린도 베르가못과 유사하여, 간의 기를 조절하여 우울감을 불러일으키는 스트레스를 완화한다. 따뜻하고 신선한 과일 향은 본래 즐거움을 주고 조화로움을 선사하는 향이기 때문에 긴장으로 인해 인색하고 부정적인 시각을 갖게 될 때 유용하다. 둘 다 긍정적인 '내면 아이'의 자유로운 장난기를 일깨워 준다.

네롤리 오일은 오렌지 오일처럼, 기를 조절하고 자스민 오일처럼 마음을 편안하게 한다. 네롤리 오일은 기본적으로 긴장과 정서적 피로에서 오는 우울감에 쓰인다. 좀 더 세밀한 부분에서는 정서적 고통에서 벗어나기 위해 자신의 감각과 감정을 차단하는 사람들에게 사용된다. 네롤리는 풍요롭게 하고 통합하는 잠재력을 통해 영혼(Spirit)을 고양시킨다. 그리고 표출하지 못해 우울감으로 나타나는 억압된 감정을 회복하는 데 도움이 된다. 근육에 저장되어 있던 슬픔, 버려짐, 부끄러움, 분노의 감정이 의식의 표면으로 올라오면서 영혼이 상처로부터 자유로워지도록 돕는다.

저먼 & 로만 캐모마일 오일은 변덕스러움, 짜증 등 정체된 간의 기와 관련된 우울감에 가장 좋은 오일이다. 이런 성향의 사람은 종종 삶이 불만족스럽고 다른 사람과 자신에 대해 좌절감을 느낀다. '역경에 대한 인내'를 상징하는 캐모마일은 좌절된 자아의 고통을 위로하고 억압된 분노로부터 혼(Ethereal Soul)을 해방시킨다. 헬리크리섬 오일 역시 감정을 오랫동안 억압하는 과정에서 '매듭'처럼 얽힌 우울감을 풀어내는 효과가 있다. 분노가 내면으로 향해 영혼(Spirit)의 깊은 아픔을 불러일으키며 희망과 믿음을 고갈시키고 있는 사람들에게 도움이 된다. 헬리크리섬 오일은 진정한 열정과 비전을 혼(Ethereal Soul)이 되찾도록 하여 우울감에서 벗어나게 돕는다.

국화과에 속하는 야로우도 오크니섬 주민들이 우울함을 위해 사용하던 식물이다. 야로우는 자신이 희생당했다는 생각에서 야

추천 블렌딩
(캐리어 오일 20 ㎖ / 1 큰 스푼)

■ 좌절감, 긴장감, 부정적
베르가못(3), 오렌지(2), 네롤리(1)

■ 씁쓸함 & 시무룩함
캐모마일(2), 베르가못(2),
헬리크리섬(2)

■ 의기소침함 & 상처받음
야로우(4), 히솝(2)

■ 자기 비난
스파이크나드(2), 라벤더(2),
로즈(1)

참고할 오일
네롤리 p. 102~103
베르가못 p. 54~55
스파이크나드 p. 120~121
야로우 p. 128~129
오렌지 p. 104~105
캐모마일 p. 62~63
헬리크리섬 p. 72~73

기된 부정적인 우울감에 빠진 사람들에게 도움이 된다. 그들이 지닌 상처는 표출하지 않고는 치유될 수 없다. 그러나 그들은 상처를 표출하면 고통이 영원히 멈추지 않을까 두려워한다.

나무 요소의 우울감에 도움이 되는 오일들의 공통점은 혼 (Ethereal Soul)의 절망감과 불만을 풀어 준다. 이런 감정들이 해소되고 나면 혼은 용서와 연민의 힘을 회복할 수 있다.

우리 자신보다 더 우리의 관대함을 필요로 하는 사람은 없다. 깊은 좌절과 분노로 인해 혼이 슬픔에 빠져 부정적이 될 때, 우리는 타인뿐만 아니라 자신에 대한 관대함, 특히 자신의 잘못과 한계에 대한 관용을 잃어버리게 된다.

스파이크나드 오일은 자신을 용서하지 못해 생긴 우울감에 사용될 수 있다. 만성적 긴장과 자존감 상실로 자기 정죄의 감정을 일으킬 때, 스파이크나드 오일은 혼(Ethereal Soul)이 관대함과 인간적인 친절함을 회복할 수 있게 돕는다.

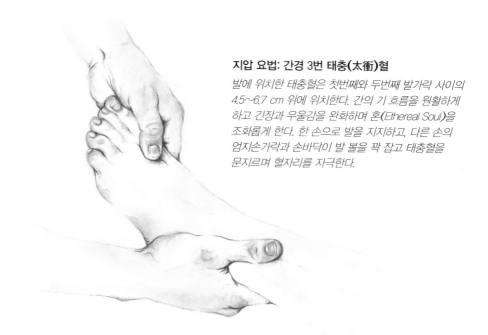

지압 요법: 간경 3번 태충(太衝)혈
발에 위치한 태충혈은 첫번째와 두번째 발가락 사이의 4.5~6.7 cm 위에 위치한다. 간의 기 흐름을 원활하게 하고 긴장과 우울감을 완화하며 혼(Ethereal Soul)을 조화롭게 한다. 한 손으로 발을 지지하고, 다른 손의 엄지손가락과 손바닥이 발 볼을 꽉 잡고 태충혈을 문지르며 혈자리를 자극한다.

불(火) 요소의 우울감

불 요소의 우울감은 대체적으로 심장과 정신의 근본 감정인 기쁨과 사랑의 불균형에서 비롯된다. '기쁨'은 마음의 타고난 조화로움과 완벽함이 확장되어 정서적, 영적 웰빙을 경험하는 것이다. "사랑" 또한 이러한 인식이 다른 사람에게서 영감을 받아 표현되는 것이다.

심장과 정신에 영향을 미치는 우울감은, 자연스러운 '삶의 기쁨'을 잃어버리는 것과 관련 있다. 이것은 종종 열정과 흥미를 잃고 영감을 느끼지 못하는 것으로 나타난다. 이것은 따뜻하고 '감성적'인 사람을 힘들게 하는 경향이 있어, 부조화 상태에서 냉담해지거나 지나치게 동요되어 과민해질 수 있다.

불 요소가 사랑과 우정의 문제에 관련 있기 때문에 불 요소의 우울감은 거절에 의해 생겨날 수도 있다. 거절은 감정적 불안과 관계에서의 실망에 의해 생겨나는 고통이다. 또한 영혼의 슬픔으로, 사랑의 감정이 존재하는 데도 냉정하게 애정을 저버리게 만든다.

자스민 오일은 불 요소의 우울감에 좋은 대표적인 아로마이다. 항우울과 행복의 오일로 잘 알려져 있는 자스민은 따뜻하고 이국적인 향으로 심장에 에너지적 영향을 주는 것과 관련되어 있다. 전반적으로 원기를 강화하는 동시에 심장의 기를 이완시켜 위안을 주고 기분을 고양시키는 효과를 갖는다.

달의 창조적 여성성과 관련된 자스민 오일은 냉정하고 감정적으로 무관심한 사람들에게 따뜻함과 생동감을 일깨워준다. 또한 자기 억제, 자책, 좌절, 취약성 등 만성적 불안으로 인해 우울감이 생겨난 사람들에게도 도움이 된다.

일랑일랑 오일은 감각적인 즐거움을 표현할 수 있게 하는 능력이 뛰어나다. 흥미로움에 대한 욕구가 강해서 인생이 무료해질 때 쉽게 우울하고 불안해하는 사람들에게 적합하다. 일랑일랑은 '감정적 공백'을 채워 주어, 어쩔 줄 모르는 지루함에서 오는 불안을 완화한다.

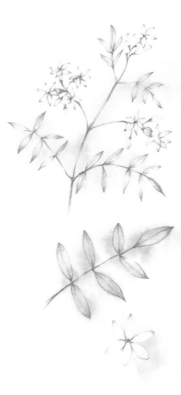

자스민

"시원하고 부드러운 자스민 꽃은 무더운 밤 공기 속에서 피어나므로 최상의 향을 얻기 위해서는 새벽이 되기 전에 채취해야 한다. 자스민 꽃은 태양의 영광과 달의 매력을 모두 머금은 에센스이다." Jane Grayson, The Fragrant Year

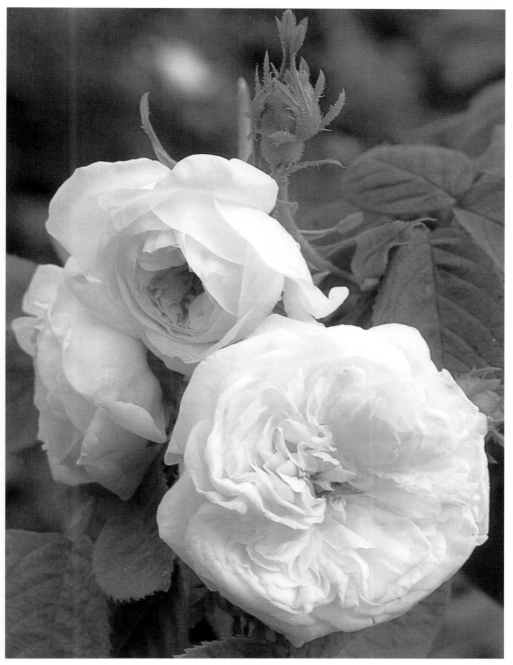

로즈 꽃

요람처럼 생긴 생식기관 주위를 시트처럼 감싸고 있는 정교하고 부드러우며 섬세한
로즈 꽃잎은 심장 가까이에 존재하는 다양한 감정의 겹처럼 보인다. 로즈 꽃의
부드러움은 가시가 많은 가지로 무장한 줄기에 의해 지지되고 보호된다. 로즈는 사랑의
능력을 길러주지만, 로즈 오일은 사랑을 표현할 수 있는 힘을 지켜준다.

로즈 오일은 심장의 음 에너지를 보강해서 정서적 안정감을 회복하게 한다. 이상적 낭만주의를 꿈꾸는 예민한 사람들에게 도움이 된다. 그들은 삶과 사랑에 대한 지나친 기대로 쉽게 실망하고 상처받는다. 로즈 오일은 자기 충족감을 회복시켜 자신의 내적인 기쁨을 찾을 수 있게 도와준다.

자스민과 로즈가 심장의 열을 내리고 고요하게 진정시키는 반면, 로즈마리 오일은 따뜻하고 활력 넘치게 고양시키는 효과를 갖고 있다. 로즈마리는 심장의 양 에너지가 부족할 때 사용하며 신체적, 정신적 피로로 고통 받는 사람들의 슬픔과 감정을 차단한 상태에 도움이 되는 오일이다. 마음을 강화하고 자아를 격려하는 로즈마리는 자신감 부족과 진정한 잠재력을 발휘할 수 있는 목표 설정을 하지 못하는 것에서 비롯되는 우울감을 없애준다.

멜리사 오일 또한 마음의 회복을 돕고, 억압하고 억눌린 감정을 해소하게 한다. 니콜라스 컬페퍼(Nicholas Culpeper)에 따르면 멜리사는 "심장을 소생시키고 우울과 검은 담즙(black choler)에서 생겨나는 근심 걱정과 생각들을 마음에서 쫓아버린다". '검은 담즙(black choler)'이란 자연스러운 조화를 깨뜨리며 무겁고 비관적인 것을 말한다.

멜리사의 부드러운 '발삼 향'은 점성학적으로 게자리와 관련되어, 멜리사가 어린 시절에 뿌리를 두고 있는 문제들에 효과적인 허브라는 사실을 의미한다. 어린아이는 강압적인 정서적 힘에 저항하기가 어렵다. 다른 사람에 의해 심리적으로 압도당했던 기억은 성인이 되어서도 계속 영향을 미칠 수 있다.

따라서 멜리사는 정서적으로 예민하고, 자신의 우울감의 원인과 직면하기 어려운 사람에게 적합한 오일이다. 그들은 자신의 불만을 드러내지 않고 '침묵 속에서 고통스러워하며' 변화를 거부한다. 알려지지 않은 두려운 것을 보기보다 알고 있는 것과 맞서는 것을 더 선호하지만, 그 싸움은 더 외롭고 어려운 것이 된다.

추천 블렌딩

(캐리어 오일 20 ㎖ / 1 큰 스푼)

■ **냉담함 & 기쁨이 없는**
자스민(3), 일랑일랑(1), 오렌지(1)

■ **버림받음 & 빼앗김**
로즈(2), 팔마로사(2), 네롤리(1)

■ **낙담 & 낙심**
로즈마리(4), 진저(1)

■ **지루함으로 암울**
코리앤더(3), 패촐리(2),
베르가못(1)

참고할 오일

로즈 p. 114~115
로즈마리 p. 116~117
멜리사 p. 98~99
일랑일랑 p. 130~131
자스민 p. 86~87
코리앤더 p. 66~67
패촐리 p. 108~109

패촐리 오일은 달콤한 흙 향으로 주로 흙 요소와 관련이 있지만 탐험과 창조의 욕구를 불러일으켜 불 요소의 우울감에도 도움이 된다. 패촐리는 정신적 스트레스와 긴장으로 인해 자발성과 기쁨을 잃은 사람들의 우울감에 좋은 오일이다.

코리앤더 오일은 패촐리처럼 지성을 충만하게 하고 마음을 고양시켜 근심에 쌓인 사람들이나 감정적으로 메마른 사람들에게 도움이 된다. 특히 변화와 기회의 부족으로 생겨난 우울감에 좋은 영향을 미친다. '판에 박힌 지루한 일상'의 압박감을 완화하고, 매일 반복되는 일상을 낙관적이고 창의적인 아이디어를 통해 헤쳐 나가도록 도움을 준다.

지압 요법: 심경 5번 통리(通里)혈

팔의 앞쪽에 위치한 통리혈은 주상골 안쪽 손목 주름에 위치한 심경7번 신문혈의 약 3 cm 위쪽에 위치한다. 통리혈은 심장의 기를 강화하고 마음을 조화롭게 고양시킨다. 클라이언트의 손을 한 손으로 지지하고, 다른 손의 엄지로 통리혈에 원을 그리며 혈자리를 자극한다. 나머지 손가락과 손바닥이 팔뚝 뒤쪽을 감싼다.

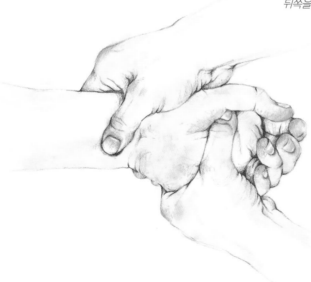

흙(土) 요소의 우울감

흙 요소와 관련된 우울감의 유형에는 주로 지성의 부조화가 포함되어 있다. 비장의 기 에너지가 부족하여 사고 과정이 정체되고 혼란스러워지면 지성은 명확함과 고요함을 찾아 고군분투하면서 과도한 생각에 지배당한다. 이때 생겨나는 우울감은 걱정과 혼란스러움을 동반한다. 지치고 과도한 부담에 시달리는 지성은 명상의 근원인 고요함이 잘 이뤄지지 않아 고생한다.

고요함은 비장과 흙 요소와 관련된 두 가지 근본 '감정' 중 하나이다. 다른 하나의 근본 감정은 연민으로 대지의 보살핌, 양육적 측면을 반영하는 용어이다. 여기서 연민은 보호하고 봉사하려는 우리 내면의 심리적 욕구뿐 아니라 보호 받아야 할 필요성을 의미한다. 실질적인 관계 맺기의 요소 중 하나인 연민은 우리가 '사려 깊다'라고 표현할 수 있는 행동을 일관되게 함으로써 스스로를 실현해가는 감정을 말한다.

타인에 대해 끊임없이 걱정하고 관심을 보이는 사람들에게는 과도할 정도의 연민이 드러난다. 그들은 종종 자신의 욕구는 무시한 채, 자신도 도움이 필요하다는 사실을 인정하는 걸 힘들어한다.

그러나 연민에 대한 절실한 필요를 가진 사람들은 다른 종류의 불균형을 초래할 수 있다. 이런 사람들은 과도한 자기만족감을 내보이기보다 정서적 의존감으로 흐르게 되는 경향이 있다. 이것은 채워지지 않는 정서적 결핍의 우울감과 '아무도 나에게 관심이 없어'라는 뿌리 깊은 생각이 원인이다.

근본적인 문제가 자기 부정이든 불안정한 결핍이든, 흙 요소의 우울감은 자기 보살핌의 부족과 영혼(spirit)이 중압감을 느낄 때 생겨나는 것이다.

달콤한 베이스 노트 향이 나는 에센셜 오일들은 비장과 흙 요소를 강화한다. 이 오일들의 효능은 전반적으로 안정화, 돌봄 그리고 덜 민감하게 하는 것이다. 이들 중 가장 높은 효과를 가진 것은 베티버 오일이다.

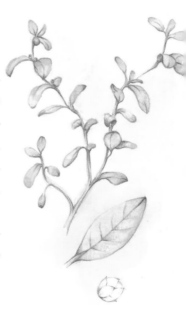

마조람

"로마인들은 비너스 여신의 상징인 마조람을 신성한 허브로 여겼다. 마조람은 여전히 비너스를 기리는 의식에 사용되고 있다. 그리고 로맨틱한 이벤트를 원하는 사람들에 의해… 마조람은 약혼식이나 결혼식에서 신혼부부의 머리를 장식하는 화관에 사용되는데, 이것은 고대 그리스부터 계승된 것이다."
Paul Beyerl, The Master Book of Herbalism

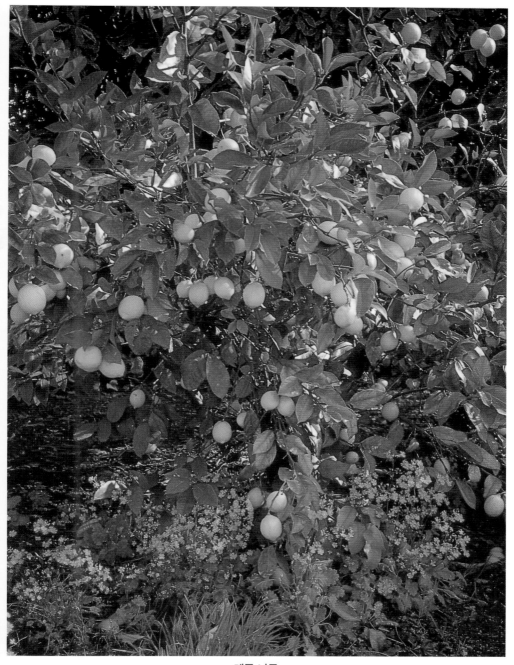

레몬 나무

"레몬 오일은 육체적이나 영적으로 시원하고, 맑고, 밝고, 산뜻하게 해주는 효과가 있다. 레몬 오일의
경작지와 과일의 색은 빛과 깊은 관계가 있다… 레몬 오일은 정신적으로 좋아하는 것과 의식적인
태도 사이에서 내적 갈등이 있을 때 명확하고 의식적으로 안정된 해결책에 이르는 데 도움이 된다."
Dietrich Gumbel, Principles of Holistic Skin Therapy with Herbal Essences

자양분을 제공하고 흡수를 돕는 베티버 오일은 자기 부정의 성향을 지닌 사람들에게 도움이 된다. 풍부한 수지 향은·지지 받는 느낌을 느끼게 해서 몸과 다시 연결시켜 준다. 특히 습관 적으로 자신의 욕구를 무시하는 사람들이 겪는 우울감에 효과적 이다. 그들은 자신을 강하게 몰아붙이느라 식사시간과 휴식시간 도 거의 없이 지내며, 유능해 보이는 겉모습과 달리 마음속 깊 은 곳에는 자기 가치를 무시하는 면이 숨어 있다.

마조람은 위로와 양육을 돕는 또 하나의 오일로 평화로움이 전혀 없는 무거워진 영혼(spirit)을 위로한다. 마조람의 달콤한 향 과 소화를 촉진하는 효능은 주로 흙 요소와 관련 있다. 한편으 로는 호흡 강장제와 장례용 허브로서, 다른 한편으로는 사랑의 허브로서 금과 불 요소와도 연결된다. 따라서 마조람은 상실의 슬픔과 고립으로 인한 우울에 사용될 수 있다. 어느 경우든, 이 와 관련된 우울은 모두 보살핌을 주고 받고 싶은 욕구와 관련되 어 있다.

카다멈 오일 또한 흙 요소와 관련이 있고, 무관심으로 인한 허무함에 권장한다. 지성과 '삶에 대한 욕구'를 자극하는 카다멈 은 무관심과 냉담함 때문에 힘들어하는 사람들, 특히 부담감과 책임감을 안고 있는 사람들을 고양시키는 데 도움이 된다.

레몬 오일은 지성을 정화하고 특유의 신선함을 통해 영혼 (spirit)을 가볍게 한다. 마음이 부정적인 생각과 걱정으로 '혼란' 스러울 때 레몬 오일은 부담을 덜어주고 가벼운 마음으로 편안 함을 회복할 수 있게 돕는다. 마음을 맑고 명확하게 하는 레몬 오일은 정신적으로 '수렁에 빠져' 방향 감각을 잃어버린 듯한 압 박감에 효과적이다.

프랑킨센스와 미르는 정신을 맑고 고요하게 할 뿐 아니라 영 적 의식을 깨우고 확장시킨다. 고요함을 느끼게 하는 수지 향은 샌달우드와 스파이크나드 오일처럼 깊은 평온함을 선사한다. 프 랑킨센스 오일은 지성을 압도하고 백(bodily soul)을 압박하는 과

추천 블렌딩
(캐리어 오일 20 ㎖ / 1 큰 스푼)
- **우울함으로 인한 자기 방치**
베티버(3), 카다멈(1), 로즈(1)
- **외로움 & 버림받은 느낌**
마조람(3), 로즈마리(2), 미르(1)
- **부담감 & 유머 없음**
레몬(3), 자스민(2)
- **강압적이며 과도한 집착**
프랑킨센스(2), 미르(2),
사이프러스(2)

참고할 오일
레몬 p. 94~95
마조람 p. 96~97
미르 p. 100~101
베티버 p. 126~127
카다멈 p. 58~59
프랑킨센스 p. 76~77

도한 생각을 없앤다. 다루기 힘들거나 세속적인 일 때문에 걱정하고 고통스러워하는 사람들의 우울감에 도움이 된다. 프랑킨센스는 통찰력, 초연함, 초월 그리고 인내할 것은 인내하고 포기할 것은 포기할 수 있는 영적인 힘을 북돋운다.

미르 오일 역시 세속의 한계와 불운의 억압에서 벗어나는 데 도움을 준다. 자아를 짓누르는 고통을 달래는 미르 오일은 우리의 영적 의지에 접근하여 자기 훈련과 변화를 인식할 수 있도록 돕는다.

프랑킨센스와 미르 모두 전통적인 장례용 허브이며, 슬픔과 과거를 다룰 수 있도록 돕는다. 이런 면에서 금 요소와 연관될 수 있는데, 특히 미르는 상실의 슬픔을 위로하고 우리가 영원의 눈을 통해 볼 수 있게 돕는다.

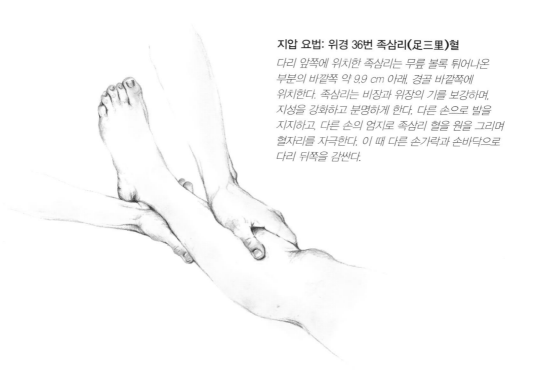

지압 요법: 위경 36번 족삼리(足三里)혈

다리 앞쪽에 위치한 족삼리는 무릎 볼록 튀어나온 부분의 바깥쪽 약 9.9 cm 아래, 경골 바깥쪽에 위치한다. 족삼리는 비장과 위장의 기를 보강하며, 지성을 강화하고 분명하게 한다. 다른 손으로 발을 지지하고, 다른 손의 엄지로 족삼리 혈을 원을 그리며 혈자리를 자극한다. 이 때 다른 손가락과 손바닥으로 다리 뒤쪽을 감싼다.

금(金) 요소의 우울감

금 요소는 '생명체(vital body)'라고 부르는 우리 존재의 일부를 통합한다. 폐에 거주하는 백(Bodily Soul)은 감각의 경험을 통해 살아간다. 그것은 금 요소가 방해 받지 않아 강하게 작용할 때 순간에 충실히 살아가는 본능적이고 생동감 있는 감각을 제공한다. 백(Bodily Soul)을 방해하는 부정적인 감정은 생명력과 현존, 수용, 포기하는 힘을 방해한다. 비관주의, 후회, 양심의 가책 그리고 받아들이지 못한 상실의 경험 등은 모두 백(Bodily Soul)을 위축시키는 금 요소의 부조화를 초래한다.

폐와 금 요소의 근본적인 감정은 일반적으로 슬픔이다. 두려움과 분노처럼 슬픔은 상실을 받아들이고 흘려보내는 과정에서 중요하고 긍정적인 역할을 한다. 이 과정이 제대로 이루어지지 않고 상실이 무의식적으로 혹은 막연하게 처리되었을 경우 부조화 감정이 생겨난다.

따라서 금 요소의 우울감은 한 번도 떠올려 본 적 없는 슬픔의 경험을 포함한다. 이런 사람들은 진정으로 슬퍼하거나 눈물을 흘릴 수 없기 때문에 공허감에 사로잡힌다. 우울감, 고립감, 체념 등의 감정은 아직 치유하기 힘든 너무 깊은 상처를 반영한다.

이런 종류의 우울감에 가장 확실하게 사용되는 오일은 사이프러스 오일이다. 프랑킨센스와 미르처럼 전통적으로 장례용 허브로 사용되었으며, 영적 위안의 원천으로써 슬픔의 과정에서 귀중하게 여겨졌다. 혈액을 함유하고 이동시키는 에너지적 효능은 일반적으로 변화와 전환을 촉진하는 미묘한 효능을 반영한다. 점성학에서 변화를 상징하는 명왕성을 대표하는 사이프러스는 더 이상 의미가 없거나 소용없게 된 것들을 포기하도록 용기를 북돋운다.

그러므로 그것은 어떤 식으로든 '고착'되어 앞으로 나아갈 수 없는 우울감에 사용된다. 깊은 상실감에 지속적으로 빠져든다고 느끼든, 자신이 바꿀 수 없는 상황에 억눌려 있는 것이든, 그들

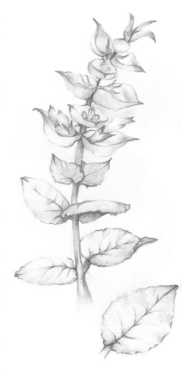

클라리 세이지
"약초학자들이 말했듯 스클라리(역자: 클라리 세이지의 고어)는 뜨거운 통풍에 좋다. 스클라리는 쉰 목소리를 맑게 하고, 폐, 식도, 장에 좋으며 지혜로운 여자들이 알아야 할 여러가지 좋은 효능을 많이 갖고 있다." *Macer's Herbal*, 12세기

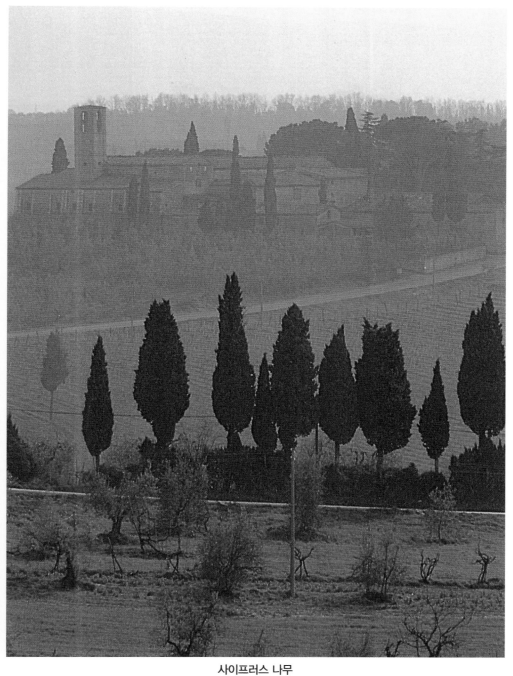

사이프러스 나무

"꿀을 넣은 석류 주스보다 더 달콤한 것은 사이프러스
숲에서 불어오는 바람의 향기라네." 평화의 에센 복음,
제2권. *Elmond Bordeaus Szekely* 번역

의 우울감은 슬픔에 잠긴 정체감이 특징이다.

유칼립투스 오일은 또한 앞으로 나아갈 수 있는 능력을 길러 주어 '정신적 위축'에 빠져있는 우울감에 도움이 된다. '마음을 열어' 의식을 확장하고, 백(Bodily Soul)을 활성화시켜 감각을 예민하게 느낄 수 있게 한다. 확장된 '영의 자유'를 갈망할 때, 덫에 갇힌 느낌과 한계가 느껴질 때, 영을 고양시키는 데 사용될 수 있다.

클라리 세이지 오일은 항우울제로 유명하며 백(Bodily Soul)과 지성 모두에 영향을 미친다. 클라리 세이지 오일은 '생기'를 불어 넣고 기의 흐름을 원활하게 해주며, 우울감, 불안에서 비롯된 산만함에 사용되는 전통적인 에센셜 오일이다.

특히 만성적인 긴장과 신경성 긴장에 의해 생겨난 우울감에 효과적이다. 클라리 세이지 오일은 신경계를 이완하는 동시에 강화하기 때문에 우리가 지나치게 늘어져 있을 때 내면의 힘을 회복시킨다.

좀 더 섬세한 관점에서 볼 때, 클라리 세이지 오일은 혼란스러운 감정이 쌓인 영혼(Spirit)을 활성화시키는 데 사용될 수 있다. 로만과 저먼 캐모마일 오일처럼 서로 상반되는 경향과 욕망 때문에 생겨나는 긴장을 완화한다. 우리의 본능적인 알아차림 감각을 예민하고 명확하게 하는 클라리 세이지 오일은 우리의 내적 갈등상태에 뒤덮여 있는 구름을 걷어낸다.

히솝과 파인 오일도, 사이프러스와 유칼립투스 오일처럼, 한계를 극복하고 진부한 것을 '놓아버리도록' 돕는다. 깊게 뿌리박힌 상실감을 변화시키는 사이프러스 오일만큼 강력하지는 않지만, 파인 오일은 후회와 죄책감을 없애주는 데 도움이 된다. 히솝과 파인 오일은 '부정적'인 감정을 완화하는 데 탁월하다.

백(Bodily Soul)이 활력 넘치고 건강할 때는 보통 낙관적이고 개방적인 특성을 보인다. 그러나 기진맥진할 때 백(Bodily Soul)은 위축되고 외부의 압력에 쉽게 굴복하며 사기가 떨어진다. 강하

추천 블렌딩

(캐리어 오일 20 ㎖ / 1 큰 스푼)

■ 지속적인 상실감
사이프러스(4), 프랑킨센스(1),
로즈(1)

■ 우울감 & 고독함
클라리 세이지(3), 로즈마리(2),
타임(1)

■ 비참함 & 후회
파인(3), 마조람(2), 사이프러스(1)

■ 부정적 & 비관적
히솝(2), 클라리 세이지(2),
오렌지(2)

참고할 오일

사이프러스 p. 68~69
유칼립투스 p. 70~71
클라리 세이지 p. 64~65
티트리 p. 122~123
파인 p. 112~113
히솝 p. 84~85

고 상쾌하며 기운을 북돋우는 히솝과 파인 오일은 이러한 취약
성을 완화하고 비관적인 관점을 완화시킨다. 그리고 피곤하고
소진되어 부정적인 태도가 나타날 때 도움이 된다.

마지막으로, 티트리 오일은 몸의 방어적 기를 강화하는 주요
보호 오일이다. 백(Bodily Soul)과 마음을 강화하는 티트리 오일은
건강이 좋지 않은 사람들에게 도움이 된다. 개인에게 적절한 오
일과 블렌딩되면 면역계가 약해 우울증을 앓고 있는 사람에게
큰 도움이 된다.

지압 요법: 폐경 7번 열결(列缺)혈

*팔뚝 앞쪽에 위치한 열결혈은 손목 주름 약 5 cm 위, 요골 동맥에
위치한다. 열결혈은 폐의 기 흐름을 강화하고, 백(Bodily Soul)을
활성화시켜 회복하게 한다. 클라이언트의 손을 한 손으로 지지하고, 다른
손의 엄지로 열결혈을 앞뒤로 문지르며, 나머지 손가락과 손바닥으로
팔뚝 뒤쪽을 감싼 채로 혈자리를 자극한다.*

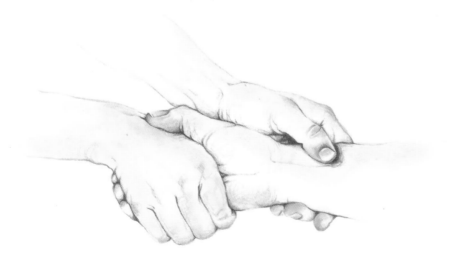

물(水) 요소의 우울감

물 요소와 관련된 우울감은 의식의 불균형과 관련된다. 의식이 조화로울 때 의지가 강해지고 주도적으로 되며, 자신감과 체력에 중요한 기여를 하게 된다. 의식은 음양의 뿌리이자, 의식의 선천적으로 타고나는 힘을 담고 있는 선천의 정기가 신장에 저장된다.

물 요소의 우울감은 무력감과 무관심을 포함할 수 있다. 예를 들어, 어려운 문제에 직면했을 때 갑자기 통제할 수 없는 힘에 압도되기도 한다. 그들은 도전적인 상황에 대처할 자신의 능력을 의심하고, 삶이 너무 많은 것을 자신에게 요구하는 것처럼 느껴질 때 절망적인 상태로 빠져든다. 영혼을 '짓밟는' 낙담은 종종 두려움과 뒤섞여 있다.

또 다른 부정적인 견해는 어린 시절에 뿌리를 두고 있지만 정확한 원인을 알 수 없는 경우가 많다. 뚜렷한 이유 없이 의식은 고통에 시달린다. 이런 경우에 나타나는 우울감은 '존재론적'이며, 살아가려는 의지의 상실을 반영한다.

원인이 알려졌든 알려지지 않았든, 타임 에센셜 오일은 의식의 지원이 필요한 모든 상황에서 우울증을 극복하는 데 도움이 된다. 로즈마리, 티트리 오일처럼 타임도 강력한 신경 강장 효능이 있어 수 세기 동안 용기의 원천으로 잘 알려져 있다. 폐에 거주하는 백(Bodily Soul)도 같은 작용을 하여 용기를 잃고 낙담한 사람들에게 활기차고 굳건한 낙관주의를 심어준다. 따라서 타임 오일은 패배, 좌절, 두려움으로 인한 우울감뿐만 아니라 무감각한 사람들에게도 도움이 된다.

주니퍼베리도 타임과 비슷한 영향을 미쳐, 의지와 백(Bodily Soul)을 강화시켜 준다. 특히 깊은 자기 의심과 혐오감으로 인해 모든 도전을 포기하고 회피하는 사람들의 우울한 상태에 도움이 된다. 이들은 회피하고 싶은 책임감에 시달릴 때 적극적인 조치를 취하기보다 스스로를 고립시키고 걱정만 한다. 주니퍼베리

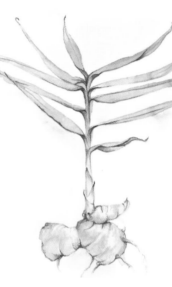

진저

"진저는 가장 순수한 향료일 것이다. 진저는 일반 의학에서 비슈와브사제(vishwabhesaj)라 불린다. 말린 진저는 생 진저보다 더 뜨겁고 건조한 속성을 갖는다. 말린 진저는 거담 작용이 뛰어나고 활력을 증진시키는 촉진제이다. 생 진저는 땀을 내는 데 도움이 되며, 감기, 기침, 구토, 침체된 활력 상태에 좋다." Dr Vasant Lad and David Frawley, Yoga of Herbs

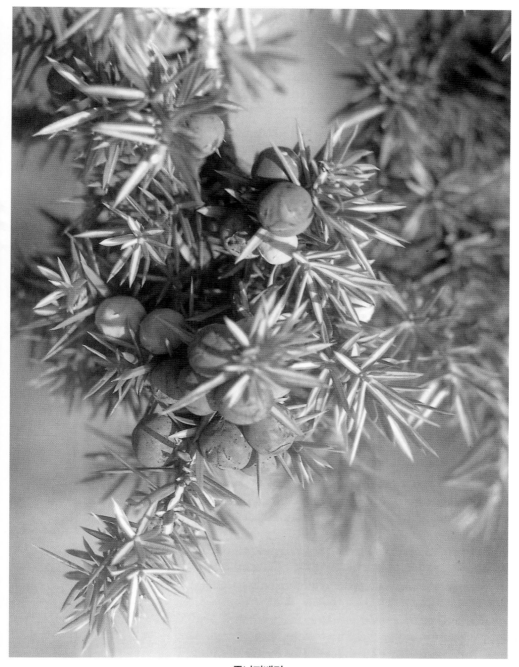

주니퍼베리

주니퍼베리 덤불은 다른 관목이 피하는 메마른 황야에서 더 잘 자라고,
강인하고 독립적인 특성이 있다. 가시가 있는 가지와 쓴 맛 덕분에
열매가 3년 동안이나 달려 있을 수 있다. 주니퍼베리 오일은 굳은
결심을 확고히 하여 홀로 고군분투하는 사람들에게 적합하다.

오일은 부정적인 생각으로 인해 편향된 견해를 고집하게 되고, 실패할까 두려워 앞으로 나아가지 못하는 사람들에게 적합하다.

사이프러스 오일 역시 심리적인 면에서 앞으로 나아가는 데 도움이 되며, 이런 의미에서 금 요소의 우울감에 중요한 오일이다. 그리고 물 요소와 관련된 우울감에 관련이 있다. 우리가 무의식에 넣어 둔 두려움과 불안에 접근할 수 있도록 도와주는 사이프러스 오일은 뚜렷한 원인을 알 수 없는 우울한 상태에 적합하다. 또한 사이프러스 오일은 자신이 조종당하고 통제받는 느낌을 갖는 사람들의 우울감에 처방된다. 그들은 의지가 약하거나 침체된 상태이기 때문에 다른 사람들의 의지에 쉽게 압도되어 압박감을 느끼게 된다.

타임 오일처럼 진저 오일도 감정 차단으로 인한 우울감에 도움이 되고, 다른 에센셜 오일과 블렌딩하여 사용하면 마음을 고양시킨다. 양 에너지를 따뜻하게 하고 의지에 활력을 불어 넣어 사기를 높이고 추진력에 불을 붙인다. 타성에 젖어 침체되어 있는 사람들의 우울감을 완화하고 자신감과 확신에 찬 행동을 필요로 하는 상태에 도움이 된다.

물 요소의 우울감 중 마지막 타입에는 제라늄 오일이 도움이 된다. 진저 오일이 의지에 불을 붙이고 행동에 박차를 가하게 하는 추진력을 주는 반면, 제라늄은 격한 행동을 식히고, 안정시키며, 조절하게 하여 깊은 이완으로 내부의 자원을 새롭게 한다. 따라서 과로로 인한 우울감과 소진으로 인해 한계에 도달한 사람에게 적합하다. 클라리 세이지 오일은 '신경 소진' 상태에도 도움이 되지만, 기가 정체된 사람들에게 더 적합하다. 대조적으로 제라늄 오일은 뜨거운 속성으로 음 에너지가 부족한 사람들에게 더 적합하다.

부조화와 관련된 경우, 하나 이상의 요소의 불균형으로 우울한 상태가 나타날 수 있다는 것을 꼭 명심해야 한다.

추천 블렌딩
(캐리어 오일 20 ㎖ / 1 큰 스푼)

■ **좌절 & 낙담**
타임(2), 로즈마리(2)

■ **타인에 의한 억압**
사이프러스(3), 주니퍼(2)

■ **타성에 젖은 정신**
사이프러스(4), 진저(2)

■ **긴장감에 사로잡힌 소진**
제라늄(2), 샌달우드(2), 자스민(1)

참고할 오일
사이프러스 p. 68~69
제라늄 p. 78~79
주니퍼 p. 88~89
진저 p. 80~81
타임 p. 124~125

예를 들어, 나무 요소 우울감의 변덕스러운 과민 반응과 불 요소의 부조화인 활력 상실이 함께 나타나면, 캐모마일과 자스민 오일을 블렌딩할 수 있다. 이와 유사하게, 정신적으로 흙 요소의 부담과 걱정스러운 우울감이 금 요소의 후회, 비관론과 같이 나타나고 있다면 파인과 프랑킨센스 오일을 블렌딩해서 사용할 수 있다.

지압 요법: 신경 6번 조해(照海)혈

발목 안쪽에 위치한 조해혈은 발목 뼈 바로 약 3.3 cm 아래에 위치한다. 조해혈은 음을 보하고, 마음을 고요하게 하고, '가슴을 열어' 물 요소의 불안과 우울증을 완화한다. 한 손으로는 발 뒤꿈치를 지지하고, 다른 손의 엄지로 조해혈 위에 원을 그리며 혈자리를 자극한다.

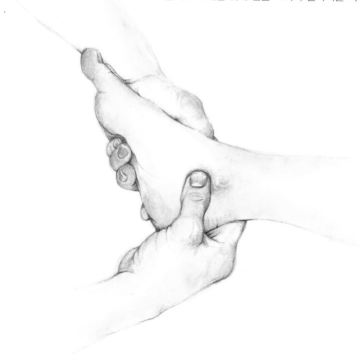

인간관계 문제

사랑과 우정을 위한 오일들

관계의 문제를 다룰 때 이성과의 로맨틱한 관계에 중점을 두긴 하지만, 다음의 에센셜 오일들은 모든 인간관계와 연관되어 있다.

다섯 가지 요소는 개개인에 따라 다른 방식으로 인간관계에서 다양한 역할을 한다. 그러나 모든 관계에서 가장 우세한 요소는 정서적 핵심을 구성하고 있는 불 요소이다. 심장과 정신의 집인 불 요소는 감각적인 인식의 근원이자, 사랑과 기쁨의 근원 감정이다.

기쁨과 사랑의 감정을 키워주는 것으로 가장 잘 알려진 아로마는 자스민이다. 특히 습관적으로 자신을 절제하고 정서적으로 제약하는 사람들에게 적합하다. 이들은 자유롭게 따뜻함을 표현하고 싶어 하지만, 이것은 바람일 뿐 연약함과 자신감 부족으로 어려움을 겪는다.

일랑일랑 오일도 자스민 오일과 유사하지만 성적 불안 완화에 좀 더 중점을 둔다. 성욕을 자극하고 행복감을 크게 만들어 주는 것으로 알려진 일랑일랑은 인도네시아에서 신혼부부의 침대에 뿌려두는 꽃이다.

동남아시아가 원산지인 패촐리 오일은 또 다른 성 강장제이다. 이 오일은 고도의 압박감과 긴장감을 갖고 있는 사람들의 성적 문제에 사용된다. 이런 사람들은 은밀한 순간에 긴장을 풀고 관능적으로 충분히 즐기지 못한다. 패촐리 오일의 사향과 흙 향은 마음을 진정시키고 몸을 따뜻하게 해주어 사랑의 행위로 이끈다.

카다멈 오일은 패촐리 오일처럼 불 요소보다 흙 요소에 더 가까운데, 친밀감에 대한 욕구를 높여준다. 자신이 필요한 존재라는 것은 기쁘지만, 상대에게 '흡수되어' 자신의 정체성을 잃게 될까 두려워하는 사람에게 적합하다.

진저 오일도 성적인 강장제이지만 자스민이나 일랑일랑과는 완전히 다르게 쓰인다. 자스민과 일랑일랑의 달콤한 꽃 향은

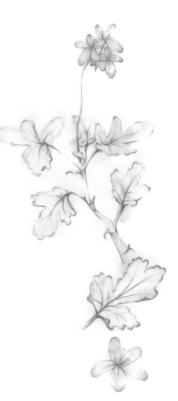

제라늄

제라늄이 자생하는 유일한 지역은 남아프리카의 케이프 주이다. 이 지역에서만 600여 종의 제라늄(Pelargonium)이 번성하고 있다. 건조한 피부에 가장 좋은 에센셜 오일 중 하나인 제라늄은 적절한 일조량과 배수가 잘 되는 토양을 선호한다. 또한 민감한 피부에 '촉촉함'을 회복하게 한다.

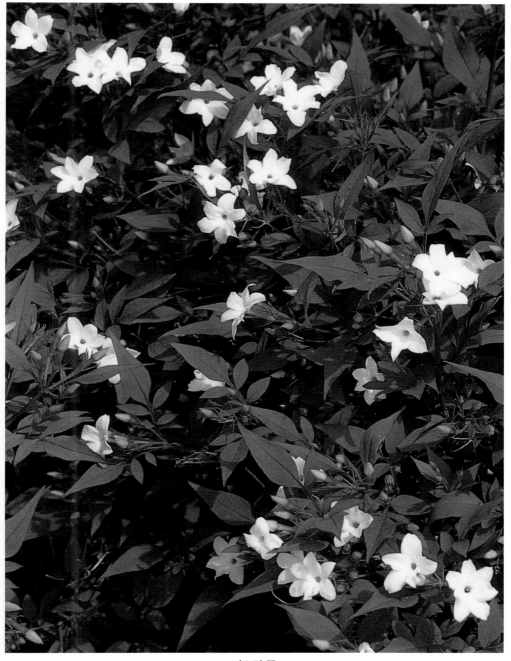

자스민 꽃

중국에서 자스민 꽃은 여성스러운 달콤함의 상징으로, 여성들이
꽃봉오리로 머리를 장식하는 것이 전통이다. 어둠이 찾아 온 후,
봉오리들이 열리기 시작하고 밤이 깊어지며 몸의 온기에 의해 향은
더 짙어진다.

긴장을 완화하지만, 진저는 맵고, 뜨거우며 활기를 북돋운다. 신장의 양기가 부족하여 성적인 활력이 부족하며, 차갑고 쇠약한 사람의 원기를 북돋우는 데 도움이 된다.

주니퍼베리 오일도 신장을 따뜻하게 하여 활력과 자신감을 북돋운다. 성적 강장제는 아니지만 걱정과 자기도취로 인해 감정적인 면을 차단하는 사람들에게 효과적이다. 펜넬 오일과 블렌딩해서 사용하면 자신감 있는 자기표현을 하도록 도울 수 있다.

진저와 주니퍼 오일은 양 에너지를 활성화시키고 외향성을 지원하는 반면 제라늄과 샌달우드는 신체와 마음의 음 에너지를 강화하고 수용성을 향상시킨다. 제라늄 오일은 다른 사람들을 기쁘게 하는 일에는 열정적이지만, 근본적인 불안감 때문에 자신에게 필요한 것을 타인으로부터 받는 것을 어려워하는 사람들에게 적합하다.

제라늄이 필요한 사람들은 종종 자신의 감정과 분리되어 있는 반면, 라벤더 오일이 필요한 사람들은 감정적으로 과민해져 있어 수줍어하거나 너무 강한 자의식을 갖고 있을 수 있다. 멜리사 오일 또한, 작은 대립과 갈등도 견딜 수 없는 섬세하고 민감한 사람들을 진정시킨다. 그들이 자신의 입장에서 주장할 수 있게 도와주는 멜리사 오일은, 쉽게 다른 사람에게 휘둘리는 사람들에게 도움이 된다. 마음을 맑게 하고 억압적인 감정을 완화하는 멜리사 오일은 의심과 불신에 도움이 된다. 레몬 오일과 함께 '마음을 열어주는' 효능을 갖고 있는데, 단순함이 아닌 명료함으로 마음을 열게 한다.

완전한 사랑의 상징인 로즈 에센셜 오일이 우리에게 전하는 '가르침'은, 지혜와 사랑으로 가득한 조화로운 신뢰이다. 과거에 경험했던 거절과 정서적 상처로 인해 타인을 온전히 신뢰하지 못하는 사람들을 치유하는 데 도움이 된다. 그래서 로즈 오일은 팔마로사 오일처럼 집착이나 질투가 강한 사람에게 사용될 수 있다. 또한 냉정함을 치유하고, 사랑의 날카로운 가시로 생겨난 상처를 치유한다.

추천 블렌딩
(캐리어 오일 20 ㎖ / 1 큰 스푼)

■ 성적 억압
자스민(3), 일랑일랑(1), 샌달우드(1)

■ 불안전 & 완고함
제라늄(2), 패촐리(1), 베르가못(2)

■ 취약함 & 신뢰하지 못함
로즈(2), 팔마로사(2), 레몬(1)

■ 헌신에 대한 두려움
캐러웨이(2), 카다멈(2), 로즈(1)

참고할 오일

네롤리 *p. 102~103*
라벤더 *p. 92~93*
로즈 *p. 114~115*
레몬 *p. 94~95*
마조람 *p. 96~97*
멜리사 *p. 98~99*
샌달우드 *p. 118~119*
일랑일랑 *p. 130~131*
자스민 *p. 86~87*
주니퍼 *p. 88~89*
제라늄 *p. 78~79*
진저 *p. 80~81*
카다멈 *p. 58~59*
캐러웨이 *p. 56~57*
펜넬 *p. 74~75*
팔마로사 *p. 106~107*
패촐리 *p. 108~109*
페퍼민트 *p. 110~111*

　로즈는 불안감에 의해 생겨난 고통을 진정시키는 반면, 네롤리 오일은 자기 부정으로 인해 드러나는 고통을 완화한다. '네롤리 타입'의 사람은 감정적 상처를 억누르고, 그로 인해 성격의 깊은 갈등이 나타난다. 예를 들어, 그들은 냉담하고 불만족스러운 육체적 관계를 맺고 있거나, 기쁨이나 열정이 거의 없이 안정적이기만 한 관계에 집착하기도 한다.

　관계 문제에 대한 마지막 두 가지 오일은 흙 요소와 관련되어 있다. 전통적으로 영원함의 상징인 캐러웨이 오일은 헌신의 힘을 키우는 데 도움이 된다. 신장의 의식에도 유사한 영향을 미치며, 감정의 덫에 걸렸다는 두려움을 달래준다. 반대로 마조람 오일은 위로하고 진정시키며 정서적 박탈감을 완화한다. 외로움의 고통을 달래주는 로즈 오일과 마찬가지로 자기 돌봄의 능력을 향상시킨다.

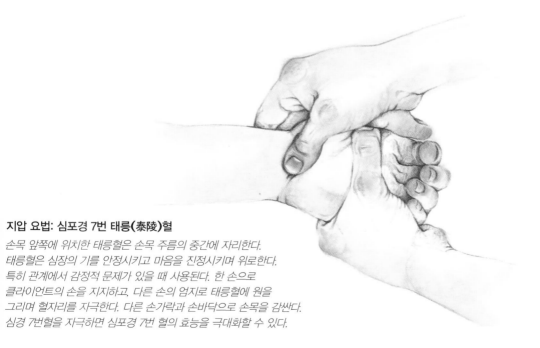

지압 요법: 심포경 7번 태릉(泰陵)혈

손목 앞쪽에 위치한 태릉혈은 손목 주름의 중간에 자리한다.
태릉혈은 심장의 기를 안정시키고 마음을 진정시키며 위로한다.
특히 관계에서 감정적 문제가 있을 때 사용된다. 한 손으로
클라이언트의 손을 지지하고, 다른 손의 엄지로 태릉혈에 원을
그리며 혈자리를 자극한다. 다른 손가락과 손바닥으로 손목을 감싼다.
심경 7번혈을 자극하면 심포경 7번 혈의 효능을 극대화할 수 있다.

주요 화학 성분

Main Chemical Constituents

벤조인(BENZOIN) esters inch coniferyl benzoate; acids inch benzoic & cinnamic acid

베르가못(BERGAMOT) esters incl. linalyl acetate; terpenes incl. limonene; alcohols inch linalol; furo-coumarins inch bergaptene

캐러웨이(CARAWAY) ketones incl. carvone; terpenes incl. limonene & carvene

카다멈(CARDAMOM) oxides incl. cineole; esters incl. terpinyl acetate; alco-hols incl. linalol

시더우드(CEDARWOOD) (Cedrus atlantica) terpenes incl. cedrene; alcohols incl. atlantol; ketones incl. atlantone

캐모마일(CHAMOMILE) Chamaemeleum nobile: esters incl. isobutyl ange-late; ketones incl. pinocarvone; Chamomilla recutita: oxides incl. bisabolol oxide; alcohols incl. bis-abolol; terpenes incl. farnesene & chamazulene

클라리세이지(CLARY SAGE) esters inch linalyl acetate; alcohols incl. linalol & sclareol; terpenes incl. germacrene 코리앤더Coriander alcohols inch linalol & thymol; esters incl. linalyl ace—tate; terpenes incl. caryophyllene

사이프러스(CYPRESS) terpenes incl. pinene; alcohols incl. cedrol; aldehydes incl. terpinyl acetate Eucalyptus

유칼립투스(EUCALYPTUS) (Eucalyptus globu-lus) oxides incl. cineole; terpenes incl. pinene; alcohols incl. globulol

헬리크리섬(EVERLASTING) esters inch neryl acetate; diones incl. italidiones

펜넬(FENNEL) methyl-ether phenols incl. anethole; terpenes incl. limonene; alcohols incl. fenchol; ketones incl. fenchone

프랑킨센스(FRANKINCENSE) terpenes inch pinene, cymene & limonene;

alco—hols incl. borneol

제라늄(GERANIUM) alcohols inch citronel-lol, geraniol & linalol; esters incl. citronellyl formates; aldehydes incl. geranial

진저(GINGER) terpenes incl. zingiberine, phellandrene & curcumene; alco—hols incl. citronellol & linalol

그레이프프룻(GRAPEFRUIT) terpenes inch limonene; ketones incl. nooketone; aldehydes incl. citral; furo-coumarins incl. bergaptole

히솝(HYSSOP) ketones inch pinocam-phone; terpenes incl. pinene; methyl-ether phenols incl. myrtenyl methyl ether 자스민Jasmine aldehydes incl. benzyl acetate; alcohols incl. phytol, linalol, jasmone & eugenol

주니퍼베리(JUNIPER) terpenes inch pinene, sabinene, limonene & germacrene; alcohols incl. terpineol 라우렐LAUREL oxides inch cineole; ter—penes incl. pinene; alcohols incl. linalol

라벤더(LAVENDER) (Lavandula angustifo-lia) esters incl. linalyl acetate & lavandulyl acetate; alcohols incl. linalol & terpineol

레몬(LEMON) terpenes incl. limonene; aldehydes incl. geranial; furo-coumarins incl. bergaptole

마조람(MARJORAM) (Origanum marjo-rana) alcohols incl. terpineol, thujanol & linalol; terpenes incl. terpinene

멜리사(MELISSA) aldehydes incl. geranial, neral & citronellal; terpenes incl. caryophyllene & germacrene

미르(MYRRH) terpenes incl. elemene & copaene; ketones incl. methyl-isobutyl ketone

네롤리(NEROLI) alcohols incl. linalol & terpineol; terpenes incl. pinene & limonene; esters incl linalyl acetate 오렌지ORANGE terpenes incl. limonene; alcohols incl. linalol;

ketones incl carvone

팔마로사(PALMAROSA) alcohols incl. geraniol & linalol; esters incl. geranyl acetate; terpenes incl. limonene

패촐리(PATCHOULI) alcohols inch patchouolol; terpenes incl. bulnesene; oxides incl. bulnesene oxide

페퍼민트(PEPPERMINT) alcohols inch men-thol; ketones incl. menthone & piperitone; oxides incl. cineole

파인(PINE) (Pinus sylvestris) terpenes incl. pinene & limonene; esters incl. bornyl acetate; alcohols incl. borneol

로즈(ROSE) alcohols inch citronellol & geraniol; terpenes incl. stearoptene 로즈마리ROSEMARY oxides incl. cineole; terpenes incl. pinene & camphene; ketones incl. camphor; alcohols incl. borneol

샌달우드(SANDALWOOD) alcohols inch san-talol; terpenes incl. santalene

스파이크나드(SPIKENARD) terpenes incl. patchou-lene & gurjunene; ketones incl. aristolenone; alcohols incl. patchouli alcohol

티트리(TEA) Tree alcohols incl. terpineol; terpenes incl. terpinene; oxides incl. cineole

타임(THYME) (Thymus vulgaris thymo-liferum) phenols incl. thymol & carvacrol; terpenes incl. cymene; alcohols incl. linalol

베티버(VETIVER) alcohols incl. vetiverol; ketones incl. vetivone; esters incl. vetiverol acetate

야로우(YARROW) terpenes incl. sabinene, chamazulene & germacrene; alco—hols incl. borneol; oxides incl. cineole; ketones incl. camphor

일랑일랑(YLANG YLANG) alcohols incl. linalol; terpenes incl. germacrene; esters incl. geranyl acetate; methyl ether phenols incl. cresol methyl ether

용어

glossary

간장(Hepatic) 간과 관련된

강심제(Cardiotonic) 심장 강화

강장제(Tonic) 강화

광독성(Phototoxicity) 자외선에 노출되었을 때 피부
민감도를 높이는 물질

거담제(Expectorant) 점액질 배출 촉진

건위제(Stomachic) 위장 기능 촉진

고혈압(Hypertensive) 혈압이 정상 수치보다 높은 증상

구충제(Vermifuge) 기생충 퇴치

구풍제(Carminative) 위장내 가스 배출

석회질(Litholytic) 담석 분해

안과의(Ophthalmic) 눈과 관련된 이로운 점

담즙(Choleretic) 간에서 담즙 분비를 촉진

담즙배출 촉진제(Cholagogue) 자극을 통한 담즙 흐름을
촉진

땀 분비(Sudorific) 발한 촉진

머리 부분의(Cephalic) 머리와 뇌에 유익

발적제(Rubefacient) 국소 혈액 순환을 증가시키고, 피부를
붉게 만드는 것

발한제(Diaphoretic) 땀을 촉진

백대하(Leuconthoea) 질 분비물

분만(Parturient) 출산 지원

빈맥(Tachycardia) 비정상적으로 빠른 심박수

빈혈(Ischaemic) 혈액 공급 감소

상복부(Epigastrium) 위 부위

상처약(Vulnerary) 상처 치유 촉진

수렴성(Astringent) 살아 있는 조직, 특히 점막의 수축을
유발

신경 강장(Neurotonic) 신경계 강화

연고(Unguent) 연고

연동운동(Peristalsis) 소화관의 움직임처럼 무의식적인
근육의 움직임

월경 촉진제(Emmenagogue) 월경 촉진

월경통(Dysmenorrhoea) 생리통

월경과다(Menorthagia) 과도한 생리 출혈

이뇨제(Diuretic) 배뇨 증가

이염(耳炎, Oritis) 귀 염증

자궁(Uterine) 자궁과 관련된 이로움

저혈압(Hypotensive) 혈압이 정상 수치보다 낮은 증상

전립선(Prostatic) 전립선 관련

정맥 강화(Phlebotonic) 혈관 강화

젖 촉진(Lactogenic) 젖 분비 촉진

지방분해(Lipolytic) 지방 분해

진정제(Calmative) 이완제

진통제(Balsamic) 진통 진정 효과로 통증 완화

지혈(Haemostatic) 출혈 방지

지형(Terrain) 근본적인 에너지 상태

침분비촉진제(Sialogogue) 침 분비 촉진

피부연화제(Emollient) 피부 진정

혈관수축신경(Vasoconstrictor) 혈관을 수축시키는 원인

혈관확장제(Vasodilaor) 혈관 확장 유발

혈액 정화제(Depurative) 혈액 속의 불순물 제거, 해독

하제(Aperient) 변비 완화제

항감염(Hermidical) 감염 퇴치

항경화제(Antisclerotic) 조직이 단단하게 굳어지는 것 방지

항발한(Antisudorific) 땀 억제

항신경제(Antineuralgic) 신경통 완화

항응고제(Anticoagulant) 혈액 응고 억제

항피지(Antiseborrhoeic) 땀샘에서 분비되는 기름성 물질인
피지 생성 억제

항혈종(Antihematomic) 혈종 축적 방지

해열제(Febrifuge) 열 내림